医学高职高专行业职业教育“十四五”规划教材
医 学 高 职 高 专 创 新 特 色 精 品 教 材

护理专业实践技能

考核标准与题库

主　编　李国平　肖有田　易淑明　唐　萍
副主编　周　娟　彭月娥　肖东玲　王丽娟　吴橙香
主　审　王卫红　陈玲霞

科学技术文献出版社
SCIENTIFIC AND TECHNICAL DOCUMENTATION PRESS
·北京·

图书在版编目（CIP）数据

护理专业实践技能考核标准与题库 / 李国平等主编. —北京：科学技术文献出版社，2023.8

ISBN 978-7-5189-9871-5

Ⅰ.①护… Ⅱ.①李… Ⅲ.①护理学—资格考试—自学参考资料 Ⅳ.① R47

中国版本图书馆 CIP 数据核字（2022）第 227965 号

护理专业实践技能考核标准与题库

策划编辑：薛士滨　责任编辑：刘英杰　张雪峰　责任校对：张永霞　责任出版：张志平

出 版 者　科学技术文献出版社
地　　址　北京市复兴路15号　邮编 100038
编 务 部　(010) 58882938，58882087（传真）
发 行 部　(010) 58882868，58882870（传真）
邮 购 部　(010) 58882873
官方网址　www.stdp.com.cn
发 行 者　科学技术文献出版社发行　全国各地新华书店经销
印 刷 者　湖南雅嘉彩色印刷有限公司
版　　次　2023 年 8 月第 1 版　2023 年 8 月第 1 次印刷
开　　本　787×1092　1/16
字　　数　527千
印　　张　26.5　彩插2面
书　　号　ISBN 978-7-5189-9871-5
定　　价　79.50元

版权所有　违法必究

购买本社图书，凡字迹不清、缺页、倒页、脱页者，本社发行部负责调换

丛书编委会

编委会主任　祝益民　湖南省卫生健康委员会

编委会副主任（按姓氏笔画排序）

王朝晖　常德职业技术学院
石国勇　湖南省卫生健康委员会
石祥云　湖南省卫生健康委员会
刘　杰　湖南中医药高等专科学校
李永红　岳阳职业技术学院
吴元清　湘潭医卫职业技术学院
陈　强　永州职业技术学院
金建雄　娄底职业技术学院
周志宏　益阳医学高等专科学校
屈中正　湖南环境生物职业技术学院
唐春霞　长沙民政职业技术学院
曹伏明　长沙卫生职业学院
虞江丽　湖南省卫生健康委员会
谭见军　湖南科技职业学院

编　　委（按姓氏笔画排序）

成奋华　湖南科技职业学院
汤清波　湖南省医学教育科技学会
李　杰　湘潭医卫职业技术学院
李　辉　湖南中医药高等专科学校
杨　娜　湖南环境生物职业技术学院
张　伟　永州职业技术学院
张钱友　长沙卫生职业学院
陈　刚　常德职业技术学院
陈忠良　岳阳职业技术学院
范国正　娄底职业技术学院
黄勇攀　长沙民政职业技术学院
傅学红　益阳医学高等专科学校

丛书审稿专家

（按姓氏笔画排序）

王卫红　湖南师范大学医学院
王利纯　湖南省人民医院
方厂云　中南大学湘雅医院
丘　丰　湖南省疾病预防控制中心
李　杰　湘潭医卫职业技术学院
李　斌　长沙民政职业技术学院
李奉华　中南大学湘雅口腔医院
张炳填　湖南中医药大学
陈卫平　湖南中医药高等专科学校
陈卓颐　长沙民政职业技术学院
陈玲霞　岳阳市中心医院
胡小和　长沙卫生职业学院
夏新华　湖南中医药大学
郭　飚　湘潭医卫职业技术学院
唐陶富　永州职业技术学院
涂　冰　常德职业技术学院
谭见君　湖南科技职业学院
黎逢保　岳阳职业技术学院

作者名单

主　编　李国平　肖有田　易淑明　唐　萍

副主编　周　娟　彭月娥　肖东玲　王丽娟　吴橙香

编　者（按姓氏笔画排序）

王丽娟　湘潭医卫职业技术学院

龙成连　永州职业技术学院

刘　媚　娄底职业技术学院

刘新爱　岳阳职业技术学院

孙移娇　岳阳职业技术学院

李国平　岳阳职业技术学院

李旭华　岳阳职业技术学院

肖东玲　湖南环境生物职业技术学院

肖有田　常德职业技术学院

吴　培　岳阳职业技术学院

吴橙香　湖南中医药高等专科学校

何晓璐　湘潭医卫职业技术学院

阮婷婷　长沙卫生职业学院

易淑明　益阳医学高等专科学校

周　娟　娄底职业技术学院

周艳芳　常德职业技术学院

郑晓妮　益阳医学高等专科学校

殷晓敏　岳阳职业技术学院

唐　萍　永州职业技术学院

黄　芬　湖南环境生物职业技术学院

彭月娥　长沙卫生职业学院

主编简介

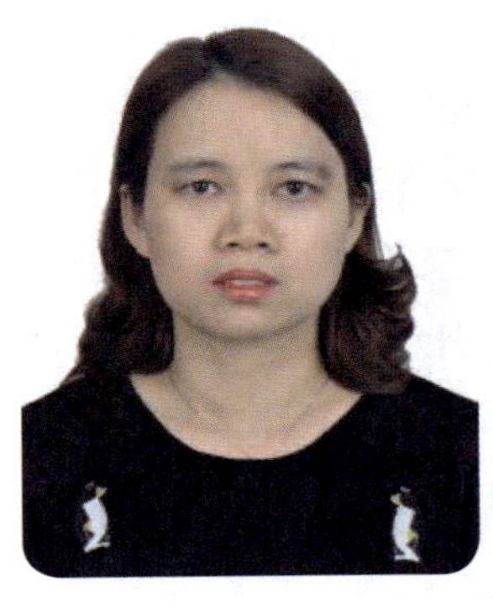

李国平，女，中共党员，医学教授，博士研究生，中南大学访问学者，湖南省楚怡教学名师、湖南省青年骨干教师和湖南省护教协同联盟名师；首批国家级职业教育教师教学创新团队核心成员，湖南省职业教育评估与咨询暨技能竞赛专家。主持国家精品在线开放课程1门和省级专业群资源库等省级项目6项。获省级教学成果奖一等奖2项，参与制定《湖南省社区居家养老护理服务规范》等行业标准3个，撰写了《岳阳市“十四五”健康养老服务规划》。主持省级课题4项，共发表论文20余篇，主编教材4部，参编教材15部；被评为岳阳市芙蓉百岗明星和岳阳职业技术学院职教楷模。

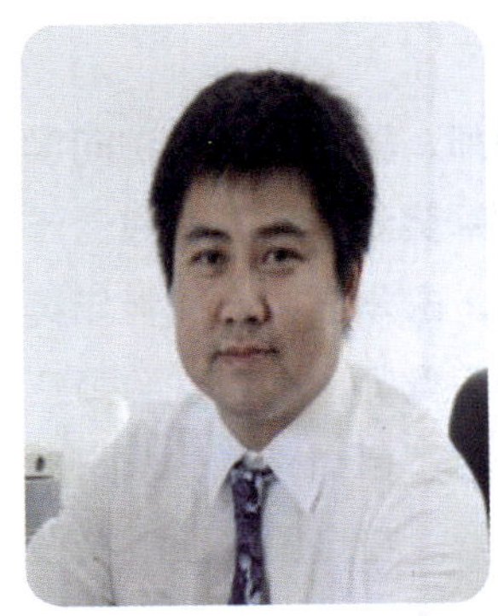

肖有田，男，1984年7月生，湖南武冈人。南华大学医学学士，湖南师范大学教育管理硕士，本科毕业于南华大学护理学院，现为常德职业技术学院护理系主任，研究方向为护理教育、职业教育管理。主持和参加多项省级、市级科研课题，主编《外科护理技术》等教材3部。

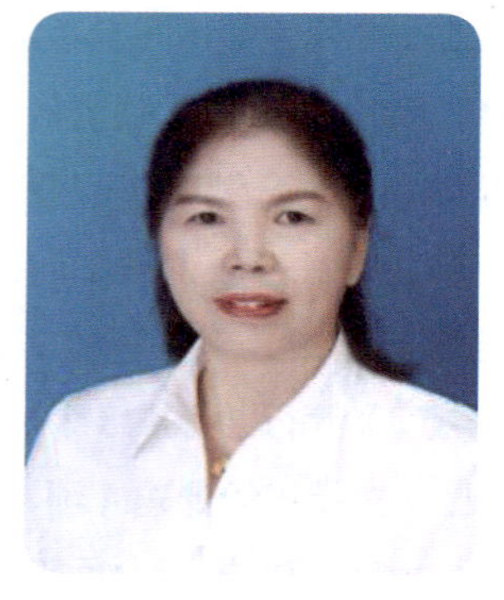

易淑明，女，三级教授，武汉大学访问学者。现为湖南省医学教育科技学会第二届护理教育专业委员会常务委员，湖南省循证护理专业委员会第一届委员会常务委员，湖南省高等学校教师系列高级职称评委库委员。从事护理教学与研究工作 30 多年，发表论文 42 篇，主编、参编教材 8 部，主编的《外科护理学》被评为湖南省职业教育优秀教材；主持及参与省厅级课题 20 项，指导省级大学生研究性学习和创新性实验计划项目 1 项。主持省级精品在线开放课程等省级项目 3 项，获省级教学成果奖二等奖 1 项、三等奖 3 项，被评为益阳市优秀护士。

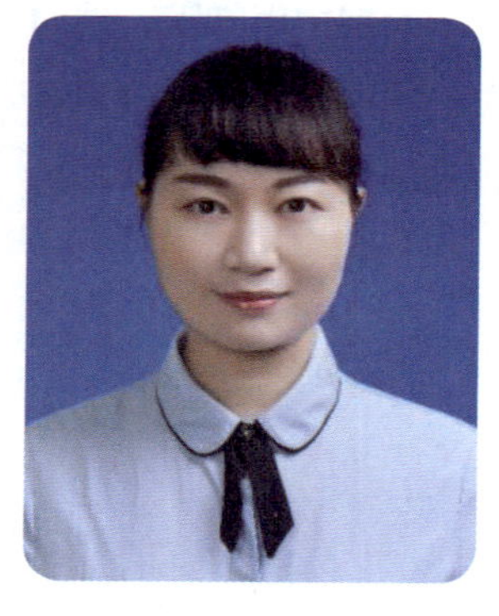

唐萍，女，中共党员，医学教授，主管护师，教育部国内访问学者，湖南省第六届黄炎培职业教育杰出教师奖获得者，湖南青年五四奖章获得者。获得永州市专业带头人、永州市第一届青年英才、湖南省优秀共产党员、湖南省青年骨干教师、湖南省名师空间课堂主持人、永州市优秀教师、永州市芙蓉百岗明星、永州市教学能手、永州市优秀共产党员等荣誉称号。在全国职业院校技能大赛教师教学能力比赛中荣获一等奖 1 次、二等奖 2 次、三等奖 1 次，多次荣获湖南赛区一等奖。在全国职业院校第五届微课大赛中荣获一等奖，在湖南省首届微课大赛中荣获个人二等奖、优秀微课团队奖，在湖南省第二届微课大赛中荣获个人一等奖、团队二等奖。主持湖南省名师课堂、湖南省精品在线开放课程，“老年护理”数字课程。主持和参与省、市级课题 10 余项，主编、参编教材 20 余部，发表论文 20 余篇。

序　言

加强高职高专院校学生专业实践技能考核工作是贯彻落实习近平总书记关于加强职业道德、职业素质、职业行为习惯培养，强化实践体验，促进学生全面发展指示精神的重要举措。湖南省教育厅在《关于加强高职高专院校学生专业技能考核工作的指导意见》中强调，高职高专院校学生专业技能考核是检查办学水平、考核学校教学质量、督导评价的主要项目之一，是全面提高高职高专院校学生专业技术水平、提升人才培养质量的重要途径。专业技能培养是学校教育教学的核心任务之一。考核学生专业技能是否适应相应专业岗位要求，是专业人才质量评价的重要内容，对推行 1+X 证书制度具有重要的促进作用。

教育部等九部门关于印发《职业教育提质培优行动计划（2020—2023 年）》的通知中指出要完善职业教育教材规划、编写、审核、选用使用、评价监管机制；对接主流生产技术，注重吸收行业发展的新知识、新技术、新工艺、新方法，校企合作开发专业课教材；实行教材分层规划制度，引导地方建设国家规划教材领域以外的区域特色教材，在国家和省级规划教材不能满足的情况下，鼓励职业学校编写反映自身特色的校本专业教材；加强实践性教学，实践性教学学时原则上占总学时数 50% 以上。

今天医学高职高专院校的学生，毕业后就是我们卫生健康系统的卫生技术人员。我们湖南省卫生健康委员会十分重视卫生技术人才的培养与教育，从卫生行业职业教育角度出发，由湖南省医学教育科技学会组织长沙卫生职业学院、岳阳职业技术学院、益阳医学高等专科学校、湖南科技职业学院等 11 所高职高专院校具有丰富教学经验的教授、讲师、中青年教学骨干编写了《临床医学专业实践技能考核标准与题库》《护理专业实践技能考核标准与题库》等教材共九本，作为医学高职高专行业职业教育“十四五”规划教材、医学高职高专创新特色精品教材。

本套教材具有以下几个特点：

一、本套教材是根据教育部高等职业院校临床医学、预防医学、口腔医学、护理学等专业的教学标准、核心专业课程、教学大纲，以及临床执业助理医师资格考试大纲、护士执业资格考试大纲编写，涵盖了各专业基本、主要、重要、核心的专业实践技能的考核标准与题库，也是各位编者在教学过程中正在使用的实践技能考核标准与题库。

二、突出“三基”即基本理论、基本知识、基本技能和1+X证书考试考核方面的内容，力求切合学生的知识结构，体现“七性”即专业性、需要性、实用性、规范性、指导性、先进性、创新性，既有助于学生掌握专业实践技能，培养其动脑动手的操作能力及独立分析和解决专业实践技能问题的能力，又有助于培养他们勇于开拓、面向未来的创新精神。

三、本套教材是按照湖南省教育厅《关于加强高职高专院校学生专业技能考核工作的指导意见》的要求进行编写的，在考核标准、考核内容、考核题量、考核时间、组考方式等方面符合湖南省教育厅指导意见要求。

四、具有前瞻性、指导性和适用性。医学是一门实践性很强的学科，不仅要求医师具有系统的医学理论知识，还必须具有熟练的医学专业技能。实践技能考试是医师资格考核一个必不可少的重要组成部分，是评价申请医师资格证者是否具备执业所必需的临床思维能力和临床操作能力的重要手段。今天的医学生，明天的医师、护士都必须取得医师、护士执业资格证书才能从事医师、护士工作，在学校就对学生专业实践技能进行教育、培训、考核、考试，为他们考取医师、护士执业资格证书打下坚实的基础，具有前瞻性、指导性和适用性。

我相信本套教材的出版，对医学高职高专教育教学改革与发展有很好的推进作用，对学生掌握扎实的基础理论和培养思维、动手操作能力有所帮助，对院校之间、班级之间、同学之间开展专业实践技能竞赛比赛具有很好的促进作用。

在编写过程中，本套教材得到了参编学校领导、教务处和老师们的大力支持，湖南省教育科学研究院职业教育与成人教育研究所给予了许多具体指导，各位编者付出了辛勤劳动，湖南省医学教育科技学会和科学技术文献出版社特聘编审张宪安教授做了很多具体工作；中南大学湘雅口腔医院李奉华教授、湖南师范大学医学院王卫红主任护师、湖南省疾病预防控制中心丘丰主任医师等专家教授担任本套教材的主审，他们认真负责，提出了很多宝贵的修改意见，在此一并致以衷心的谢意。

由于水平所限，本套教材不妥之处在所难免，希望各院校在教育教学使用中及时发现问题，提出宝贵意见，以便修改完善、提高。

湖南省卫生健康委员会党组副书记、副主任 祝益民

关于湖南省高职高专医学类专业创新特色精品教材的说明

为了贯彻落实习近平总书记关于职业教育立德树人的根本要求，加强职业道德、职业素质、职业行为习惯培养，强化实践体验，促进学生全面发展的指示精神，根据湖南省教育厅《关于加强高职高专院校学生专业技能考核工作的指导意见》《关于进一步加强高职高专院校学生毕业设计工作的指导意见》，我会组织人员经过调查研究，广泛征求相关专家意见，组织编写出版医学类《专业技能考核标准与题库》《毕业实习与毕业设计》两套创新特色精品教材，并得到湖南省教育厅和湖南省卫生健康委有关部门的肯定与支持。两套创新特色精品教材认定为医学高职高专行业职业教育“十四五”规划教材、医学高职高专创新特色精品教材，具体教材书名如下：

1.《临床医学专业实践技能考核标准与题库》
2.《预防医学专业实践技能考核标准与题库》
3.《口腔医学专业实践技能考核标准与题库》
4.《中药学专业实践技能考核标准与题库》
5.《护理专业实践技能考核标准与题库》
6.《助产专业实践技能考核标准与题库》
7.《药学专业实践技能考核标准与题库》
8.《医学检验技术专业实践技能考核标准与题库》
9.《康复治疗技术专业实践技能考核标准与题库》
10.《临床医学专业毕业实习与毕业设计》
11.《预防医学专业毕业实习与毕业设计》

12.《口腔医学专业毕业实习与毕业设计》
13.《中医学专业毕业实习与毕业设计》
14.《护理专业毕业实习与毕业设计》
15.《助产专业毕业实习与毕业设计》
16.《中药学专业毕业实习与毕业设计》
17.《医学检验技术专业毕业实习与毕业设计》
18.《康复治疗技术专业毕业实习与毕业设计》

湖南省医学教育科技学会

编写出版说明

一、为了贯彻落实《国务院关于加快发展现代职业教育的决定》和湖南省教育厅《关于加强高职高专院校学生专业技能考核工作的指导意见》等文件精神，切实加强学生与就业岗位相适应的基本技能，本书特为高职护理专业学生编写，提高学生解决问题的能力，增强毕业生的专业技能和就业竞争力，全面提高高职护理人才培养质量。

二、本书根据《教育部高等职业学校护理专业教学标准》《中华人民共和国护士条例》《医疗事故处理条例》《护士执业资格考试大纲》《湖南省医院护理工作规范》《常用50项护理技术操作（中华医学会）》，老年照护、失智老年人照护、母婴护理等《1+X职业技能证书标准（教育部）》和医学高职高专规划教材中的基础护理、健康评估、儿童护理、妇产科护理、内科护理、外科护理、急危重症护理、老年护理编写而成，基本涵盖了护理专业实践技能。

三、本书共分为两部分，第一部分介绍了护理专业实践技能考核标准，重点讲解了考核目标和考核内容、评价标准和组考方式；第二部分介绍了护理专业实践技能考核题库，共设置了母婴护理、儿童护理、成人护理和老年护理四个模块，每个模块下以临床岗位典型工作任务为项目设置试题，每道题含案例分析和2项护理技能操作。

四、本书严格按照湖南省教育厅《关于加强高职高专院校学生专业技能考核工作的指导意见》的要求进行编写的，在考核标准、考核内容、考核题量、考核时间、组考方式等方面完全符合指导意见的要求。本书在每一个模块的考题充分考虑各技能项目的难易，并制定了详细的评分细则，有利于学生对各操作细节的重视和掌握。在考题中设置了案例分析，着重培养学生的评估与分析能力，在考核技能的同时对学生的职业素养进行综合评价。

五、本书21位作者来自于湖南省9所高职院校，他们根据教育部高等职业院校护理专业的教学标准、核心专业课程、教学大纲，护士执业资格考试大纲编写，涵盖了护理专业基本、主要、重要、核心的专业实践技能的考核标准与题库，也是各参编院校在教学过程中正在使用的实践技能考核标准与题库。各参编院校十分重视知识更新，将及时把护理学新知识、新技术、新技能的考核标准与题库添加进来，使护理专业实践技能考核标准与题库不断完善。他们为本书的编写付出了辛勤的劳动，在此深表感谢。

由于编者的水平有限，书中难免有疏漏和不妥之处，敬请广大师生在使用中发现问题，以便再版重印时修改、补充、提高。

主编　李国平

目　录

第一部分　护理专业实践技能考核标准

第二部分　护理专业实践技能考核题库

第一部分　护理专业实践技能考核标准

护理专业实践技能抽测是湖南省教育厅为检查省内高职院校护理专业的技能教学水平而举行的抽查测试活动，是全面落实中央职教精神的举措，也是评价体系改革、促进学校落实办学责任的举措，有助于提高高职护理人才培养质量和推动护理服务业发展。

一、专业名称及适用对象

专业名称：护理（专业代码：520201）。

适用对象：在籍毕业年级学生。

二、考核目标

培养理想信念坚定，德、智、体、美、劳全面发展，适应新时代中国特色卫生与健康事业需要，践行社会主义核心价值观，具有“生命至上、健康先行”的理念和专业敬业品行、坚持不懈品格、精益求精品质、创新升华品性的湖湘工匠精神的复合型技术技能人才。通过开展技能考核，测试学生服务母婴、儿童、成人及老年群体的评估与分析能力和所需的技能要求，在考核技能的同时对学生的职业素养进行综合评价。

本专业实践技能考核标准涉及的课程有基础护理技术、健康评估、儿童护理、母婴护理、内科护理、外科护理、急危重症护理、老年护理、中医护理 9 门专业核心课程。技能考核可促进学校加强高职护理专业教学基本条件建设；强化实践教学环节，提高实训教学效果，激发学生的积极性和创造力，提高学生解决问题的能力；促进教学和临床工作的有机结合，不断增强高等职业院校护理专业毕业生的专业技能和就业竞争力，全面提高高职护理人才培养水平和质量。

三、考核内容

本专业实践技能考核标准，以行为主义理论、认知主义理论、建构主义理论、人本主义理论等现代教育理论为指导，对接护士核心胜任力以及护士执业资格考试大纲和老年照护、母婴照护、幼儿照护等 1+X 职业技能等级证书要求，按照操作能力递进、岗位能力递进的思路，在人的全生命周期照护过程中设置了母婴护理、儿童护理、成人护理和老年护理 4 个技能模块，65 项技能，具体见表 1。

表 1　护理专业实践技能考核主要项目一览表

模块	模块	序号	项目名称	难易程度	考核时间（min）
母婴护理	M	M-1	案例评估与分析	中等	30
		M-2	四步触诊	中等	20
		M-3	会阴擦洗	易	20
		M-4	暖箱的使用	易	15
		M-5	新生儿沐浴	中等	30
		M-6	新生儿抚触	难	30
		M-7	母乳喂养指导	中等	30
		M-8	留置导尿	难	30
		M-9	会阴湿热敷	中等	20
儿童护理	E	E-1	案例评估与分析	中等	30
		E-2	体格测量	易	14
		E-3	红臀的护理	中等	20
		E-4	皮下注射	中等	20
		E-5	静脉血标本采集	难	25
		E-6	雾化吸入	中等	18
成人护理	C	C-1	案例评估与分析	中等	30
		C-2	肺部评估	难	35
		C-3	气囊面罩的使用	中等	10
		C-4	气管异物的急救	易	15
		C-5	呼吸功能锻炼	易	10
		C-6	叩背排痰	中等	16
		C-7	体位引流	易	15
		C-8	气管切开的护理	难	20

续表

模块	模块	序号	项目名称	难易程度	考核时间（min）
成人护理	C	C-9	心瓣膜听诊	中等	14
		C-10	心肺复苏	中等	10
		C-11	心电监护	难	30
		C-12	心电图技术	难	20
		C-13	腹部评估	难	30
		C-14	胃肠减压	难	30
		C-15	肠造口护理	中等	20
		C-16	T 管引流护理	中等	20
		C-17	膀胱冲洗	易	20
		C-18	头颈部评估	中等	30
		C-19	甲状腺评估	难	14
		C-20	脑膜刺激征检查	中等	10
		C-21	病理反射检查	中等	10
		C-22	快速血糖测定	易	16
		C-23	胰岛素笔的使用	中等	16
		C-24	糖尿病患者食谱制定	难	30
		C-25	外科洗手、穿无菌手术衣、戴无菌手套	中等	24
		C-26	常用手术器械识别、使用与传递	中等	30
		C-27	换药	中等	30
		C-28	四肢绷带包扎	易	20
		C-29	生命体征测量	中等	30
		C-30	口服给药	易	16
		C-31	无菌技术	难	20
		C-32	肌内注射	难	20
		C-33	皮内注射和皮试液配制	难	30
		C-34	密闭式静脉输液	难	30

续表

模块	模块	序号	项目名称	难易程度	考核时间（min）
成人护理	C	C–35	咽拭子核酸检测标本采集	易	15
		C–36	鼻饲	难	30
		C–37	穿、脱隔离衣	中等	20
		C–38	大量不保留灌肠（成人）	难	20
		C–39	电动吸引器吸痰（经鼻腔）	难	25
老年护理	L	L–1	案例评估与分析	中等	30
		L–2	老年人跌倒的预防	中等	20
		L–3	老年人饮食照护	中等	30
		L–4	老年人睡眠照护	中等	20
		L–5	轮椅的使用	易	15
		L–6	助行器的使用	易	30
		L–7	拔罐	难	25
		L–8	口腔护理	中等	30
		L–9	压疮的预防	中等	20
		L–10	卧有患者床更换床单	中等	35
		L–11	氧气吸入	难	20

模块一　母婴护理

M–1　案例评估与分析

设计孕产妇和新生儿常见疾病、症状、健康保健等案例，根据案例中的情境，遵照医嘱对指定对象进行全身情况、局部情况、心理状况等方面的评估，提出主要的护理问题，制定护理目标，同时就首优问题制定护理措施，并进行效果评价。在解决护理对象护理问题的同时，进行有效的沟通。

1. 能力与素质要求

（1）能根据患者的病情及一般情况，对患者进行专业评估。

（2）能结合评估资料提出主要的护理问题，并根据重要程度进行排序。

（3）能制定预期目标。

（4）能从病情观察、协助治疗、心理护理、人文沟通及健康教育等方面提出有针对性的护理措施，并评估护理措施的有效性。

（5）能采用个性化的方式进行健康教育。

（6）态度和蔼，语言亲切，沟通有效。

2. 操作规范

准备时间：5 分钟　　完成时间：25 分钟

母婴护理案例评估与分析操作规范

考核内容			技术要求
护理评估	护士	着装	衣服整洁，戴好帽子
		手	修剪指甲，按七步洗手法洗手
	患者	评估	1. 核对床头卡和手腕带
			2. 阅读案例，评估全身和局部情况
			3. 沟通交流
护理方案	护理诊断	准确性	列出 2 ～ 5 个护理诊断
		排序	按重要程度进行排序
	预期目标	规范性	描述规范
		针对性	目标有针对性
	护理措施	科学性	护理措施科学合理
		针对性	能在分析案例的基础上提出有针对性的措施，措施有效，能达到预期目标
	护理效果	有效性	解决了护理问题，护理目标有效达成

M–2　四步触诊

1. 能力与素质要求

（1）能告知孕妇四步触诊的目的、配合方法及注意事项，以取得孕妇的配合。

（2）能为孕妇正确实施四步触诊，并根据检查结果判断胎儿大小与孕周是否相符，确定胎位及先露入盆情况，检查过程中能做好孕妇的心理护理，并实施健康指导。

（3）操作规范，动作熟练；态度和蔼，关心体贴孕妇，注意保护隐私；语言亲切，沟通有效，双方配合良好，健康指导正确。

2. 操作规范

准备时间：10 分钟　　完成时间：10 分钟

四步触诊操作规范

<table>
<tr><th colspan="2">考核内容</th><th>技术要求</th></tr>
<tr><td rowspan="8">评估及准备</td><td rowspan="3">孕妇</td><td>1. 核对孕妇信息，了解妊娠情况、心理状态、合作程度</td></tr>
<tr><td>2. 向孕妇解释检查目的和配合方法</td></tr>
<tr><td>3. 嘱孕妇排空膀胱</td></tr>
<tr><td>环境</td><td>符合产前检查室要求</td></tr>
<tr><td rowspan="2">操作者</td><td>1. 着装整洁</td></tr>
<tr><td>2. 修剪指甲，按七步洗手法洗手</td></tr>
<tr><td>用物</td><td>用物准备齐全：（1）床单位；（2）孕妇产前检查模型；（3）医用垃圾桶、生活垃圾桶；（4）屏风；（5）软尺；（6）笔；（7）孕产妇保健手册；（8）手消毒剂</td></tr>
<tr><td rowspan="13">操作过程</td><td rowspan="5">测量宫高和腹围</td><td>1. 拉上布帘或屏风遮挡</td></tr>
<tr><td>2. 协助孕妇取平卧位，头部稍垫高，双腿略屈曲、稍分开，暴露腹部</td></tr>
<tr><td>3. 测量宫高（耻骨联合上缘中点到子宫底的距离），读数准确</td></tr>
<tr><td>4. 测量腹围（绕腹部最高点测量腹周径），读数准确</td></tr>
<tr><td>5. 判断宫高、腹围是否与孕周相符（口述）</td></tr>
<tr><td rowspan="2">第一步手法</td><td>1. 双手置于子宫底部，了解子宫外形并测得宫底高度，然后以两手指腹相对轻推，判断子宫底部的胎儿部分。检查方法正确，动作轻柔</td></tr>
<tr><td>2. 子宫底部胎儿部分判断正确</td></tr>
<tr><td rowspan="2">第二步手法</td><td>1. 左右手分别置于腹部左右侧，一手固定，另一手轻轻深按检查，两手交替，分辨胎背及胎儿四肢的位置。检查方法正确，动作轻柔</td></tr>
<tr><td>2. 胎背与肢体位置判断正确</td></tr>
<tr><td rowspan="2">第三步手法</td><td>1. 右手拇指与其余四指分开，置于耻骨联合上方并握住胎先露部，进一步查清是胎头还是胎臀，左右推动以确定是否衔接。检查方法正确，动作轻柔</td></tr>
<tr><td>2. 胎先露部及衔接情况判断正确</td></tr>
<tr><td rowspan="2">第四步手法</td><td>1. 左右手分别置于胎先露部的两侧，向骨盆入口方向向下深按，再次核对胎先露部的诊断是否正确，并确定胎先露部入盆的程度。检查方法正确，动作轻柔</td></tr>
<tr><td>2. 核实胎先露部，判定胎先露部入盆程度正确</td></tr>
</table>

续表

<table>
<tr><th colspan="2">考核内容</th><th>技术要求</th></tr>
<tr><td rowspan="4">操作过程</td><td rowspan="4">操作后处理</td><td>1. 协助孕妇穿好衣裤后缓慢坐起，询问感受</td></tr>
<tr><td>2. 整理用物</td></tr>
<tr><td>3. 消毒双手</td></tr>
<tr><td>4. 告知检查结果并记录，进行正确的健康指导，预约下次检查时间</td></tr>
<tr><td colspan="2" rowspan="5">评价</td><td>1. 语言亲切，沟通有效，孕妇合作，健康指导合适</td></tr>
<tr><td>2. 态度和蔼，关心体贴孕妇，注意隐私保护</td></tr>
<tr><td>3. 仪表、举止大方得体，关爱孕妇，体现整体护理理念</td></tr>
<tr><td>4. 操作规范，动作熟练</td></tr>
<tr><td>5. 在规定时间内完成</td></tr>
</table>

M–3 会阴擦洗

1. 能力与素质要求

（1）能够迅速、准确对患者情况进行初步评估。

（2）能规范操作，动作熟练、敏捷。

（3）有保护患者隐私的意识。

（4）关爱患者，能与患者（或其家属）进行有效的沟通。

2. 操作规范

准备时间：10 分钟　　完成时间：10 分钟

会阴擦洗操作规范

<table>
<tr><th colspan="2">考核内容</th><th>技术要求</th></tr>
<tr><td rowspan="4">评估及准备</td><td rowspan="4">患者</td><td>1. 核对患者信息</td></tr>
<tr><td>2. 告知会阴擦洗的目的，取得合作，确认无碘剂过敏</td></tr>
<tr><td>3. 嘱患者排空膀胱</td></tr>
<tr><td>4. 评估患者会阴情况：会阴有无红肿，有无伤口及伤口愈合情况，有无留置导尿管；分泌物有无异味</td></tr>
</table>

续表

考核内容		技术要求
评估及准备	环境	现场环境符合操作要求
	操作者	着装整洁，指甲已剪，按七步洗手法洗手
	用物	用物准备齐全：（1）一次性无菌会阴垫；（2）一次性手套 1 副；（3）无菌包（内含会阴擦洗盘 1 个，盘内放置消毒弯盘 1 个、治疗碗 1 个、无菌镊子或卵圆钳 2 把、消毒干棉球若干、无菌纱布若干）；（4）0.02% 碘伏溶液；（5）洗手液
	会阴擦洗过程	1. 拉好屏风保护患者隐私
		2. 协助患者脱去一侧裤腿，取屈膝仰卧位，双膝屈曲、向外分开，暴露外阴
		3. 臀下垫一次性无菌会阴垫
		4. 打开无菌包，将消毒棉球置于弯盘内，倒入碘伏溶液
		5. 将会阴擦洗盘置于床边，戴一次性手套
		6. 将 1 个消毒弯盘置于患者会阴部
		7. 用一把无菌镊子或卵圆钳夹取干净的药液棉球，再用另一把无菌镊子或卵圆钳夹住棉球进行擦洗
		8. 第 1 遍要求由外向内、自上而下、先对侧后近侧，按照阴阜→大腿内侧上 1/3 →大阴唇→小阴唇→会阴及肛门的顺序擦洗，每擦洗 1 个部位更换 1 个棉球
		9. 第 2 遍要求由内向外、自上而下、先对侧后近侧，按照小阴唇→大阴唇→阴阜→大腿内侧上 1/3 →会阴、肛周的顺序擦洗，每擦洗 1 个部位更换 1 个棉球
		10. 第 3 遍顺序同第 2 遍，最后用干棉球擦干
	操作后处理	1. 撤去用物，协助患者穿好裤子、取舒适体位，整理床单位
		2. 整理用物
		3. 消毒双手、记录
评价		1. 操作规范，动作熟练
		2. 态度和蔼，关心体贴患者，注意隐私保护
		3. 语言亲切，沟通有效，患者合作，健康教育合适
		4. 在规定时间内完成

M-4　暖箱的使用

1. 能力与素质要求

（1）能够迅速、准确对患儿情况进行初步评估。

（2）能按照暖箱的应用要求进行正确操作。

（3）准确评估患儿身体状况，做好复温处理。

（4）操作规范，动作熟练、敏捷。

（5）能与患儿家属进行有效的沟通。

2. 操作规范

准备时间：5 分钟　　　　完成时间：10 分钟

暖箱的使用操作规范

考核内容		技术要求
评估及准备	环境	关闭门窗，室内无对流风，室温调节至 26 ~ 28 ℃
	用物	暖箱、蒸馏水、床单、体温计、护理记录单
	患儿	1. 评估患儿体温、日龄、体重及身体状况
		2. 穿单衣，裹尿布
	操作者	着装整洁，修剪指甲，洗手，戴口罩
操作过程	入箱前准备	1. 检查暖箱的性能是否完好，确定暖箱在消毒有效期内
		2. 将适量的蒸馏水加入水槽内至水位指示线
		3. 铺好箱内婴儿床的棉垫、床单（出生体重低于 1000 g 的早产儿，箱内一切用物均需经过高压消毒）
		4. 根据患儿的体重、胎龄将暖箱调温至所需温度预热，箱内湿度一般为 55% ~ 65%
	入箱护理	1. 核对患儿，清洁患儿皮肤，将患儿裹好尿布后放于箱内
		2. 密切观察患儿面色、呼吸、心率、体温等变化，记录体温和箱温；根据患儿体温合理调节箱温，严禁骤然提高箱温
		3. 各种操作集中进行，尽量少开箱门，以免箱内温度波动
		4. 接触患儿前后需洗手，每日清洁暖箱、更换水槽中蒸馏水，长期使用暖箱者，需每周更换清洁暖箱

续表

考核内容		技术要求
操作过程	出箱后护理	1. 检查患儿全身情况，根据室温给患儿穿上适宜的衣物
		2. 患儿出暖箱后应密切注意体温、体重及吃奶等情况
		3. 暖箱消毒
		4. 整理用物，洗手，记录
	出暖箱条件	1. 患儿情况稳定，体重达 2000 g
		2. 室温 24 ~ 26 ℃时，患儿能保持正常体温
		3. 患儿在暖箱内生活 1 个月以上，体重虽然不到 2000 g，但一般情况良好
评价		1. 准备齐全、有序、合理
		2. 患儿安全、无损伤
		3. 操作规范，动作轻巧，方法准确，患儿安全，能掌握相关理论

M–5 新生儿沐浴

1. 能力与素质要求

（1）能准确评估新生儿全身情况，与新生儿家长进行有效沟通。

（2）能正确为新生儿沐浴，并根据个体情况做好脐部、皮肤和臀部护理。

（3）态度和蔼，语言亲切，沟通有效。

2. 操作规范

准备时间：10 分钟　　完成时间：20 分钟

新生儿沐浴（盆浴）操作规范

考核内容		技术要求
评估及准备	新生儿	1. 核对新生儿基本信息
		2. 评估新生儿皮肤、喂奶时间和睡眠情况等
		3. 向家长解释沐浴的目的、时间和注意事项
	环境	明亮、清洁、安静，室温调至 26 ~ 28 ℃；操作前半小时湿式清洁治疗车和操作台

续表

考核内容		技术要求
评估及准备	操作者	着装整洁，头发盘起，取下手上的饰品，修剪指甲，按七步洗手法洗手
	用物	用物准备齐全：（1）围裙；（2）新生儿衣服；（3）纸尿裤；（4）包被；（5）浴巾2条；（6）大毛巾1条；（7）小毛巾2条；（8）二合一洗发沐浴液；（9）水温计1个；（10）指甲剪；（11）无菌棉签；（12）75%酒精；（13）手消毒剂；（14）病历本；（15）笔；（16）5%鞣酸软膏（按需准备）
操作过程	沐浴前准备	1. 操作者系好围裙，调试水温至39～41 ℃，用水温计和前臂测试水温，在盆底垫一条大毛巾
		2. 将新生儿置于散包台上，解开包被，再次核对新生儿胸牌、手圈（床号、姓名、性别、日龄）
		3. 在散包台上脱去新生儿衣服（保留纸尿裤），检查新生儿全身、四肢活动情况及皮肤有无红肿、糜烂、出血点等异常情况，然后用浴巾包裹新生儿全身
	沐浴	1. 抱起新生儿，左手拇指与其余四指分开托住新生儿头枕部，左上臂夹住新生儿下半身，确保新生儿安全后将打湿的小毛巾挤干、叠成方块状，用示指挑起小毛巾的一角擦拭左眼（内眦→外眦），更换小毛巾后，以同法擦拭右眼；清水洗净小毛巾，挤干后依次擦拭额头→鼻翼→面部→下颏→外耳，注意擦洗耳后皮肤褶皱处
		2. 左手拇指与中指分别将新生儿双耳郭折向前方，并轻轻按住，堵住外耳道口，将头移近盆边，用湿毛巾擦湿头发，右手取少许洗发液，于手中打出泡泡后揉搓头发，然后用清水冲净、擦干
		3. 将新生儿抱回散包台，解开浴巾，取下纸尿裤，再次测量水温，操作者左手握住新生儿左肩及腋窝处，使头颈部枕于操作者前臂，用右手握住新生儿左腿靠近腹股沟处，将新生儿轻轻放入水中
		4. 松开右手，用小毛巾淋湿新生儿全身，按照颈下、胸、腹、腋下、上肢、手、腹股沟和会阴、下肢、脚的顺序取少许沐浴液擦拭后清水冲净
		5. 换右手握住新生儿左肩及腋窝处，使新生儿头颈部俯于操作者右前臂上，同样的方法清洗后颈、背部、臀部及下肢，最后洗肛门，洗毕将新生儿抱起放于浴巾中，迅速包裹拭干全身
		6. 同法用清水再洗1遍
	沐浴后处理	1. 观察新生儿脐部情况，如脐带残端是否有出血、渗液等。脐部情况正常时，用消毒棉签蘸75%酒精消毒脐带残端及脐周皮肤2次（脐窝和脐根部有粘连时应从脐根部呈螺旋动作擦拭）。如果脐部有渗出物，提起脐带残端，先用干棉签将脐部里面的残留水分擦拭干净，再用75%的酒精消毒2次。如果有感染遵医嘱选择相应的消毒剂处理

续表

考核内容		技术要求
操作过程	沐浴后处理	2. 为新生儿兜好纸尿裤，穿好衣服，检查手圈字迹是否清楚，视情况修剪指甲，裹好包被
		3. 脱去围裙，将新生儿抱回母亲处，告知新生儿沐浴过程中的情况，交代新生儿沐浴后注意事项
		4. 整理用物，按要求初步处理用物。消毒双手并记录新生儿沐浴情况
评价		1. 新生儿、环境、自身、用物的评估及准备工作到位
		2. 操作规范，手法正确，动作熟练，操作过程中保证新生儿安全
		3. 和新生儿家属沟通有效，取得合作
		4. 态度和蔼，仪表举止大方，关爱新生儿
		5. 在规定时间内完成

M-6　新生儿抚触

1. 能力与素质要求

（1）能向家属解释抚触的意义、方法、时间和注意事项。

（2）能正确为新生儿进行抚触，手法正确，动作轻柔，与新生儿及其家属进行良好的情感交流，采用合适的方式对家属进行健康指导。

（3）操作规范、手法正确、技能熟练、动作轻柔；情感交流自然，沟通有效。

2. 操作规范

准备时间：15 分钟　　完成时间：15 分钟

新生儿抚触操作规范

考核内容		技术要求
评估及准备	新生儿	1. 核对新生儿基本信息并进行简单评估，告知家长抚触目的
		2. 抚触时间选择恰当
	环境	1. 室温调至 26 ~ 28 ℃，可提前半小时调好室温 2. 播放轻柔的音乐 3. 室内张贴色彩鲜艳的图片
	操作者	1. 着装整洁
		2. 手上无饰品，指甲已修剪，消毒双手方法正确

续表

考核内容		技术要求
评估及准备	用物	用物准备齐全：（1）抚触台；（2）新生儿抚触模型；（3）新生儿床单位；（4）背景音乐；（5）新生儿家长（主考学校准备）；（6）医用垃圾桶、生活垃圾桶；（7）室温计；（8）尿不湿或纸尿裤；（9）新生儿衣裤；（10）浴巾；（11）婴儿抚触油；（12）手消毒剂；（13）病历本；（14）笔
操作过程	抚触前准备	1. 解开新生儿包被，再次核对信息
		2. 检查新生儿全身情况
		3. 口述新生儿喂奶时间、新生儿情绪等
		4. 将新生儿以仰卧位放浴巾上，注意保暖
	头面部抚触	1. 倒适量抚触油于掌心，摩擦均匀，搓暖双手
		2. 头面部抚触顺序 额部：用两手拇指指腹从眉心开始，轻轻往外推压至太阳穴 下颌部：用双手拇指指腹分别从下颌中央向外上方滑至耳前，使新生儿上下唇呈微笑状 头部：左手置于新生儿头右侧枕部，将头略抬离床面，右手四指并拢，用指腹从前额发际抚向枕后，再滑至耳后，中指在耳后乳突部停留片刻，避开囟门。用相同的方法抚触对侧头部
		3. 动作娴熟，情感交流自然
	胸部抚触	1. 双手放在新生儿两侧肋下缘，右手从胸部的左外下方（左侧肋下缘）向右侧上方交叉推进，至右侧肩部；换左手，方法同前。在胸部画一个大的交叉，注意避开新生儿的乳头
		2. 力度合适，情感交流自然
	腹部抚触	1. 两手依次从新生儿的右下腹→右上腹→左上腹→左下腹移动，顺时针方向画半圆，避开新生儿的脐部
		2. 动作娴熟，情感交流自然、真切
	上肢抚触	1. 一手托起新生儿的一侧上肢，从上臂至手腕部、由外向内滑行抚触并分段轻轻挤捏，然后双手夹住小手臂，上下搓滚
		2. 用拇指指腹从新生儿手掌面向手指方向推进，抚触整个掌面
		3. 两手拇指置于新生儿掌心，两手交替用四指指腹由腕部向指头方向抚触掌背
		4. 最后抚触每个手指
		5. 抚触方法正确，情感交流自然

续表

考核内容		技术要求
操作过程	下肢抚触	1. 下肢的抚触方法和上肢一致，将掌心替换成脚心
		2. 抚触方法正确，情感交流自然
	背部抚触	1. 调整新生儿体位为俯卧位，协助翻身（左手置于前胸，托住下颌，右手置于颈部，翻身后将头偏向一侧）
		2. 双手平行放在新生儿背部，沿脊柱两侧，用双手由内向外、自上而下抚触
		3. 抚触方法正确，情感交流自然
	臀部抚触	1. 两手示指、中指、环指指腹在新生儿臀部做环行抚触
		2. 抚触方法正确，情感交流自然
	抚触后处理	1. 检查新生儿皮肤情况（口述：穿好尿不湿，注意保暖）
		2. 新生儿安置妥当，与家属沟通有效
		3. 医用垃圾初步处理正确
		4. 消毒洗手方法正确，记录及时
评价		1. 与家属沟通有效，取得合作
		2. 态度和蔼，关爱新生儿，操作过程中与新生儿在情感、语言、目光等方面的交流自然
		3. 仪表举止大方得体，体现整体护理理念
		4. 操作规范，动作熟练
		5. 在规定时间内完成

M-7　母乳喂养指导

1. 能力与素质要求

（1）能够准确根据分娩情况、全身情况及产妇意愿选择合适的哺乳方式。

（2）能指导产妇给婴儿正确进行母乳喂养。

（3）能准确进行哺乳后指导。

（4）操作熟练，方法正确，动作轻柔。

（5）态度和蔼，关心爱护产妇及婴儿，与产妇沟通有效，指导效果良好。

2. 操作规范

准备时间：10 分钟　　　　完成时间：20 分钟

母乳喂养指导操作规范

<table>
<tr><th colspan="2">考核内容</th><th>技术要求</th></tr>
<tr><td rowspan="8">评估及准备</td><td rowspan="3">产妇及婴儿</td><td>1. 评估产妇对母乳喂养的认识与配合程度</td></tr>
<tr><td>2. 评估婴儿情况，有无母乳喂养禁忌证</td></tr>
<tr><td>3. 评估产妇有无母乳喂养禁忌证</td></tr>
<tr><td>环境</td><td>清洁，安静，光线明亮，室温 22 ~ 24 ℃</td></tr>
<tr><td rowspan="2">操作者</td><td>1. 衣帽整洁，佩戴挂表</td></tr>
<tr><td>2. 按七步洗手法洗手</td></tr>
<tr><td>用物</td><td>用物准备齐全，逐一对用物进行评估，质量符合要求；按操作先后顺序放置：（1）床单位；（2）婴儿床单位；（3）产妇（由主考学校准备志愿者）；（4）靠背椅；（5）踏板；（6）处置室设有洗手设备、医用垃圾桶、生活垃圾桶；（7）哺乳抱枕；（8）屏风；（9）室温计；（10）脸盆；（11）温开水壶（内盛 39 ~ 41 ℃温开水）；（12）小毛巾；（13）手消毒剂；（14）病历本；（15）笔</td></tr>
<tr><td rowspan="4">操作过程</td><td rowspan="2">产妇洗手</td><td>1. 指导产妇使用肥皂水清洗双手</td></tr>
<tr><td>2. 产妇第一次哺乳或产妇大量出汗时指导产妇用清水清洁乳头及乳晕</td></tr>
<tr><td>指导哺乳体位</td><td>根据分娩情况、全身情况及产妇意愿选择合适的哺乳体位。①坐位横抱式：适用于阴道分娩产妇；②坐位环抱式：适用于剖宫产产妇；③侧卧位（阴道分娩和剖宫产产妇均适合）；④坐位交叉式：适用于早产儿和含乳头困难的婴儿</td></tr>
<tr><td>指导哺乳姿势</td><td>指导哺乳姿势讲述清楚，产妇能理解，姿势合适。①坐位横抱式：指导产妇坐在靠背椅上，背部紧靠椅背，两腿自然下垂放在地面上，哺乳侧脚可踩在踏板上，产妇抱婴儿贴近自己，将婴儿头枕在产妇一手的前臂上，手掌托住臀部，使婴儿的头与躯体成一直线，脸朝向母亲，鼻尖对乳头，下颌部紧贴乳房，胸部和腹部紧贴母亲；②侧卧位：产妇取侧卧位，婴儿与母亲面对面侧卧，身体贴近，使婴儿的头与躯体成一直线，脸朝向母亲，鼻尖对乳头，下颌部紧贴乳房，胸部和腹部紧贴母亲；③坐位环抱式：产妇坐在靠近床边的靠背椅上，产妇靠床侧手环抱住婴儿，手掌托起婴儿头部，婴儿身下可稍垫高，以婴儿嘴刚好含住母亲乳头为宜，婴儿的头与躯体成一直线，脸朝向母亲，鼻尖对乳头，下颌部紧贴乳房，胸部和腹部紧贴母亲；④坐位交叉式：指导产妇坐在靠背椅上，背部紧靠椅背，两腿自然下垂放在地面上，哺乳侧脚可踩在踏板上，产妇用手掌握住婴儿的头枕部，婴儿脸朝哺乳侧乳房，鼻尖对乳头，下颌部紧贴乳房，胸部和腹部紧贴母亲（如母亲用右侧乳房哺乳时，用左手从下侧握住婴儿的头枕部，手腕放在婴儿两肩胛之间，拇指和其余四指张开分别贴放在头部两侧的耳后）</td></tr>
</table>

续表

<table>
<tr><th colspan="2">考核内容</th><th>技术要求</th></tr>
<tr><td rowspan="13">操作过程</td><td rowspan="2">指导正确托乳房</td><td>1. 指导产妇一手拇指与其余四指分开呈“C”字形托起乳房</td></tr>
<tr><td>2. 用四指托住乳房的底部，拇指轻压乳房的上部，以免堵住婴儿鼻孔而影响呼吸</td></tr>
<tr><td>指导帮助婴儿含接</td><td>指导产妇用乳头触碰刺激婴儿的嘴唇，待婴儿产生觅食反射张大嘴时，顺势将乳头和大部分乳晕送入婴儿口中</td></tr>
<tr><td>判断婴儿是否正确含接</td><td>口述：①婴儿的嘴张得很大，下唇向外翻，婴儿嘴上方露出更多的乳晕。②婴儿的两面颊饱满。③看到婴儿慢而深的吸吮动作，听到吞咽的声音。如果乳汁特别多，应指导产妇托乳侧手示指和中指调整为剪刀式放在乳晕周围，控制出乳量，防止婴儿发生呛奶</td></tr>
<tr><td rowspan="3">哺乳后指导</td><td>1. 完全吸空一侧乳房后再吸另一侧，哺乳时间 15 ~ 20 分钟</td></tr>
<tr><td>2. 下压婴儿下颏，退出乳头。挤出少许乳汁涂在乳头和乳晕上</td></tr>
<tr><td>3. 哺乳结束后将婴儿竖抱，头部紧靠母亲肩上，不遮住口鼻，空心掌轻拍背部，排出胃内空气，时间 1 ~ 2 分钟</td></tr>
<tr><td rowspan="4">操作后处理</td><td>1. 指导产妇将婴儿抱回婴儿床，取右侧卧位</td></tr>
<tr><td>2. 整理床单位，协助产妇取舒适卧位</td></tr>
<tr><td>3. 整理用物，按要求初步处理用物</td></tr>
<tr><td>4. 手消毒剂消毒双手，在护理记录单上记录指导母乳喂养情况</td></tr>
<tr><td colspan="2" rowspan="6">评价</td><td>1. 操作规范，动作熟练，指导有效</td></tr>
<tr><td>2. 在规定时间内完成</td></tr>
<tr><td>3. 着装规范，符合要求</td></tr>
<tr><td>4. 举止大方，无多余动作</td></tr>
<tr><td>5. 语言亲切，态度和蔼，关爱患者</td></tr>
<tr><td>6. 健康指导内容和方式正确</td></tr>
</table>

M-8　留置导尿

1. 能力与素质要求

（1）能评估患者的病情、合作程度、膀胱充盈度、会阴情况及操作环境。

（2）能根据评估结果准备用物，按照护理程序为患者实施留置导尿术。

（3）能遵守无菌技术操作原则，操作熟练、方法正确、动作轻柔。

（4）能进行有效沟通，语言亲切；关心体贴患者，注意保护患者隐私。

2. 操作规范

准备时间：10 分钟　　　　完成时间：20 分钟

留置导尿（女患者）操作规范

考核内容		技术要求
评估及准备	患者	1. 核对医嘱
		2. 评估患者全身情况：年龄、病情、意识状态
		3. 评估患者会阴及膀胱充盈情况
		4. 评估患者心理状况，解释操作目的并取得合作，嘱有自理能力的患者自行清洗会阴
	环境	清洁、宽敞、明亮，关闭门窗、屏风遮挡，符合无菌技术要求，注意保护隐私
	操作者	1. 着装整洁，戴好口罩、帽子，佩戴挂表
		2. 消毒双手，方法正确
	用物	用物准备齐全：（1）一次性导尿包；（2）一次性垫巾；（3）大浴巾；（4）便盆及便盆巾；（5）病历本及护理记录单（按需准备）；（6）导尿管标识贴；（7）手消毒剂；（8）治疗车、治疗盘；（9）生活垃圾桶、医用垃圾桶；（10）屏风；（11）多功能护理人
操作过程	初步消毒	1. 带用物至床旁，核对患者信息，解释操作目的，取得同意；拉上窗帘或屏风遮挡
		2. 了解外阴清洗情况
		3. 协助患者脱对侧裤腿盖于近侧腿上，并用大毛巾遮盖，对侧用盖被遮盖。患者取仰卧屈膝位，两腿自然分开，暴露外阴，铺一次性垫巾，患者感觉舒适
		4. 打开消毒包方法正确，倒入消毒液量适宜
		5. 戴无菌手套方法正确
		6. 右手持镊子夹消毒液棉球擦洗：从上至下、从外向内，每个棉球限用 1 次，消毒方向不折返，消毒顺序正确，中间不留空隙，动作轻柔，符合原则，关心患者
		7. 脱手套
		8. 医用垃圾初步处理正确

续表

考核内容		技术要求
操作过程	再次消毒	1. 开无菌导尿包无污染
		2. 戴无菌手套方法正确
		3. 铺巾方法正确，无污染，无菌巾与孔巾构成一无菌区
		4. 检查气囊，无漏气
		5. 连接导尿管与集尿袋，润滑长度合适
		6. 左手分开并固定小阴唇，右手持血管钳夹棉球消毒，由上向下、由内向外。消毒顺序：尿道口、两侧小阴唇内侧、尿道口，每个棉球用 1 次，污棉球及用过的血管钳放弯盘内并移开，消毒符合要求，顺序正确，动作轻柔
	插管与固定	1. 嘱患者深呼吸，插管动作轻柔，插入导尿管 4 ~ 6 cm，见尿液流出后再插入 5 ~ 7 cm，用血管钳夹闭导尿管末端。沟通有效
		2. 根据导尿管上注明的气囊容积向气囊注入等量的无菌生理盐水，生理盐水注入方法正确，轻拉导尿管有阻力感，导尿管固定有效
		3. 固定集尿袋，开放导尿管
		4. 及时撤下用物，注意保护隐私和保暖
		5. 集尿袋固定妥当，位置低于膀胱。脱手套。注明置管日期
	导尿后处理	1. 及时撤出浴巾，协助患者穿好裤子及取舒适体位，床单位整洁
		2. 消毒双手，方法正确；取下口罩；记录
		3. 健康指导内容正确，方式合适
		4. 医用垃圾初步处理正确
评价		1. 患者满意
		2. 护患沟通有效，患者合作
		3. 仪表举止大方得体，关爱患者，体现整体护理理念
		4. 操作规范，流程熟练
		5. 在规定时间内完成

M-9　会阴湿热敷

1. 能力与素质要求

（1）能正确评估患者伤口局部情况，了解患者心理状况和合作程度。

（2）能选择合适的湿热敷溶液，温度适宜，防止烫伤。

（3）保护患者隐私，正确实施操作流程，患者舒适、安全。

（4）遵守无菌技术原则，操作规范、流畅，动作轻柔。

（5）能及时评价湿热敷效果，评估结果准确，解释合理。

（6）态度和蔼，关心体贴患者，能与患者及其家属有效沟通。

2. 操作规范

准备时间：10 分钟　　完成时间：10 分钟

会阴湿热敷操作规范

<table>
<tr><th colspan="2">考核内容</th><th>技术要求</th></tr>
<tr><td rowspan="8">评估及准备</td><td rowspan="3">患者</td><td>1. 核对床号、姓名，了解患者会阴伤口水肿面积或血肿大小，检查伤口有无感染，评估患者心理状态及合作程度</td></tr>
<tr><td>2. 解释会阴湿热敷的目的与配合方法</td></tr>
<tr><td>3. 协助患者排空膀胱，清洁会阴</td></tr>
<tr><td>环境</td><td>清洁、安静、温湿度适宜，保护患者隐私（用布帘或屏风遮挡）</td></tr>
<tr><td rowspan="2">操作者</td><td>1. 着装整洁，戴好帽子、口罩，佩戴挂表</td></tr>
<tr><td>2. 修剪指甲，按七步洗手法洗手</td></tr>
<tr><td>用物</td><td>用物准备齐全：（1）一次性垫巾 1 块；（2）一次性治疗巾 1 块；（3）会阴垫 1 块；（4）无菌弯盘 2 个；（5）镊子 2 把；（6）无菌纱布若干；（7）棉垫；（8）大、小棉签各 1 包；（9）医用凡士林；（10）0.02% 碘伏；（11）装有煮沸的 50% 硫酸镁或 95% 酒精的治疗碗；（12）无菌治疗碗（杯）1 个；（13）水温计；（14）手消毒剂；（15）必要时备热源袋或红外线灯</td></tr>
<tr><td rowspan="5">操作过程</td><td>再次核对</td><td>再次核对患者姓名并解释操作目的与配合方法，取得合作</td></tr>
<tr><td rowspan="4">会阴擦洗</td><td>1. 无菌治疗碗（杯）内倒入适量 0.02% 碘伏液，放入大棉签</td></tr>
<tr><td>2. 协助患者取膀胱截石位暴露会阴</td></tr>
<tr><td>3. 臀下垫一次性垫巾及治疗巾</td></tr>
<tr><td>4. 0.02% 碘伏液棉签行会阴擦洗，清洁局部伤口</td></tr>
</table>

续表

考核内容		技术要求
操作过程	湿热敷	1. 在受敷部位涂凡士林后盖一层无菌纱布
		2. 将 4 ~ 6 块无菌纱布块浸入温热的 50% 硫酸镁或 95% 酒精溶液中
		3. 双手各持 1 把镊子将纱布拧至不滴水，展开纱布，敷在患处，覆盖 4 ~ 6 块
		4. 在会阴湿热敷纱布块外面盖棉垫保温
		5. 每隔 3 ~ 5 分钟更换湿热敷纱布 1 次，湿热敷时间为 15 ~ 20 分钟，亦可用热源袋放在棉垫外或用红外线灯照射以维持湿热敷温度
		6. 湿热敷完毕，移去敷料，擦去皮肤上的凡士林，观察湿热敷处皮肤情况
		7. 更换清洁会阴垫
	操作后处理	1. 协助患者穿好衣裤，取舒适体位，整理床单位
		2. 初步处理用物，洗手，取口罩
		3. 记录湿热敷时间和效果
	注意事项	1. 会阴湿热敷应在会阴擦洗、局部伤口清洁后进行
		2. 会阴湿热敷的温度一般为 41 ~ 48 ℃
		3. 会阴湿热敷面积应是病损范围的 2 倍
		4. 会阴湿热敷过程中应定期检查热源袋是否完好，防止烫伤，对于休克、虚脱、昏迷及术后感觉不灵敏的患者尤应注意
		5. 会阴湿热敷过程中，随时评价湿热敷效果
评价		1. 操作规范，动作熟练
		2. 态度和蔼，关心体贴患者，与患者及其家属沟通有效
		3. 保护患者隐私，患者舒适、安全
		4. 湿热敷溶液温度适宜，皮肤无烫伤
		5. 在规定时间内完成

模块二　儿童护理

E-1　案例评估与分析

设计儿童常见疾病、症状、健康保健等案例，根据案例中的情境，遵照医嘱对儿童或患儿进行全身情况、局部情况、心理状况等方面的评估，提出主要的护理问题，制定护理目标，同时就首优问题制定护理措施，并进行效果评价。在解决护理对象护理问题的同时，进行有效的沟通。

1. 能力与素质要求

（1）能根据患儿的病情及一般情况，对患儿进行专业评估。

（2）能结合评估资料提出主要的护理问题，并进行首优排序。

（3）能制定预期目标。

（4）能从病情观察、协助治疗、心理护理、人文沟通及健康教育等方面提出有针对性的护理措施，并评估护理措施的有效性。

（5）能采用个性化的方式进行健康教育。

（6）态度和蔼，语言亲切，沟通有效。

2. 操作规范

准备时间：5 分钟　　　　完成时间：25 分钟

儿童护理案例评估与分析操作规范

考核内容			技术要求
护理评估	护士	着装	衣服整洁，戴好帽子
		手	修剪指甲，按七步洗手法洗手
	患儿	评估	1. 核对床头卡和手腕带
			2. 阅读案例，评估全身和局部情况
			3. 沟通交流
护理方案	护理诊断	准确性	列出 2 ~ 5 个护理诊断
		排序	根据重要程度进行排序
	预期目标	规范性	描述规范
		针对性	目标有针对性
	护理措施	科学性	护理措施科学合理
		针对性	能在分析案例的基础上提出有针对性的措施，措施有效，能达到预期目标
	护理效果	有效性	解决了护理问题，护理目标有效达成

E-2 体格测量

1. 能力与素质要求

（1）能准确告知体格测量的目的及注意事项。

（2）能按照体格测量的步骤进行正确操作。

（3）能对体格测量的结果进行分析，做好健康教育。

（4）动作规范、熟练，态度和蔼，语言亲切。

（5）关爱儿童，能与儿童（或其家属）进行有效的沟通，表现出高度的责任感。

2. 操作规范

准备时间：7 分钟　　完成时间：7 分钟

体格测量操作规范

<table>
<tr><th colspan="2">考核内容</th><th>技术要求</th></tr>
<tr><td rowspan="7">评估及准备</td><td rowspan="2">患儿</td><td>1. 清醒且能合作</td></tr>
<tr><td>2. 时间选择恰当</td></tr>
<tr><td>环境</td><td>室内安静、清洁、温暖、光线明亮</td></tr>
<tr><td rowspan="2">操作者</td><td>1. 着装整洁，修剪指甲，洗手</td></tr>
<tr><td>2. 准备并检查物品是否完好</td></tr>
<tr><td>用物</td><td>用物准备齐全：（1）电子体重秤；（2）一次性垫巾；（3）软尺；（4）卧式身长测量板；（5）手消毒剂；（6）护理记录单（按需准备）</td></tr>
<tr><td rowspan="9">操作过程</td><td rowspan="2">核对患儿</td><td>1. 核对患儿信息</td></tr>
<tr><td>2. 向家长解释体格测量的目的</td></tr>
<tr><td rowspan="4">体重测量</td><td>1. 将电子体重秤接通电源，确认功能正常</td></tr>
<tr><td>2. 将一次性垫巾铺在秤盘上，按调零键，调整至零</td></tr>
<tr><td>3. 脱去患儿衣服及尿布，将患儿轻轻放于秤盘上，数值稳定后准确读数并记录</td></tr>
<tr><td>4. 给患儿穿上衣服及尿布，抱回病房或交给陪护人员；整理物品，记录</td></tr>
<tr><td rowspan="3">身长测量</td><td>1. 将一次性垫巾铺在测量板上，患儿仰卧于测量板中线上</td></tr>
<tr><td>2. 将头顶部轻触测量板顶端，头部扶正，双手自然伸平</td></tr>
<tr><td>3. 左手按住患儿双膝，使双腿伸直，右手推动滑板至两足底，准确读数并记录</td></tr>
</table>

续表

<table>
<tr><th colspan="2">考核内容</th><th>技术要求</th></tr>
<tr><td rowspan="10">操作过程</td><td rowspan="3">头围测量</td><td>1. 协助患儿取坐位或立位</td></tr>
<tr><td>2. 左手拇指将软尺零点固定于患儿头部右侧眉弓上缘，右手持软尺紧贴头皮绕枕骨粗隆至左侧眉弓上缘，回到零点</td></tr>
<tr><td>3. 准确读出头围数值并记录</td></tr>
<tr><td rowspan="3">胸围测量</td><td>1. 协助患儿取坐位或立位，两臂自然平放或下垂</td></tr>
<tr><td>2. 左手将软尺零点固定于患儿一侧乳头下缘，右手持软尺紧贴皮肤，经背部两侧肩胛骨下缘绕胸一周回至零点</td></tr>
<tr><td>3. 取平静呼吸时吸、呼气的平均数并记录</td></tr>
<tr><td rowspan="4">操作后处理</td><td>1. 安置妥当，与家长沟通有效</td></tr>
<tr><td>2. 告知家属测量的结果并对其进行宣教</td></tr>
<tr><td>3. 整理用物，垃圾分类处理</td></tr>
<tr><td>4. 洗手</td></tr>
<tr><td colspan="2" rowspan="4">评价</td><td>1. 体格测量准确</td></tr>
<tr><td>2. 动作轻柔，语言亲切，操作规范</td></tr>
<tr><td>3. 沟通有效，解释合理</td></tr>
<tr><td>4. 在规定时间内完成</td></tr>
</table>

E-3 红臀的护理

1. 能力与素质要求

（1）能够准确评估患儿的红臀程度。

（2）能按照红臀的护理操作规范正确进行操作。

（3）操作规范，动作熟练。

（4）态度和蔼，关爱患儿，体现人文关怀，能与患儿（或其家属）进行有效沟通。

2. 操作规范

准备时间：10 分钟　　　　完成时间：10 分钟

红臀的护理操作规范

考核内容		技术要求
评估及准备	患儿	1. 核对患儿基本信息
		2. 评估患儿臀部皮肤情况
	环境	光线充足，环境清洁，关闭门窗，室内温度足月儿 22 ~ 24 ℃，早产儿 24 ~ 26 ℃，湿度 55% ~ 65%
	操作者	着装整洁，按七步洗手法洗手，佩戴口罩
	用物	用物准备齐全：（1）干净纸尿裤；（2）小盆；（3）小毛巾 2 条；（4）湿纸巾；（5）温水；（6）护臀膏（5% 鞣酸软膏或 40% 氧化锌）；（7）烤灯；（8）手消毒剂；（9）温湿度计
操作过程	操作前准备	1. 再次核对患儿基本信息
		2. 患儿取仰卧位，解开包被、取下纸尿裤
	臀部清洁	轻提患儿双足，用温水从前向后清洗臀部，用小毛巾吸干皮肤水分，将清洁纸尿裤垫于臀下
	臀部护理	1. 轻度红臀护理：局部涂护臀膏，环形按摩，兜好松紧适宜、透气的纸尿裤，2 小时更换 1 次，有大便时及时更换（口述）
		2. 重度红臀护理：红臀部位充分暴露在空气中或阳光下，暴露 10 ~ 20 分钟，每天 2 ~ 3 次，暴露期间注意保暖（口述）；必要时用烤灯局部照射，每次照射 20 ~ 30 分钟，照射距离 35 ~ 45 cm，每天 1 ~ 2 次，照射时必须照看好患儿，避免烫伤，照射后局部涂以护臀膏，兜好松紧适宜、透气的纸尿裤，根据需要及时更换纸尿裤（口述）
	护理后处理	1. 帮助患儿穿好衣物
		2. 患儿安置妥当，告知家属患儿臀部情况
		3. 整理用物，垃圾分类处理
		4. 洗手并记录
评价		1. 操作规范，动作熟练
		2. 态度和蔼，关爱患儿
		3. 与家属沟通有效
		4. 仪表举止大方得体，体现整体护理观念
		5. 在规定时间内完成

E-4　皮下注射

1. 能力与素质要求

（1）能准确评估患者病情，选择合适的注射部位。

（2）能正确抽吸药物，做到剂量准确、不浪费药液。

（3）能准确进行注射部位的定位和消毒，正确实施皮下注射法；做到动作连贯有序，过程完整，方法正确，进针角度、深度准确。

（4）严格遵守注射原则；具有高度的工作责任感，保证患者用药安全，无差错发生。

（5）仪表端庄，态度和蔼，沟通有效，患者及其家属满意；关爱患者，做好心理护理，正确进行用药指导。

2. 操作规范

准备时间：10 分钟　　　　完成时间：10 分钟

皮下注射操作规范

<table>
<tr><th colspan="2">考核内容</th><th>技术要求</th></tr>
<tr><td rowspan="9">评估及准备</td><td rowspan="4">患者</td><td>1. 核对医嘱、注射卡</td></tr>
<tr><td>2. 评估患者全身情况：年龄、病情、意识状态、用药史、过敏史、家族史等</td></tr>
<tr><td>3. 评估患者局部情况，选择合适的注射部位：无红肿、硬结、瘢痕等情况，肢体活动度良好</td></tr>
<tr><td>4. 评估患者心理状况，解释操作目的并取得合作</td></tr>
<tr><td>环境</td><td>环境符合注射要求，保护隐私</td></tr>
<tr><td rowspan="2">操作者</td><td>1. 衣帽整洁，佩戴挂表</td></tr>
<tr><td>2. 洗手方法正确，戴口罩</td></tr>
<tr><td>用物</td><td>用物准备齐全：（1）无菌持物钳/镊及持物钳/镊筒；（2）敷料缸（内备无菌纱布数块）；（3）无菌盘；（4）砂轮；（5）药物（遵医嘱）；（6）一次性注射器（根据需要选择合适的型号）；（7）弯盘；（8）注射卡和笔；（9）无菌棉签；（10）手消毒剂；（11）皮肤消毒剂；（12）必要时配抢救盒；（13）病历本及护理记录单（按需准备）</td></tr>
<tr><td rowspan="5">操作过程</td><td rowspan="5">备药</td><td>1. 核对注射卡、药物</td></tr>
<tr><td>2. 规范抽吸药液，剂量准确，无污染，无浪费</td></tr>
<tr><td>3. 再次核对并签名</td></tr>
<tr><td>4. 请他人核对并签名</td></tr>
<tr><td>5. 正确处理垃圾</td></tr>
</table>

续表

考核内容		技术要求
操作过程	注射	1. 带用物至患者床旁，核对床号、姓名、手腕带，并解释
		2. 协助患者取合适的体位
		3. 选择合适的注射部位，定位方法正确并能口述
		4. 注射部位皮肤消毒符合要求（消毒2遍，消毒直径不小于5 cm，不留缝隙，待干）
		5. 注射前查对，排尽注射器内的空气，备干棉签
		6. 持针方法正确，绷紧皮肤，进针角度、深度正确，回抽无回血，注射一次成功
		7. 缓慢推药并口述，询问患者感受
		8. 注射完毕快速拔针，同时用干棉签按压
		9. 及时、正确处理注射器和针头
		10. 再次核对并记录
		11. 消毒双手，取下口罩
	注射后处理	1. 整理床单位，帮助患者取舒适体位
		2. 健康教育内容正确、方式合适
		3. 正确处理垃圾
		4. 巡视病房，听取患者主诉，及时发现并处理用药后反应
评价		1. 严格遵守注射原则和操作规范，无菌观念强，做到“五个准确”
		2. 动作轻柔，运用无痛注射技术
		3. 护患沟通和健康教育有效
		4. 仪表举止端庄，关爱患者
		5. 在规定时间内完成

E–5　静脉血标本采集

1. 能力与素质要求

（1）能正确评估患者病情，选择合适的采血部位。

（2）能选择合适的标本容器，规范完成静脉血标本采集，采集量准确；能正确进行健康教育。

（3）严格遵守标本采集原则和查对制度，无菌观念强；具有高度的工作责任感。

（4）仪表端庄，态度和蔼，关爱患者，做好心理护理，沟通有效，患者及家属满意。

2. 操作规范

准备时间：10 分钟　　　　完成时间：15 分钟

静脉血标本采集（真空管）操作规范

考核内容		技术要求
评估及准备	患者	1. 核对医嘱、检验单
		2. 评估患者全身情况：病情、意识、检查项目、采血前的用药情况、是否进餐
		3. 评估患者局部情况：注射部位皮肤有无瘢痕、硬结、炎症；静脉充盈度及管壁弹性；肢体活动情况。若一侧肢体有静脉输液，应在对侧肢体采血
		4. 评估患者心理状况，解释并取得合作
	环境	环境清洁、干燥、明亮，符合注射要求
	操作者	1. 着装整洁，端庄大方
		2. 清洁/消毒手方法正确，佩戴口罩
	用物	用物准备齐全：（1）注射盘（内装皮肤消毒剂、无菌棉签、注射小垫枕、一次性垫巾）；（2）真空采血针；（3）真空采血管；（4）一次性手套；（5）一次性止血带；（6）化验单、笔；（7）弯盘；（8）锐器盒；（9）手消毒剂；（10）病历本及护理记录单（按需准备）
操作过程	采集前准备	1. 标本容器标签粘贴正确，核对检验单及标本容器
		2. 核对患者，解释合理，患者体位合适，选择血管合适
		3. 备好一次性止血带、小枕及一次性垫巾
	采集过程	1. 正确消毒双手，戴手套及口罩，正确扎一次性止血带，注射部位皮肤消毒符合要求（消毒 2 遍，消毒范围不小于 5 cm，中间不留缝隙，待干），嘱患者握拳
		2. 穿刺前查对，备干棉签
		3. 正确持采血针，绷紧皮肤，进针角度、深度正确
		4. 见回血后，根据检验目的正确地将标本注入标本容器内，采集血量正确
		5. 松一次性止血带，松拳，采血完毕快速拔针，同时用干棉签按压，沟通有效
		6. 正确处理垃圾
		7. 再次核对检验单，将真空采血管上的条码粘贴在检验单上
	操作后处理	1. 脱手套，消毒双手，取下口罩
		2. 记录，健康教育内容正确、方式合适
		3. 将标本送检，按规定对物品进行分类处理

续表

考核内容	技术要求
评价	1. 严格遵守采集原则和查对制度，无菌观念强
	2. 操作规范、熟练，患者满意
	3. 护患沟通和健康教育有效
	4. 仪表举止端庄，关爱患者
	5. 在规定时间内完成

E-6 雾化吸入

1. 能力与素质要求

（1）能准确评估患者的病情；告知患者雾化吸入的目的、方法、注意事项及配合要点。

（2）能了解雾化器的性能和所用药物的作用，正确抽吸药物，做到剂量准确。

（3）能严格执行查对制度；操作规范，方法正确。

（4）能正确教给患者深呼吸雾化吸入的方法；及时观察雾化吸入情况，对异常情况的判断和处理及时、正确。

（5）关爱患者，能与患者和其家属进行有效的沟通。

2. 操作规范

准备时间：9 分钟　　完成时间：9 分钟

雾化吸入操作规范

考核内容		技术要求
评估及准备	患者	1. 核对医嘱
		2. 评估患者全身情况：病情、意识状态、肢体活动能力、治疗情况、用药史、过敏史
		3. 评估患者局部情况：呼吸道是否通畅，面部及口腔黏膜有无感染、溃疡等
		4. 评估患者心理状况，解释并取得合作
	环境	环境清洁、安静，光线、温湿度适宜
	操作者	1. 着装整洁
		2. 洗手，戴口罩

续表

考核内容		技术要求
评估及准备	用物	用物准备齐全：（1）超声波雾化吸入器一套；（2）水温计；（3）弯盘；（4）冷蒸馏水；（5）生理盐水；（6）药物；（7）消毒液、无菌棉签和砂轮；（8）无菌持物钳；（9）无菌纱布；（10）一次性注射器；（11）一次性治疗巾；（12）手电筒；（13）手消毒剂；（14）笔；（15）病历本及护理记录单（按需准备）；（16）治疗车；（17）锐器盒、医用垃圾桶和生活垃圾桶
操作过程	雾化吸入前准备	1. 检查雾化器各部件是否完好，有无松动、脱落等异常情况
		2. 连接雾化器各部件
		3. 水槽内加冷蒸馏水，水量要求浸没雾化罐底部的透声膜
		4. 核对医嘱、治疗卡（单）、药物，将药物用生理盐水稀释至 30 ~ 50mL 后加入雾化罐内，将雾化罐放入水槽，盖紧水槽盖
	雾化吸入	1. 携用物至床旁，核对患者床号、姓名、手腕带并解释操作目的
		2. 协助患者取舒适卧位，颌下铺巾
		3. 接通电源，打开电源开关，调整定时开关至所需时间，打开雾化开关，调节雾量
		4. 再次核对
		5. 将口含嘴放入患者口中（也可使用面罩罩住患者口鼻部）
		6. 指导患者闭口深呼吸，告知患者或其家属注意事项
		7. 再次核对
	雾化吸入结束	1. 雾化吸入完毕（口述），取下口含嘴或面罩
		2. 先关雾化开关，再关电源开关
	操作后处理	1. 协助患者用清水漱口，擦净口鼻及下颌，取下治疗巾
		2. 协助患者取舒适卧位，整理床单位，进行健康教育
		3. 分类处置用物，排出水槽内的水并擦干水槽，将口含嘴、雾化罐、螺纹管浸泡于消毒液内 1 小时，将口含嘴用温开水冲洗，洗净晾干备用（口述）
		4. 洗手，取下口罩，记录
评价		1. 患者满意，呼吸道通畅，感觉舒适
		2. 操作规范，流程熟练
		3. 护患沟通和健康教育有效
		4. 仪表举止端庄，关爱患者
		5. 在规定时间内完成

模块三　成人护理

C-1　案例评估与分析

设计成人常见疾病、症状、健康保健等案例，根据案例中的情境，遵照医嘱对患者进行全身情况、局部情况、心理状况等方面的评估，提出主要的护理问题，制定护理目标，同时就首优问题制定护理措施，并进行效果评价。在解决护理对象护理问题的同时，进行有效的沟通。

1. 能力与素质要求

（1）能根据患者的病情及一般情况，对患者进行护理评估。

（2）能结合评估资料提出主要的护理问题，并进行排序。

（3）能制定预期目标。

（4）能从病情观察、协助治疗、心理护理、人文沟通及健康教育等方面提出有针对性的护理措施，并评估护理措施的有效性。

（5）能采用个性化的方式进行健康教育。

（6）态度和蔼，语言亲切，沟通有效。

2. 操作规范

准备时间：5 分钟　　完成时间：25 分钟

成人护理案例评估与分析操作规范

考核内容			技术要求
护理评估	护士	着装	着装整洁，戴口罩、帽子
		手	修剪指甲，按七步洗手法洗手
	患者	评估	1. 核对床头卡和手腕带
			2. 查阅案例，评估全身和局部情况
			3. 态度和蔼、沟通有效、体现人文关怀
护理方案	护理诊断	准确性	准确提出 2 ~ 5 个护理诊断
		排序	按重要程度进行排序
	预期目标	规范性	描述规范、合理
		针对性	目标有针对性

续表

考核内容		技术要求	
护理方案	护理措施	科学性	护理措施科学合理
		针对性	能根据病例中患者的情况提出有针对性的措施，措施有效，能达到预期目标
	护理效果	有效性	能基本解决护理问题，护理目标有效达成

C–2　肺部评估

1. 能力与素质要求

（1）能正确记录评估结果，并根据结果判断病情，进行个体化的健康指导。

（2）态度和蔼，语言亲切，关爱患者，护患沟通有效，保护患者隐私。

（3）操作规范，流程熟练。

2. 操作规范

准备时间：10 分钟　　完成时间：25 分钟

肺部评估操作规范

考核内容		技术要求
评估及准备	患者	1. 核对患者个人信息
		2. 告知患者及其家属检查内容及目的、检查过程中的配合要点及注意事项
	环境	温湿度适宜，清洁、宽敞、明亮、安静，保护患者隐私
	操作者	着装整洁，修剪指甲，戴口罩、帽子（头发和鼻孔不外露），洗手（口述）。触诊前要搓热双手，听诊前握热听诊器体件。男性操作者为女性患者检查时，须有女性医务人员陪同（口述）
	用物	用物准备齐全：（1）听诊器；（2）直尺（精确到毫米）；（3）标记笔（蓝色或黑色）；（4）挂表；（5）记录本；（6）手消毒剂。检查用物的性能情况，将准备好的用物放于治疗车上
操作过程	患者体位准备	根据不同检查项目，嘱患者取坐位或仰卧位，检查者站立于患者右侧
	视诊	1. 呼吸运动：解开患者衣服，充分暴露胸部，观察胸部起伏，判断呼吸运动类型，呼吸运动是否均匀整齐
		2. 呼吸频率：计数呼吸频率（至少 30 秒）
		3. 深度、节律：呼吸深度有无变化，节律是否规整，两侧呼吸运动是否对称

续表

考核内容		技术要求
操作过程	触诊	1. 胸廓扩张度：检查者两手掌及伸展的手指置于患者胸廓前下部的对称位置，左右拇指分别沿两侧肋缘指向剑突。嘱患者深呼吸，比较两手的移动度是否一致
		2. 语音震颤：检查者将两手掌面或手掌尺侧缘轻置于患者两侧胸壁的对称位置（上、中、下三个部位），嘱患者以同等强度重复发“yi”的长音，且两手做1次交换，以排除两手感觉的误差。自上而下、由内至外，先前胸，再侧胸，后背部，比较两侧相应部位语音震颤的异同，注意有无增强或减弱
	叩诊	右肺下界叩诊：嘱患者平静呼吸，检查者板指贴于肋间隙，沿右锁骨中线从第2肋间开始，自上而下逐一肋间下叩，当清音变为浊音时为肝上界（正常为第5肋间），继续向下叩诊，当叩诊音由浊音变为实音时为肺下界（正常为第6肋间）；再沿右腋中线，自上而下叩诊，当清音变浊音时即为肺下界（正常为第8肋间）；沿右肩胛线自上而下，逐一肋间进行叩诊，当清音变为浊音时即为肺下界（正常为第10肋间），用标记笔做好标记
	听诊	肺部呼吸音：嘱患者轻微张口做均匀而平静的呼吸运动，必要时可深呼吸、屏气或咳嗽，利于察觉呼吸音及附加音的改变。先听诊前胸，从肺尖开始，自上而下，左右对比，逐一肋间向下听诊，避开心脏；再听诊侧胸部，最后听诊背部。每处听诊至少1～2个呼吸周期，比较两侧的呼吸音有无异常，有无啰音
	检查完毕后整理	1. 检查完成后为患者整理衣物、被褥，协助患者取舒适体位并交代注意事项
		2. 告知患者及其家属检查结果及下一步处理意见
		3. 整理用物，消毒双手，记录结果
评价		1. 态度和蔼，护患沟通有效，配合良好
		2. 操作规范，手法轻柔，动作熟练，体现人文关怀
		3. 注意保护患者隐私，解释合理
		4. 在规定时间内完成

C-3　气囊面罩的使用

1. 能力与素质要求

（1）能够迅速、准确对患者呼吸情况进行初步评估。

（2）能按照气囊面罩的使用规范，正确进行操作。

（3）能准确评估气囊面罩使用后通气效果。

（4）动作规范，操作熟练，急救意识强。

（5）体现人文关怀，能与患者（或其家属）进行有效沟通。

2. 操作规范

准备时间：5 分钟　　　　完成时间：5 分钟

气囊面罩的使用操作规范

<table>
<tr><th colspan="2">考核内容</th><th>技术要求</th></tr>
<tr><td rowspan="6">评估及准备</td><td rowspan="3">患者</td><td>1. 评估患者意识，有无自主呼吸，有无自主循环</td></tr>
<tr><td>2. 呼救</td></tr>
<tr><td>3. 记录抢救时间</td></tr>
<tr><td>环境</td><td>现场环境安全，符合操作要求</td></tr>
<tr><td>操作者</td><td>着装整洁，洗手，戴口罩</td></tr>
<tr><td>用物</td><td>用物准备齐全：（1）性能完好的气囊面罩（呼吸囊、6 个阀门、氧气面罩、衔接管、储气袋）；（2）氧气装置；（3）氧气连接管；（4）纱布；（5）听诊器；（6）治疗盘；（7）弯盘；（8）护理记录单、笔；（9）手消毒剂</td></tr>
<tr><td rowspan="17">操作过程</td><td rowspan="4">操作前准备</td><td>1. 携用物至床旁，核对患者，向患者及其家属解释并取得合作</td></tr>
<tr><td>2. 正确连接气囊面罩各部件，并检查性能是否完好</td></tr>
<tr><td>3. 连接氧气</td></tr>
<tr><td>4. 将床头推离墙面 1 m，撤床头板</td></tr>
<tr><td rowspan="3">安置体位</td><td>1. 安置患者于去枕仰卧位</td></tr>
<tr><td>2. 解开衣领和裤腰带</td></tr>
<tr><td>3. 掀开被子，暴露胸部</td></tr>
<tr><td rowspan="3">清理呼吸道</td><td>1. 检查颈部有无损伤</td></tr>
<tr><td>2. 检查口鼻腔，清除口鼻分泌物及异物</td></tr>
<tr><td>3. 有活动性义齿者，取出活动性义齿</td></tr>
<tr><td>开放气道</td><td>选择合适的方法开放气道</td></tr>
<tr><td rowspan="3">固定面罩</td><td>1. 操作者位于患者头端，将气囊面罩放置于患者头侧</td></tr>
<tr><td>2. 调节氧流量为 8 ~ 10 L/min</td></tr>
<tr><td>3. 固定面罩：一手拇指与示指将氧气面罩紧扣于患者口鼻，保证密闭无漏气。中指、环指、小指放于患者耳垂下下颌角处，将下颌向上托起，保持气道打开（EC 手法）</td></tr>
</table>

续表

<table>
<tr><th colspan="2">考核内容</th><th>技术要求</th></tr>
<tr><td rowspan="18">操作过程</td><td rowspan="4">挤压呼吸囊</td><td>1. 另一手规律挤压呼吸囊</td></tr>
<tr><td>2. 挤压频率：10 ~ 12 次/分</td></tr>
<tr><td>3. 挤压气量：400 ~ 600 mL</td></tr>
<tr><td>4. 挤压吸呼之比：1 ：（1.5 ~ 2.0）</td></tr>
<tr><td rowspan="4">通气观察</td><td>1. 挤压时观察患者胸廓有无隆起</td></tr>
<tr><td>2. 单向阀门是否打开</td></tr>
<tr><td>3. 氧气面罩内是否呈气雾状</td></tr>
<tr><td>4. 通过面罩透明部分观察患者面色和口唇色泽变化</td></tr>
<tr><td rowspan="4">评估有效指征</td><td>1. 患者胸廓出现起伏</td></tr>
<tr><td>2. 面色及口唇、甲床、皮肤色泽转为红润</td></tr>
<tr><td>3. 听诊有呼吸音</td></tr>
<tr><td>4. 血氧饱和度改善，维持在 90% 以上（口述）</td></tr>
<tr><td rowspan="6">操作后处理</td><td>1. 抢救成功后，遵医嘱停用呼吸气囊，洁净面部及口鼻</td></tr>
<tr><td>2. 协助患者取舒适体位，口述进一步生命支持</td></tr>
<tr><td>3. 嘱患者绝对卧床休息，不要紧张，向家属介绍病情</td></tr>
<tr><td>4. 整理床单位及用物，医用垃圾分类处理</td></tr>
<tr><td>5. 气囊面罩正确消毒后备用（口述）</td></tr>
<tr><td>6. 洗手并记录</td></tr>
<tr><td colspan="2" rowspan="5">评价</td><td>1. 使用气囊面罩通气有效</td></tr>
<tr><td>2. 动作规范，操作熟练，急救意识强</td></tr>
<tr><td>3. 态度严谨，突发事件处理合适</td></tr>
<tr><td>4. 沟通有效，解释合理</td></tr>
<tr><td>5. 在规定时间内完成</td></tr>
</table>

C–4　气管异物的急救

1. 能力与素质要求

（1）能够迅速、准确对患者发生气道异物阻塞时的表现做出正确的判断。

（2）能够迅速处理气管异物，缓解病情。

（3）动作规范，操作熟练，急救意识强。

（4）体现人文关怀，能与患者（或其家属）进行有效沟通。

2. 操作规范

准备时间：5 分钟　　完成时间：10 分钟

气管异物的急救操作规范

考核内容		技术要求
评估及准备	患者	评估患者异物接触史、气道梗阻表现
	环境	现场环境安全、宽敞
	操作者	着装整洁
	用物	必要时备纱布、弯盘、气管切开包、负压吸引器、急救药品
操作过程	成人立位腹部冲击法	1. 向患者及其家属解释并取得合作
		2. 帮助患者取站立位，两腿分开，弯腰，头部略前倾，嘱患者嘴要张开
		3. 施救者站在患者背后，呈弓箭步，一只腿置于患者两腿之间，两手臂环绕其腰部。一手握成空心拳，拇指和示指对准腹部，置于患者剑突下方、肚脐上方 2 横指处
		4. 用另一手放置于拳上并握紧，快速向内、向上压迫患者腹部 6 ~ 10 次。重复以上动作，直至异物排出
		5. 每次冲击应是有节奏、有力的动作，施力方向向内、向上，防止胸部和腹内脏器损伤
	昏迷患者卧位冲击法	1. 患者取仰卧位，首先开放呼吸道
		2. 施救者骑跨在患者大腿外侧，一手以掌根按压肚脐与剑突之间的部位，另一手掌覆盖其上，快速向前上方挤压冲击患者腹部 6 ~ 10 次，重复以上动作，直至异物排出
		3. 如异物冲出后仍留在口腔，用纱布清除口腔内异物
	婴幼儿肩背部冲击法	1. 适用于 1 岁以下婴幼儿
		2. 施救者单膝下跪或取坐位，患儿取俯卧位
		3. 一只手握住患儿双侧下颌角固定下巴，手臂紧贴患儿的前胸，使患儿头部稍向下前倾，趴在施救者前臂上，将手臂放在膝盖上，另一只手手掌呈空杯状，在患儿背部两肩胛之间叩击 4 ~ 6 次
		4. 用手固定头颈部，两前臂夹住患儿躯干，小心翻转呈仰卧位，用示指和中指快速冲击性按压患儿胸骨中下段 4 ~ 6 次，频率慢于心脏按压。重复以上动作，直到异物排出

续表

考核内容		技术要求
操作过程	健康教育	1. 进食时要充分咀嚼，避免大笑、讲话
		2. 婴幼儿避免进食果冻、豆子等食物，儿童不宜把玩具放嘴里玩耍
	整理记录	1. 协助患者取舒适体位
		2. 按要求记录患者病情
		3. 整理用物，医用垃圾分类处理
		4. 必要时进行进一步检查、治疗
		5. 操作中密切观察患者病情变化，出现心脏骤停时，立即启动心肺复苏（口述），操作完成后检查患者是否出现肋骨骨折、脏器破裂等并发症
评价	1. 动作规范，操作熟练，急救意识强	
	2. 态度严谨，突发事件处理合适	
	3. 沟通有效，解释合理	
	4. 注意保护患者安全	
	5. 在规定时间内完成	

C–5 呼吸功能锻炼

1. 能力与素质要求

（1）能够正确指导患者进行缩唇呼吸、腹式呼吸等呼吸训练。

（2）操作规范，动作熟练，指导有效。

（3）关爱患者，能与患者进行有效沟通，并能根据患者病情对其进行相关健康教育。

2. 操作规范

准备时间：5 分钟　　完成时间：5 分钟

呼吸功能锻炼操作规范

考核内容		技术要求
评估及准备	患者	1. 核对医嘱单、治疗卡及患者床号、姓名、住院号
		2. 评估患者全身状况、呼吸状态、意识状态、合作程度
		3. 向患者解释呼吸功能锻炼的意义，并说明该项操作无疼痛、无创伤，解除患者顾虑，消除紧张情绪，取得配合
	环境	安静、清洁、明亮、温湿度适宜

续表

考核内容		技术要求
评估及准备	操作者	着装整洁、规范，洗手，戴口罩
	用物	用物准备齐全：（1）记录单；（2）蜡烛；（3）打火机；（4）挂表；（5）治疗单；（6）笔；（7）手消毒剂
操作过程	操作前	1. 再次核对患者床号、姓名、住院号
		2. 向患者解释，取得配合
		3.（口述）评估患者生命体征是否平稳，检查患者呼吸状况及呼吸形态
	缩唇呼吸	1. 协助患者取立位或坐位或仰卧位
		2. 用鼻深吸气，呼气时口缩成吹口哨状，使气体通过缩窄的口型缓缓呼出
		3. 吸 ： 呼时间比为 1 ： 2 或 1 ： 3，可与吹蜡烛火苗结合练习（呼气流量以能使距离口唇 15 ~ 20 cm、与口唇同水平的蜡烛火焰随气流倾斜又不熄灭为宜）
		4. 每天训练 3 ~ 4 次，每次重复 8 ~ 10 次
	腹式呼吸	1. 协助患者取立位或坐位或仰卧位
		2. 嘱患者全身放松，双手分别放于前胸部及上腹部，以感受胸腹起伏
		3. 用鼻深吸气，胸部不动，尽力挺腹；用口缓慢呼气，同时收缩腹部
		4. 缩唇呼吸与腹式呼吸应结合练习，每天训练 2 ~ 3 次，每次 10 ~ 20 分钟，每分钟 7 ~ 8 次
		5. 观察患者训练中有无呼吸困难或胸闷等症状，如有不适，立即停止训练
	操作后	1. 协助患者取舒适卧位，询问需要，整理床单位
		2. 洗手，记录
		3. 给予饮食、运动及呼吸功能锻炼等方面的健康教育
评价		1. 患者安全、满意
		2. 演示、指导方法正确、规范，患者能掌握操作要领
		3. 沟通有效，解释合理，配合良好，健康教育内容和方式合理
		4. 关爱患者，语言亲切，态度和蔼
		5. 在规定时间内完成

C–6　叩背排痰

1. 能力与素质要求

（1）能够对患者进行身体评估和肺部听诊。

（2）能正确进行叩背操作。

（3）能准确评估排痰效果。

（4）关爱患者，能与患者（或其家属）进行有效沟通。

（5）操作规范，流程熟练。

2. 操作规范

准备时间：8 分钟　　完成时间：8 分钟

叩背排痰操作规范

<table>
<tr><th colspan="2">考核内容</th><th>技术要求</th></tr>
<tr><td rowspan="7">评估及准备</td><td rowspan="4">患者</td><td>1. 核对医嘱，查阅病历，确定病变部位及患者床号、姓名、住院号</td></tr>
<tr><td>2. 解释并取得合作</td></tr>
<tr><td>3. 评估病情、咳嗽能力、影响咳痰的因素、合作能力、是否进食</td></tr>
<tr><td>4. 听诊肺部，判断湿啰音集中的部位；阅读 X 线胸片，确定病灶所在的肺叶或肺段</td></tr>
<tr><td>环境</td><td>清洁、安静、明亮，温湿度适宜，关门窗或屏风遮挡</td></tr>
<tr><td>操作者</td><td>着装整洁、规范，指甲已剪（口述），洗手，戴口罩</td></tr>
<tr><td>用物</td><td>用物准备齐全：（1）手消毒剂；（2）水杯 2 个（一个内盛温开水）；（3）吸管；（4）听诊器；（5）痰杯；（6）治疗巾；（7）纸巾；（8）软枕 2 个；（9）医嘱单；（10）护理记录单；（11）生活垃圾桶；（12）医用垃圾桶；（13）笔</td></tr>
<tr><td rowspan="9">操作过程</td><td rowspan="2">核对解释</td><td>1. 携用物至床旁，核对床号、姓名、住院号，取得患者合作</td></tr>
<tr><td>2. 向患者解释操作目的、方法及注意事项。选择在餐后 2 小时至餐前 30 分钟进行，叩击 30 分钟后方可进食</td></tr>
<tr><td rowspan="7">叩背</td><td>1. 确定患者呈空腹状态，患者穿单层上衣，根据痰液潴留部位协助患者取合适的体位（如取侧卧位、胸前及双膝置软枕，取坐位、胸前抱软枕）</td></tr>
<tr><td>2. 治疗巾垫于颌下</td></tr>
<tr><td>3. 叩击方法：将 5 指并拢呈空杯状，利用腕力，快速、有力地叩击胸壁</td></tr>
<tr><td>4. 叩击原则：从下至上、从外至内（背部从第 10 肋间，胸部从第 6 肋间，向上叩击至肩部），注意避开乳房、心脏、骨突部位（如脊椎、肩胛骨、胸骨）及衣服拉链、纽扣等</td></tr>
<tr><td>5. 力度适宜，以不使患者感到疼痛为宜</td></tr>
<tr><td>6. 每一肺叶叩击 1 ~ 3 分钟，每次叩击 5 ~ 15 分钟，每分钟叩击 120 ~ 180 次（口述，考核叩击 2 ~ 3 分钟即可）</td></tr>
<tr><td>7. 操作中注意观察病情变化，询问有无不适，如出现发绀、呼吸困难应停止操作</td></tr>
</table>

续表

考核内容		技术要求
操作过程	有效咳嗽	1. 指导患者先进行深而慢的腹式呼吸 5 ~ 6 次
		2. 深吸气后屏气 3 ~ 5 秒，身体前倾，进行 2 ~ 3 次短促有力的咳嗽，咳嗽的同时收缩腹肌，或用手按压上腹部，帮助咳嗽
		3. 重复做 2 ~ 3 次，休息几分钟后再重新开始（口述），如有排痰，及时擦拭清理
		4. 听诊肺部，判断排痰效果
		5. 观察痰液量、性质，必要时送检
		6. 协助患者漱口，清洁面部
	整理	1. 协助患者取舒适体位，整理床单位
		2. 整理用物，医用垃圾分类处理
		3. 洗手并记录
		4. 进行健康教育
评价		1. 操作规范，流程熟练
		2. 患者满意，呼吸道通畅
		3. 沟通有效，解释合理，体现人文关怀
		4. 在规定时间内完成

C–7　体位引流

1. 能力与素质要求

（1）能评估患者基本状况，确定病变部位及引流支气管走向。

（2）能根据不同病变部位摆好相应的引流体位，并按照步骤进行正确操作。

（3）准确评估体位引流后效果，做好引流后处理。

（4）操作规范，动作熟练、敏捷。

（5）关爱患者，能与患者（或其家属）进行有效的沟通。

2. 操作规范

准备时间：6 分钟　　　　完成时间：9 分钟

体位引流操作规范

<table>
<tr><th colspan="2">考核内容</th><th>技术要求</th></tr>
<tr><td rowspan="6">评估及准备</td><td rowspan="3">患者</td><td>1. 评估患者咳嗽、呼吸、意识状态、自理能力及合作程度</td></tr>
<tr><td>2. 进行肺部听诊，确认病变部位</td></tr>
<tr><td>3. 明确胸片提示的炎性灶所在的肺叶或肺段</td></tr>
<tr><td>环境</td><td>现场环境清洁、宽敞、明亮，符合体位引流要求</td></tr>
<tr><td>操作者</td><td>着装整洁、规范，洗手，戴口罩</td></tr>
<tr><td>用物</td><td>用物准备齐全：（1）听诊器；（2）枕头；（3）弯盘；（4）消毒痰盂；（5）漱口水；（6）一次性手套；（7）医嘱单、治疗卡；（8）快速手消毒剂；（9）医用垃圾桶、生活垃圾桶；（10）必要时备吸引器及吸痰用物</td></tr>
<tr><td rowspan="12">操作过程</td><td rowspan="6">体位引流</td><td>1. 携带用物至患者床旁</td></tr>
<tr><td>2. 核对患者信息，解释操作目的、方法及注意事项，取得患者配合</td></tr>
<tr><td>3. 测量患者生命体征，进行肺部听诊，确定病变部位</td></tr>
<tr><td>4. 根据湿啰音集中部位及胸片提示，协助患者取有效引流体位（坐位或半坐卧位促进肺上叶引流；由一侧卧位转为仰卧位，再转为另一侧卧位，以利于肺中叶引流；头低足高位、仰卧位有利于肺下叶引流。每种体位维持 5 ~ 10 分钟，身体倾斜度为 10° ~ 45°）</td></tr>
<tr><td>5. 协助患者摆好体位，并指导患者在体位引流过程中进行有效的咳嗽、腹式呼吸、辅助胸部叩击等促进排痰</td></tr>
<tr><td>6. 每次引流不少于 15 分钟，5 分钟保持重力引流位，5 分钟拍背或震颤，5 分钟咳痰，每日可引流 2 ~ 4 次</td></tr>
<tr><td rowspan="6">引流时注意事项</td><td>1. 检查口腔，取出活动性义齿</td></tr>
<tr><td>2. 观察患者反应，如有面色苍白、发绀、心悸、呼吸困难、出汗、体力不支及咯血等异常表现，应立即停止引流，并协助医师处理</td></tr>
<tr><td>3. 患者引流不畅时，指导有效咳嗽、咳痰，无力咳嗽时辅以背部叩击等措施，提高引流效果</td></tr>
<tr><td>4. 脓液较多且身体衰弱者进行体位引流时，应提高警惕，以防大量脓痰突然排出，造成窒息</td></tr>
<tr><td>5. 引流应在空腹时进行，饭前引流可影响食欲，饭后易引起恶心和呕吐，故在两餐之间为宜</td></tr>
<tr><td>6. 引流体位不宜刻板执行，必须采用患者既能接受又易于排痰的体位</td></tr>
</table>

续表

考核内容		技术要求
操作过程	判断引流效果	1. 咳嗽好转、咳痰明显减少
		2. 呼吸顺畅
		3. 肺部湿啰音明显减轻
	引流后处理	1. 帮助患者取舒适体位，清水或漱口液漱口，清洁患者面部，清理引流液
		2. 观察痰液的性质、颜色、量，必要时遵医嘱送检
		3. 洗手并记录
评价		1. 引流有效
		2. 引流操作规范、态度严谨，突发事件处理合适
		3. 沟通有效，解释合理
		4. 在规定时间内完成

C–8　气管切开的护理

1. 能力与素质要求

（1）能够准确评估患者的缺氧程度及观察气管切开伤口有无感染。

（2）能够准确为患者吸痰及更换气管切开伤口敷料，能迅速对患者的不适做出正确的判断和处理，并正确记录。

（3）操作规范，能严格遵守查对制度及无菌操作原则；能正确分类处理医疗垃圾；进行防止套管脱落的健康指导。

（4）关爱患者，能与患者（或其家属）进行有效的沟通。

2. 操作规范

准备时间：10 分钟　　完成时间：10 分钟

气管切开的护理操作规范

考核内容		技术要求
评估及准备	患者	1. 核对医嘱、治疗卡、患者个人信息
		2. 评估患者全身情况：病情、意识、生命体征、血氧饱和度
		3. 评估患者局部情况：观察气管伤口敷料是否有渗血、渗液
		4. 观察呼吸，了解肺部情况
		5. 了解患者心理状况、做好健康知识宣教、指导患者积极配合

续表

考核内容		技术要求
评估及准备	环境	清洁、宽敞、明亮、温湿度适宜，符合无菌技术操作要求
	操作者	1. 着装整洁、规范，端庄大方
		2. 洗手、戴口罩
	用物	用物准备齐全：（1）气管切开护理盘：开口纱布、75%酒精棉球数个、0.9%生理盐水棉球数个、0.9%无菌生理盐水纱布3块、无菌治疗碗（内置碘伏棉球）、血管钳、剪口凡士林纱布1块、镊子2把、弯盘；（2）无菌手套；（3）薄膜手套；（4）手电筒；（5）护理记录单、笔；（6）手消毒剂
操作过程	更换敷料	1. 携带用物至患者床旁，核对，解释操作目的、方法及注意事项
		2. 协助患者取合适的体位：半坐卧位、去枕或后仰位
		3. 取下开口纱布，评估气管切口伤口情况
		4. 打开换药无菌盘，戴无菌手套
		5. 用0.9%生理盐水棉球清洁后再用75%酒精棉球消毒伤口周围皮肤和套管翼（清洁伤口自内向外，感染伤口自外向内消毒）
		6. 依上述方法再次消毒，消毒范围不超过第一次
		7. 取出无菌开口纱布及剪口凡士林纱布，倒Y形从下分两侧穿过套管两边少许，再用镊子双侧同时将纱布拉平（动作轻柔、迅速，以减少刺激气管，减少咳嗽）
		8. 单层0.9%生理盐水湿纱布覆盖于套管口
		9. 检查气管套管固定带的松紧度
		10. 患者体位舒适，保持呼吸道通畅，必要时吸痰
		11. 观察痰液的颜色、性质、气味及患者出入量、生命体征
		12. 撤去换药用物，脱手套
	整理记录	1. 协助患者取舒适卧位，整理床单位
		2. 按要求分类处理用物
		3. 洗手，取下口罩，记录
	健康指导	做好有效咳嗽排痰、防止气管套管脱落的健康指导
评价		1. 遵守无菌技术操作原则，无菌观念强
		2. 动作轻稳、准确、熟练
		3. 注意保护患者安全，做好职业防护
		4. 关爱患者，护患沟通良好，健康指导有效
		5. 在规定时间内完成

C–9　心瓣膜听诊

1. 能力与素质要求

（1）能够迅速、准确对患者情况进行初步评估。

（2）能正确按照心脏听诊步骤进行操作。

（3）注重保护患者隐私，操作规范，动作熟练、敏捷。

（4）关爱患者，能与患者（或其家属）进行有效的沟通。

2. 操作规范

准备时间：7 分钟　　完成时间：7 分钟

心瓣膜听诊操作规范

<table>
<tr><th colspan="2">考核内容</th><th>技术要求</th></tr>
<tr><td rowspan="4">评估及准备</td><td>患者</td><td>评估患者病情、合作程度，评估胸部皮肤情况，患者无紧张、恐惧心理，对检查者配合</td></tr>
<tr><td>环境</td><td>环境整洁，光线充足，温湿度适宜，有床帘或屏风</td></tr>
<tr><td>操作者</td><td>着装整洁、规范，洗手，戴口罩，不佩戴首饰，修剪指甲</td></tr>
<tr><td>用物</td><td>用物准备齐全：（1）听诊器；（2）医嘱单；（3）洗手液；（4）秒表</td></tr>
<tr><td rowspan="11">操作过程</td><td rowspan="2">听诊前</td><td>1. 携带用物到床旁，核对患者信息，与患者进行良好沟通，告知在检查过程中被检查需要配合的注意事项</td></tr>
<tr><td>2. 床帘或屏风遮挡患者，保护患者隐私</td></tr>
<tr><td rowspan="6">听诊中</td><td>1. 协助患者取坐位或卧位，检查者站在患者右侧</td></tr>
<tr><td>2. 协助患者松解衣扣，充分暴露胸部，但注意防止过多暴露</td></tr>
<tr><td>3. 焐热听诊器胸件</td></tr>
<tr><td>4. 按逆时针方向听诊各瓣膜区
准确找到各瓣膜区位置：二尖瓣区（心尖区）、肺动脉瓣区（胸骨左缘第 2 肋间）、主动脉瓣第一听诊区（胸骨右缘第 2 肋间）、主动脉瓣第二听诊区（胸骨左缘第 3、第 4 肋间）、三尖瓣区（胸骨左缘第 4、第 5 肋间）</td></tr>
<tr><td>5. 评估听诊内容：心率、心律、心音、额外心音、是否有杂音</td></tr>
<tr><td>6. 在二尖瓣区听诊计数心率，若心律规则听诊 30 秒，若心律不规则听诊 1 分钟。其他瓣膜区听诊 10 秒左右</td></tr>
<tr><td rowspan="3">听诊后</td><td>1. 协助患者整理衣物</td></tr>
<tr><td>2. 口述听诊结果</td></tr>
<tr><td>3. 整理用物、洗手、记录</td></tr>
</table>

续表

考核内容	技术要求
评价	1. 能对异常的听诊结果进行简单临床分析
	2. 关爱患者，沟通有效，患者配合良好，健康指导内容和方式合适
	3. 患者安全、满意
	4. 操作规范，动作熟练、轻柔
	5. 在规定时间内完成

C–10　心肺复苏

1. 能力与素质要求

（1）能迅速、准确地判断心脏骤停并立刻启动应急救护系统。

（2）能准确、规范、成功地完成心肺复苏。

（3）具有较强的急救意识，态度严谨，能正确处理突发事件。

（4）能与患者有效沟通，尊重患者，充分体现人文关怀。

2. 操作规范

准备时间：5 分钟　　完成时间：5 分钟

心肺复苏操作规范

考核内容		技术要求
评估及准备	患者	1. 评估患者意识、脉搏和呼吸
		2. 确认患者心搏骤停，立即呼救，启动 ENSS，记录时间
	环境	现场环境符合复苏要求
	操作者	着装整洁、规范
	用物	用物准备齐全：（1）人工呼吸膜（纱布）；（2）纱布（清除口腔异物）；（3）手电筒；（4）挂表；（5）弯盘；（6）血压计、听诊器；（7）抢救记录卡（单）；（8）笔；（9）手消毒剂；（10）脚踏垫
操作过程	胸外心脏按压	1. 将患者置于硬板床，去枕、取仰卧位，解开衣领、腰带，暴露患者胸腹部
		2. 头、颈、躯干在同一轴线上，双手放于两侧，身体无扭曲
		3. 胸外按压部位：胸骨中下 1/3 交界处
		4. 按压方法：操作者正对按压点站立，两手掌根部重叠，手指翘起，尽量减少接触胸壁，上半身前倾，两臂伸直，垂直向下用力

续表

考核内容		技术要求
操作过程	胸外心脏按压	5. 按压深度：胸骨下陷 5 ~ 6 cm
		6. 按压频率：100 ~ 120 次/分
		7. 按压时间 ：放松时间：1 ：1
	开放气道	1. 检查口腔，清除口腔分泌物及异物，取出活动性义齿
		2. 判断颈部有无损伤，采用仰头提颏法（怀疑患者头部或颈部损伤时使用推举下颌法），充分开放气道
	人工呼吸	1. 捏住患者鼻孔，双唇完全包绕患者口部，缓慢向患者口内吹气，直至患者胸廓抬起（潮气量为 500 ~ 650 mL）
		2. 吹气同时，观察胸廓起伏情况，完成 2 次人工呼吸
	连续操作	1. 胸外心脏按压与人工通气比例为 30 ：2
		2. 连续操作 5 个周期，在规定时间内完成
	判断复苏效果	1. 颈动脉搏动恢复
		2. 自主呼吸恢复
		3. 散大的瞳孔缩小，对光反射存在
		4. 收缩压大于 60 mmHg（体现测血压动作）
		5. 面色及口唇、甲床和皮肤色泽转红
	复苏后处理	1. 协助患者取舒适体位，口述进一步生命支持
		2. 嘱患者绝对卧床休息，不要紧张，向家属介绍病情
		3. 整理用物，医用垃圾分类处理
		4. 洗手并记录
评价		1. 复苏有效
		2. 急救意识强，动作迅速，操作规范
		3. 注意保护患者安全，同时做好职业防护
		4. 沟通有效，解释合理
		5. 在规定时间内完成

C-11　心电监护

1. 能力与素质要求

（1）能够耐心细致地向患者解释操作目的，取得患者的合作。

（2）能按照心电监护的步骤进行正确操作。

（3）能正确调节心电监护仪各项监护指标报警值。

（4）操作规范，动作熟练、敏捷；

（5）关爱患者，能与患者（或其家属）进行有效的沟通。

2. 操作规范

准备时间：15 分钟　　　　完成时间：15 分钟

心电监护操作规范

考核内容		技术要求
评估及准备	患者	1. 核对医嘱、治疗卡
		2. 核对患者，解释目的，取得合作
		3. 评估患者病情、意识状态、皮肤情况、指甲情况、有无过敏史、有无起搏器
	环境	评估患者周围环境、光照情况及有无电磁波干扰，确定符合心电监护仪使用要求，注意隐私保护
	操作者	1. 着装整洁、规范，仪表端庄
		2. 洗手，戴口罩
	用物	用物准备齐全：（1）治疗盘：心电监护仪及模块、导联线、电极片、配套的测血压袖带、SpO_2 传感器；（2）75% 酒精纱布或棉球；（3）清洁纱布；（4）医嘱单；（5）护理记录单；（6）弯盘；（7）笔；（8）手消毒剂及挂架；（9）医用垃圾桶、生活垃圾桶；（10）胶布；（11）治疗车
操作过程	开机	1. 携带用物至患者床旁，再次核对，安置患者于舒适仰卧位，告知配合要点，取得患者合作
		2. 连接电源，开机，检查监护仪功能是否完好
		3. 正确连接各导联线，并将电极片与 ECG 各导联线电极相连接，连接血氧饱和度插件，连接血压计袖带
	心电图监测	1. 解开患者衣服，评估皮肤，正确定位，用酒精棉球擦拭皮肤
		2. 正确安放电极片 右上（RA）：胸骨右缘锁骨中线第 1 肋间；左上（LA）：胸骨左缘锁骨中线第 1 肋间；右下（RL）：右锁骨中线剑突水平处；左下（LL）：左锁骨中线剑突水平处；胸导（C）：胸骨左缘第 4 肋间。为患者穿好衣服，盖好被子

续表

考核内容		技术要求
操作过程	心电图监测	3. 选择 P、QRS、T 波显示清晰的导联（Ⅱ导联）
		4. 调整波形走速为 25 mm/s
	呼吸监测	1. 显示呼吸波形和数据
		2. 调整波形走速为 6.25 mm/s
	血氧饱和度监测	1. 评估脉搏血氧饱和度监测部位
		2. 将探头固定于手指（脚趾）
		3. 红外线指示灯正对手指（脚趾）甲床部位
		4. 用胶布适当固定探头，防止脱落
		5. 不在测量血压的手臂上测量脉搏、血氧饱和度
		6. 显示血氧饱和度的波形和数据
	无创血压监测	1. 测血压肢体与心脏处于同一水平，伸肘稍外展
		2. 排尽袖带中的气体，将袖带缠绕在手臂，袖带上缘距肘窝 1 ~ 2 cm
		3. 袖带气囊感应点准确压在肱动脉处，袖带松紧以能容纳 1 ~ 2 指为宜
		4. 按测量键，设定测量间隔时间
	报警设置	1. 根据患者心率情况，设定报警上下限参数 2. 根据患者病情及基础血压，设定报警上下限参数 3. 设置 SpO_2 监测报警高限（100%）及低限（90%）
	操作后处理	1. 协助患者取舒适体位，整理床单位
		2. 对患者及其家属进行健康指导，告知患者及其家属不要自行移动或摘除电极片及传感器；告知患者及其家属避免在监测仪附近使用手机，以免干扰监测波形
		3. 整理用物，垃圾分类处理
		4. 洗手，记录监测时间及监测结果
	停止监护	1. 核对患者，向患者解释停用的原因并取得配合
		2. 洗手，戴帽子、口罩，注意保护患者隐私
		3. 关闭监护仪，撤除导联线及电极片，方法正确
		4. 清洁皮肤，整理患者衣服
		5. 协助患者取舒适体位并根据病情进行健康指导
		6. 整理用物，垃圾分类处理
		7. 洗手，方法正确，记录停止监测时间

续表

考核内容	技术要求
评价	1. 操作规范，动作熟练
	2. 各项参数调节正确
	3. 态度和蔼，体现人文关怀，保护患者隐私
	4. 沟通良好，患者合作
	5. 在规定时间内完成

C–12　心电图技术

1. 能力与素质要求

（1）能够迅速、准确对患者情况进行初步评估。

（2）能按照心电图技术的操作步骤进行正确操作。

（3）注重保护患者隐私，操作规范，动作熟练、敏捷。

（4）关爱患者，能与患者（或其家属）进行有效的沟通。

2. 操作规范

准备时间：10 分钟　　完成时间：10 分钟

心电图技术操作规范

考核内容		技术要求
评估及准备	患者	评估患者病情、合作程度，评估胸部皮肤情况
	环境	环境清洁，光线充足，温湿度适宜，有床帘或屏风
	操作者	1. 着装整洁、规范，仪表端庄
		2. 洗手、戴口罩
	用物	用物准备齐全：（1）心电图机（含导联线）；（2）医嘱单；（3）洗手液；（4）弯盘 1 个；（5）装有酒精棉球器皿 1 个；（6）持物钳 1 把；（7）湿纱布 1 块
操作过程	核对解释	1. 携带用物到患者床旁，核对患者信息
		2. 解释操作目的、方法、注意事项及配合要点
	准备	1. 导联线连接紧密
		2. 检查患者身上有无干扰物品，如有则去除
		3. 协助患者取平卧位，屏风遮挡，充分暴露前胸壁、手腕及脚踝

续表

<table>
<tr><th colspan="2">考核内容</th><th>技术要求</th></tr>
<tr><td rowspan="8">操作过程</td><td rowspan="3">上导联</td><td>1. 选择导联位置正确，打开心电图机电源，校对标准电压及走纸速度
肢导联：右上肢红色，左上肢黄色，右下肢黑色，左下肢绿色
胸导联：V_1 胸骨右缘第 2 肋间隙；V_2 胸骨左缘第 2 肋间隙；V_3 在 V_2、V_4 之间；V_4 左侧锁骨中线第 5 肋间隙；V_5 左侧腋前线平 V_4 水平；V_6 左侧腋中线平 V_4 水平</td></tr>
<tr><td>2. 用湿纱布为患者擦拭皮肤，并强调注意事项</td></tr>
<tr><td>3. 连接各导联，各导联标记正确（12 个导联），按走纸键完成 12 导联心电图记录</td></tr>
<tr><td rowspan="5">整理</td><td>1. 撤除导联</td></tr>
<tr><td>2. 协助患者整理衣物、盖被</td></tr>
<tr><td>3. 告知患者检查结果，做好宣教</td></tr>
<tr><td>4. 整理用物及心电图机</td></tr>
<tr><td>5. 洗手、做好正确记录（患者姓名、年龄、做心电图时间）</td></tr>
<tr><td colspan="2" rowspan="5">评价</td><td>1. 关爱患者，沟通有效，配合良好，健康指导内容和方式合适</td></tr>
<tr><td>2. 患者安全、满意</td></tr>
<tr><td>3. 操作规范，动作熟练、轻柔</td></tr>
<tr><td>4. 用物整理规范</td></tr>
<tr><td>5. 掌握操作目的、注意事项</td></tr>
</table>

C–13　腹部评估

1. 能力与素质要求

（1）能够迅速、准确对患者情况进行初步评估。

（2）能按照腹部评估的步骤进行正确操作。

（3）关爱患者，能与患者（或其家属）进行有效的沟通。

2. 操作规范

准备时间：15 分钟　　　　完成时间：15 分钟

腹部评估操作规范

考核内容		技术要求
评估及准备	患者	核对患者信息，解释并告知患者评估名称，缓解其紧张情绪，评估患者病情、合作情况
	环境	环境宽敞、明亮、温湿度适宜，保护患者隐私
	操作者	衣帽整齐、剪指甲、洗手、戴口罩
	用物	用物准备齐全：手消毒剂。质量符合操作要求
操作过程	肝脏触诊	1. 与患者进行良好沟通，告知在检查过程中被检查需要配合的注意事项
		2. 床帘或屏风遮挡患者，保护患者隐私
		3. 协助其取仰卧屈膝位，头垫低枕，双手自然置于身体两侧，双腿屈起并稍分开，嘱其做深而均匀的腹式呼吸
		4. 协助患者松解衣扣，取得同意后充分暴露评估部位，注意防止过多暴露
		5. 评估者立于患者右侧，面对患者
		6. 手保持温暖，前臂与患者腹平面在同一水平，采取单手或双手触诊法
		7. 评估者将右手平放于腹直肌外侧缘或右锁骨中线延长线上，自脐水平由下往上，四指并拢，掌指关节伸直，示指前端的桡侧与肋缘平行或示指与中指的指端指向肋缘。双手触诊时，评估者右手位置同单手法，左手手掌置于患者右腰部，将肝脏向上托起，并限制右侧胸廓运动
		8. 右手紧密配合患者的腹式呼吸运动进行触诊。患者呼气、腹部内收时，指端向深部触诊；吸气时，手指缓慢抬起，指端朝肋缘向上迎触肝缘
		9. 如此反复，自下而上逐渐向肋缘移动，直到触及肝缘或肋缘为止
		10. 以同样的方法于前正中线上触诊肝左叶
		11. 描述肝脏的大小、质地、边缘与表面状态、有无压痛等
		12. 评估结束后协助患者扣好衣服
	胆囊压痛	1. 与患者进行良好沟通，告知在检查过程中被检查需要配合的注意事项
		2. 床帘或屏风遮挡患者，保护患者隐私
		3. 协助其取仰卧屈膝位，头垫低枕，双手自然置于身体两侧，双腿屈起并稍分开
		4. 协助患者松解衣扣，取得同意后充分暴露评估部位，注意防止过多暴露

续表

考核内容		技术要求
操作过程	胆囊压痛	5. 评估者立于患者右侧，面对患者
		6. 手保持温暖
		7. 准确定位胆囊点：右肋缘与右腹直肌外缘交界处（或右侧锁骨中线与右肋弓连线交界处）
		8. 在胆囊点触诊，判断有无触及肿大的胆囊
		9. 评估者将左手掌平置于患者的右肋缘部位，以拇指指腹勾压胆囊点
		10. 嘱患者缓慢深吸气，注意观察患者表情变化
		11. 评估结束后协助患者扣好衣服
		12. 口述检查结果
		13. 口述阳性表现：吸气过程中有炎症的胆囊下移碰到用力按压的拇指时，即可引起疼痛，此为胆囊触痛，若因剧烈疼痛而吸气中止，称为 Murphy 征阳性
	阑尾压痛	1. 与患者进行良好沟通，告知在检查过程中被检查需要配合的注意事项
		2. 床帘或屏风遮挡患者，保护患者隐私
		3. 协助其取仰卧屈膝位，头垫低枕，双手自然置于身体两侧，双腿屈起并稍分开
		4. 协助患者松解衣扣，取得同意后充分暴露评估部位，注意防止过多暴露
		5. 评估者立于患者右侧，面对患者
		6. 手保持温暖
		7. 准确定位麦氏点：位于脐与右髂前上棘连线中外 1/3 交界处
		8. 以右手并拢的 2 ~ 3 个手指逐渐深压麦氏点，深度达 4 ~ 5 cm
		9. 观察患者的面部表情，并询问患者是否有疼痛；而后迅速将手抬起，并询问患者是否疼痛加剧
		10. 评估结束后协助患者扣好衣服
		11. 口述检查结果
		12. 口述反跳痛的检查方法及临床意义，当用手触诊腹部出现压痛后，用并拢的 2 ~ 3 个手指（示、中、环）压于原处稍停片刻，使压痛感觉趋于稳定，然后迅速将手抬起，如此时患者感觉腹痛骤然加重，并常伴有痛苦表情或呻吟，称为反跳痛。反跳痛是腹膜壁层已受到炎症累及的征象

续表

考核内容	技术要求
评价	1. 能对异常结果进行简单临床分析
	2. 动作熟练、轻柔，操作规范
	3. 沟通有效，注意人文关怀
	4. 患者安全、满意
	5. 在规定时间内完成
	6. 整理用物、洗手

C–14　胃肠减压

1. 能力与素质要求

（1）能流畅、准确完成操作步骤。

（2）能鼓励患者积极配合操作，准确告知患者或其家属注意事项。

（3）操作过程中动作轻柔，关爱患者，能与患者或家属进行有效的沟通。

2. 操作规范

准备时间：15 分钟　　　　完成时间：15 分钟

胃肠减压操作规范

考核内容		技术要求
评估及准备	患者	1. 询问、了解患者身体状况，评估患者病情
		2. 向患者及其家属解释目的、过程、操作中的配合方法，取得患者配合，如有不适可举手示意
	环境	环境安全、清洁、舒适、温湿度适宜
	操作者	着装整洁，修剪指甲，洗手，戴口罩
	用物	用物准备齐全：（1）治疗盘；（2）治疗碗 2 个，内盛生理盐水或凉开水；（3）治疗巾；（4）石蜡油棉球；（5）弯盘；（6）一次性胃管；（7）50 mL 注射器；（8）纱布；（9）胶布；（10）胃管标识、管道滑脱标识；（11）胃肠负压吸引器；（12）镊子；（13）止血钳；（14）压舌板；（15）听诊器；（16）无菌手套；（17）医嘱执行单

续表

<table>
<tr><th colspan="2">考核内容</th><th>技术要求</th></tr>
<tr><td rowspan="15">操作过程</td><td rowspan="6">插胃管</td><td>1. 核对医嘱执行单，根据病情、年龄、性别等，选择合适的胃管，备齐用物并携至床旁，再次查对床号、姓名，核对腕带</td></tr>
<tr><td>2. 患者取半卧位或平卧位，有义齿者取下义齿，备胶布，颌下铺治疗巾，弯盘置于口角旁，用湿棉签清洁、检查双侧鼻腔</td></tr>
<tr><td>3. 戴手套</td></tr>
<tr><td>4. 检查胃管型号及有无破损，检查胃管是否通畅，测量插管长度（耳垂至鼻尖再至剑突处的长度），做标记</td></tr>
<tr><td>5. 封闭胃管远端，润滑胃管前端</td></tr>
<tr><td>6. 开始插管：
（1）再次核对床号、姓名
（2）左手以纱布托住胃管，右手持镊子夹住胃管前端，沿一侧鼻孔缓缓插入，到咽喉部时（10 ~ 15 cm），检查胃管是否盘曲在口中，嘱患者做吞咽动作，随后迅速将胃管插入所需长度，查看标记，插入过程中密切观察
（3）插管时出现恶心不适时应休息片刻，嘱患者做深呼吸，随后再插入
（4）插管过程中如果出现呛咳、呼吸困难、发绀等情况，表示胃管误入气管，应立即拔出，休息后重插</td></tr>
<tr><td rowspan="2">确认固定</td><td>1. 验证胃管是否在胃内：
（1）注射器连接胃管末端，能抽出胃液
（2）置听诊器于患者胃部，经胃管快速注入 10 mL 空气，能听到气过水声
（3）将胃管末端置于盛水的治疗碗内，无气泡逸出</td></tr>
<tr><td>2. 证实胃管在胃内后，脱手套，用胶布固定胃管于双鼻翼和颊部</td></tr>
<tr><td rowspan="3">连接减压器</td><td>1. 检查、调节胃肠减压器的负压</td></tr>
<tr><td>2. 将胃管与负压装置连接，妥善固定，贴好胃管标识</td></tr>
<tr><td>3. 再次核对床号、姓名、医嘱执行单</td></tr>
<tr><td rowspan="4">整理记录</td><td>1. 擦净患者口鼻，询问患者感受，整理床单位</td></tr>
<tr><td>2. 置管后观察，注意观察和记录引流液的颜色、量、性质</td></tr>
<tr><td>3. 按要求分类整理用物</td></tr>
<tr><td>4. 洗手，记录</td></tr>
<tr><td colspan="2" rowspan="4">评价</td><td>1. 操作步骤流畅、准确</td></tr>
<tr><td>2. 态度严谨、动作轻稳、测量准确</td></tr>
<tr><td>3. 沟通有效，解释合理，人文关怀得当</td></tr>
<tr><td>4. 在规定时间内完成</td></tr>
</table>

C–15 肠造口护理

1. 能力与素质要求

（1）能准确评估患者的病情、意识、过敏史、造口的功能状况和周围皮肤情况、心理接受程度及患者对造口护理掌握情况。

（2）能正确清洁造口，并根据造口情况更换造口袋，做好观察及记录。

（3）能根据病情合理地进行健康指导，沟通良好，患者及其家属满意。

（4）对患者不适的判断和处理迅速、及时、正确。

（5）操作规范，动作轻柔，注意保护患者隐私；严格执行查对制度，无菌观念强。

2. 操作规范

准备时间：10 分钟　　完成时间：10 分钟

肠造口护理操作规范

考核内容		技术要求
评估及准备	患者	1. 核对医嘱、治疗卡，确认医嘱
		2. 核对患者，评估病情、意识、心理状态、手术方式、造口的类型、造口周围皮肤情况、造口有无异常情况、患者及其家属对造口的认知情况、患者自我照顾能力
	环境	清洁，安静，光线明亮，室温适宜，准备布帘或屏风，关好门窗
	操作者	1. 着装整洁，佩戴挂表
		2. 按七步洗手法消毒双手，戴口罩、帽子
	用物	用物准备齐全：（1）治疗碗 2 个；（2）镊子 2 把；（3）弯盘；（4）治疗巾；（5）造口测量板；（6）造口袋 1 套（底板、袋）；（7）剪刀；（8）纱布；（9）棉球若干；（10）无菌生理盐水；（11）无菌手套；（12）医嘱单；（13）记录单；（14）笔；（15）手消毒剂。必要时备护肤粉、皮肤保护膜、防漏膏或防漏条、一次性引流袋
操作过程	取下原来的底板	1. 再次核对，告知配合要点及注意事项，取得配合
		2. 协助患者取平卧位，暴露造口部位
		3. 腰下铺治疗巾，置弯盘，将装有无菌生理盐水棉球的治疗碗置于治疗巾上
		4. 戴手套，剥除造口袋，一手轻按腹壁，一手将造口底板缓慢撕下，将造口袋放入医疗垃圾袋
	清洁造口	1. 用生理盐水棉球清洗造口及周围皮肤，用镊子夹取棉球（或用消毒棉签）将造口周围皮肤擦拭干净，观察造口及周围皮肤情况（如皮肤有皮疹或发红，可外涂氧化锌软膏）
		2. 用小方纱或纸巾擦干皮肤，将治疗碗置于治疗车下层，脱手套，洗手，戴手套

续表

考核内容		技术要求
操作过程	粘贴造口袋	1. 用测量板测量造口大小
		2. 用笔在底板背面做标记后用剪刀修剪出造口的大小
		3. 检查：将底板对准造口，检查开口大小是否合适
		4. 粘贴：撕去底板的剥离纸，拉平造口周围皮肤，粘贴底板，并均匀按压各处，造口袋底板与造口膜之间保持适当空间（1 ~ 2 cm）；更换造口袋时应防止袋内容物排出污染切口
		5. 关好造口袋的排放口，定时手扩造口，防止造口狭窄
		6. 指导患者饮食、活动、衣着、沐浴等知识
	观察、记录	1. 观察造口黏膜及周围皮肤情况
		2. 观察患者及其家属对造口的接受程度和反应
		3. 记录造口评估情况及处理措施，观察人工肛门血供及肠段有无回缩、出血、坏死等情况，观察排便情况，防止粪便堵塞人工肛门口而造成梗阻（若出现对某种人工肛门袋过敏，则改用其他种类肛门袋，并做记录）
		4. 记录排泄物的性质、颜色、量、气味
	操作后处理	1. 整理床单位，协助患者取舒适体位，放好呼叫器
		2. 整理用物，医用垃圾处理正确
		3. 脱手套，消毒双手，记录
		4. 根据病情进行健康指导
评价		1. 操作规范，手法正确，动作熟练、轻柔
		2. 态度和蔼，体现人文关怀
		3. 沟通良好，患者合作
		4. 在规定时间内完成

C–16　T 管引流护理

1. 能力与素质要求

（1）能准确评估患者的病情，告知患者 T 管引流护理的目的、配合要点及注意事项。

（2）能熟练更换 T 管引流袋，掌握 T 管引流的观察要点，正确记录，能对患者的不适做出迅速、及时、正确的判断和处理。

（3）能严格遵守查对制度及无菌原则，医疗垃圾分类处理正确。

（4）操作规范，动作熟练，能根据病情进行健康指导。

（5）关爱患者，能与患者进行有效的沟通。

2. 操作规范

准备时间：10 分钟　　完成时间：10 分钟

T 管引流护理操作规范

考核内容		技术要求
评估及准备	患者	1. 核对医嘱、治疗卡
		2. 核对患者，评估病情、T 管引流情况
		3. 解释操作目的，取得患者合作
	环境	符合 T 管引流护理要求，注意保护隐私
	操作者	1. 着装整洁，戴口罩、帽子
		2. 按七步洗手法消毒双手
	用物	用物准备齐全：（1）无菌引流袋及接口；（2）治疗巾；（3）棉签；（4）碘伏；（5）无菌手套；（6）弯盘；（7）血管钳；（8）护理记录单、笔；（9）标签；（10）手消毒剂；（11）治疗车、治疗盘；（12）医用垃圾桶、生活垃圾桶；（13）S 形挂钩或别针
操作过程	操作前	1. 再次核对，拉上床帘。协助患者取平卧或半卧位，暴露 T 管及右侧腹壁
		2. 治疗巾铺于引流管的下方
		3. 置弯盘于 T 管与引流袋接口下方
	操作中	1. 夹管：用血管钳夹闭引流管管口近端，观察引流液的颜色、性质、量，引流口周围皮肤，并记录
		2. 戴无菌手套
		3. 初消毒：用碘伏棉签消毒连接处 T 管（从接口处开始向上至少 5 cm）
		4. 一手握住引流管，一手握住引流袋，自接口处断开，并置于医用垃圾袋，脱手套，快速手消毒剂洗手，戴手套
		5. 再消毒：用碘伏棉签消毒 T 管引流口（由内向外消毒管口及外周）

续表

考核内容		技术要求
操作过程	操作中	6. 连接与固定：检查新引流袋，出口处拧紧，一手握住引流管，将新的引流袋与引流管连接牢固
		7. 固定：用 S 形挂钩或别针将引流袋挂于床边，引流袋应低于 T 管引流口
		8. 保持有效引流：松开血管钳，挤压引流管，观察引流通畅情况
		9. 在标签上注明引流袋更换的日期和时间，并贴于引流袋醒目处
		10. 向患者解释注意事项：保持引流口皮肤处敷料干燥清洁、保持引流管通畅
		11. 引流期间观察患者有无胆漏及腹胀、腹痛、黄疸、体温变化等
	操作后处理	1. 撤去治疗巾、弯盘
		2. 协助患者取舒适体位，整理床单位
		3. 整理用物，垃圾分类处理
		4. 脱手套，消毒双手，记录
		5. 根据病情进行健康指导
评价		1. 严格执行无菌操作，无菌观念强
		2. 操作规范，动作熟练
		3. 态度和蔼，关爱患者，体现人文关怀
		4. 注意保护患者隐私，沟通良好，患者合作
		5. 在规定时间内完成

C–17　膀胱冲洗

1. 能力与素质要求

（1）能够迅速、准确对患者情况进行初步评估。

（2）能按照膀胱冲洗的步骤进行正确操作。

（3）准确观察引流液的量、色及性状，评估引流效果并做好记录。

（4）有较强的无菌意识；操作规范，动作熟练、敏捷。

（5）关爱患者，能与患者（或其家属）进行有效的沟通。

2. 操作规范

准备时间：10 分钟　　完成时间：10 分钟

腑胱冲洗操作规范

考核内容		技术要求
评估及准备	患者	1. 评估患者病情、意识状态、心理状态、合作程度等
		2. 评估导尿管通畅情况，尿液的性状，有无尿频、尿急、尿痛、膀胱憋尿感，是否排尽尿液
	环境	宽敞、明亮、整洁、温湿度适宜、屏风或床帘遮挡
	操作者	着装整洁、洗手、戴口罩
	用物	用物准备齐全：（1）治疗盘；（2）医嘱单；（3）消毒液；（4）棉签；（5）无菌膀胱冲洗装置；（6）一次性无菌治疗巾；（7）手套；（8）膀胱冲洗标签；（9）35 ~ 40 ℃冲洗液或 4 ℃生理盐水；（10）无菌治疗碗；（11）换药盘（内装消毒棉球）；（12）手消毒剂；（13）记录单、笔。必要时备屏风等
操作过程	取得配合	1. 携用物至床旁，再次核对患者，解释膀胱冲洗目的及方法，以便取得患者的配合
		2. 协助患者取舒适体位
	排气并连接	1. 操作者戴手套
		2. 给患者臀下垫治疗巾，打开引流管夹，排空膀胱
		3. 将膀胱冲洗液悬挂在输液架上并排气，液面距床面约 60 cm
		4. 消毒三腔导尿管其中之一尾端管口，连接冲洗管与冲洗液，另一尾端管口连接引流袋
	冲洗	1. 夹闭引流袋，打开冲洗管，根据医嘱调节冲洗速度
		2. 当患者有尿意或流入 200 ~ 300 mL 时，再夹闭冲洗管，打开引流袋，排出冲洗液，如此反复。经尿道前列腺电切术后的患者，需持续膀胱冲洗
	观察	1. 在持续冲洗过程中，观察患者的反应及冲洗液的量和颜色。色深则快，色浅则慢
		2. 评估冲洗液的入量和出量、膀胱有无憋胀感
	冲洗后固定	1. 冲洗完毕，取下冲洗管，消毒导尿管尾端管口，连接引流袋，妥善固定，位置低于耻骨联合水平，以利于引流尿液
		2. 撤离臀下治疗巾，妥善安置，协助清洁外阴部，协助患者取舒适卧位，贴膀胱冲洗标签

续表

<table>
<tr><th colspan="2">考核内容</th><th>技术要求</th></tr>
<tr><td rowspan="7">操作过程</td><td rowspan="4">整理和记录</td><td>1. 整理床单位</td></tr>
<tr><td>2. 整理用物，垃圾分类处理</td></tr>
<tr><td>3. 脱掉手套、洗手</td></tr>
<tr><td>4. 记录冲洗液的量、性状及引流情况</td></tr>
<tr><td rowspan="3">宣教</td><td>1. 询问患者感受，观察引流液颜色、性质、量</td></tr>
<tr><td>2. 告知注意事项，每天喝温开水 3000 mL 以上，保证 24 小时尿量在 2000 ~ 3000 mL，起到自然冲洗尿路的作用，以减少尿路感染的机会</td></tr>
<tr><td>3. 翻身及活动幅度不要过大，防止导尿管脱出，引流管及引流袋始终保持在耻骨联合以下，防止尿液逆流</td></tr>
<tr><td colspan="2" rowspan="5">评价</td><td>1. 在规定时间内完成</td></tr>
<tr><td>2. 无菌意识强，动作熟练，操作规范</td></tr>
<tr><td>3. 沟通有效，解释合理</td></tr>
<tr><td>4. 注重人文关怀</td></tr>
<tr><td>5. 能及时观察患者的病情变化及冲洗效果</td></tr>
</table>

C–18　头颈部评估

1. 能力与素质要求

（1）操作规范，动作熟练，针对患者情况进行准确评估。

（2）能根据头颈部评估内容按步骤进行正确操作。

（3）评估结果正确，与患者（或其家属）能进行有效沟通。

（4）态度严谨，言语得体，能针对患者病情进行健康教育。

（5）关爱患者，操作轻柔，体现人文关怀。

2. 操作规范

准备时间：15 分钟　　　　完成时间：15 分钟

头颈部评估操作规范

<table>
<tr><th colspan="2">考核内容</th><th>技术要求</th></tr>
<tr><td rowspan="5">评估及准备</td><td rowspan="2">患者</td><td>1. 核对患者基本资料，评估患者配合程度</td></tr>
<tr><td>2. 解释操作目的，取得患者合作</td></tr>
<tr><td>环境</td><td>环境宽敞、光线充足、安静、适合操作，保护隐私</td></tr>
<tr><td>操作者</td><td>衣帽整齐、剪指甲、洗手、戴口罩</td></tr>
<tr><td>用物</td><td>用物准备齐全：（1）手电筒；（2）压舌板或棉签（评估口腔）；（3）手消毒剂</td></tr>
<tr><td rowspan="12">操作过程</td><td colspan="2">瞳孔评估</td></tr>
<tr><td rowspan="3">操作前</td><td>1. 告知患者取平卧位或背光坐位</td></tr>
<tr><td>2. 请患者在评估过程中自然睁眼，平视前方，并告知其他需要配合的注意事项</td></tr>
<tr><td>3. 评估手电筒是否完好</td></tr>
<tr><td rowspan="4">操作中</td><td>1. 观察瞳孔形态：双侧瞳孔是否等大等圆</td></tr>
<tr><td>2. 测量双侧瞳孔大小：观察瞳孔，在自然光线下，直径 3 ~ 4 mm，在较昏暗光线下可略微增大</td></tr>
<tr><td>3. 瞳孔对光反射：打开手电筒开关，由外向内移动，直接照射左侧瞳孔（亦可先评估右侧），左侧瞳孔迅速缩小称左侧瞳孔直接对光反射；同样方式评估右侧瞳孔直接对光反射。左手置于两眼之间挡住光线，用手电筒照射患者左侧瞳孔，右侧瞳孔迅速缩小称为右侧瞳孔间接对光反射；同样方式评估左侧瞳孔间接对光反射</td></tr>
<tr><td>4. 集合反射：嘱患者保持头部不动，双眼注视 1 m 以外的目标（通常是评估者的示指尖，与双眼同一高度），然后将目标（或示指）移动至距离眼球 5 ~ 10 cm 处，观察两侧瞳孔是否缩小、两眼是否内聚</td></tr>
<tr><td rowspan="4">操作后</td><td>1. 口述评估结果</td></tr>
<tr><td>2. 嘱患者卧床休息，向患者与其家属介绍评估结果及注意事项</td></tr>
<tr><td>3. 整理用物</td></tr>
<tr><td>4. 洗手并记录</td></tr>
</table>

续表

<table>
<tr><th colspan="2">考核内容</th><th>技术要求</th></tr>
<tr><td rowspan="12">操作过程</td><td colspan="2">扁桃体评估</td></tr>
<tr><td rowspan="3">操作前</td><td>1. 告知患者取平卧位或坐位</td></tr>
<tr><td>2. 嘱患者漱口，清理口腔</td></tr>
<tr><td>3. 评估手电筒工作是否正常</td></tr>
<tr><td rowspan="2">操作中</td><td>1. 充分暴露咽喉部：请患者在评估过程中下颌稍上抬并张嘴，同时发长音“啊”，将压舌板或棉签放置在舌前 2/3 与后 1/3 交界处，轻柔下压压舌板，暴露咽喉部；如患者能自行暴露咽喉部亦可不使用压舌板</td></tr>
<tr><td>2. 观察咽后壁及扁桃体：将手电筒光源照射至咽喉部，观察咽后壁颜色及双侧扁桃体窝内是否有肿大扁桃体</td></tr>
<tr><td rowspan="6">操作后</td><td>1. 关闭手电筒光源，将压舌板或棉签丢入医用垃圾桶</td></tr>
<tr><td>2. 口述评估结果，包括咽后壁颜色、有无红肿和充血、有无淋巴滤泡增生，以及扁桃体有无肿大、有无脓点（分泌物、苔片状假膜）等</td></tr>
<tr><td>3. 阐述扁桃体增大的病因与分度（扁桃体增大可分为三度：不超过腭咽弓者为Ⅰ度；超过腭咽弓者为Ⅱ度；达到或超过咽后壁中线者为Ⅲ度）</td></tr>
<tr><td>4. 嘱患者卧床休息，向患者与其家属说明评估结果及注意事项</td></tr>
<tr><td>5. 整理用物</td></tr>
<tr><td>6. 洗手并记录</td></tr>
<tr><td colspan="2" rowspan="5">评价</td><td>1. 动作轻柔，操作规范，结果判断正确</td></tr>
<tr><td>2. 沟通有效，注意人文关怀</td></tr>
<tr><td>3. 态度严谨，言语得体，能针对患者病情进行健康教育</td></tr>
<tr><td>4. 在规定时间内、按步骤正确完成</td></tr>
<tr><td>5. 正确处理用物</td></tr>
</table>

C–19 甲状腺评估

1. 能力与素质要求

（1）能够对患者甲状腺肿大进行准确的评估。

（2）能按照甲状腺评估的操作流程进行正确操作。

（3）操作规范，动作熟练、敏捷、轻柔。

（4）关爱患者，能与患者（或其家属）进行有效的沟通。

2. 操作规范

准备时间：7 分钟　　完成时间：7 分钟

甲状腺评估操作规范

考核内容		技术要求
评估及准备	患者	1. 核对患者，评估病情
		2. 解释操作目的，取得患者合作
	环境	环境清洁，光线充足，温湿度适宜
	操作者	着装整洁，仪表端庄，衣冠整齐，不佩戴首饰，剪净指甲
	用物	用物准备齐全
操作过程	操作前	1. 告知患者在检查过程中需要配合的注意事项
		2. 洗手
		3. 患者取坐位，充分暴露颈部
	操作中	1. 视诊：观察甲状腺的大小和对称性
		2. 评估时嘱患者做吞咽动作，可见甲状腺随吞咽而上下移动，由此可以与颈前其他肿块鉴别
		3. 触诊峡部：位于患者的前面用拇指或位于其后面用示指从胸骨上切迹向上触诊，若触到气管前软组织并随吞咽在手指下滑动，进一步判断有无增厚和肿块
		4. 触诊侧叶：选择前面触诊或后面触诊
		5. 前面触诊：检查者位于患者前面，一手拇指施压于一侧甲状软骨，将气管推向对侧，另一手示指、中指在对侧胸锁乳突肌后缘向前推挤甲状腺侧叶，拇指在胸锁乳突肌前缘触诊，配合吞咽动作，可触及被挤压的甲状腺，用同样的方法评估另一侧甲状腺
		6. 后面触诊：检查者位于患者背后，一手示指、中指施压于一侧甲状软骨，将气管推向对侧，另一手拇指在对侧胸锁乳突肌后缘向前推挤甲状腺，示指、中指在其前缘触诊甲状腺
		7. 听诊：当触到甲状腺增大时，用钟形听诊器直接放在肿大的甲状腺上，如在甲状腺闻及低调的连续性静脉“嗡嗡”音，是血管增多、增粗及血流加速的结果，对诊断甲状腺功能亢进很有帮助
	操作后	1. 口述检查结果
		2. 嘱患者卧床休息，向患者与其家属说明检查情况及病情
		3. 整理用物
		4. 洗手并记录

续表

考核内容	技术要求
评价	1. 能阐述甲状腺增大的病因与分度（甲状腺肿大可分为三度：不能看出肿大但能触及者为Ⅰ度；能看到肿大又能触及，但在胸锁乳突肌以内者为Ⅱ度；超过胸锁乳突肌外缘者为Ⅲ度）
	2. 动作轻柔，操作规范
	3. 态度严谨，突发事件处理合适
	4. 沟通有效，患者满意
	5. 在规定时间内完成

C–20　脑膜刺激征检查

1. 能力与素质要求

（1）能准确说出颈强直的评估内容与临床意义。

（2）能准确说出 Kernig 征的评估内容及临床意义。

（3）能准确说出 Brudzinski 征的评估内容及临床意义。

（4）尊重体贴患者，操作规范、手法熟练。

（5）态度和蔼，语言亲切，与患者沟通有效。

（6）评估结果准确，解释合理，并能对患者进行健康指导。

2. 操作规范

准备时间：5 分钟　　　　完成时间：5 分钟

脑膜刺激征检查操作规范

考核内容		技术要求
评估及准备	患者	1. 评估患者全身情况：目前的健康状态、生命体征、意识状态
		2. 评估患者心理情况：有无紧张恐惧心理，对评估的要求及合作程度
	环境	现场环境安静、干燥、整洁、光线适中、室温适宜
	操作者	衣帽整洁，佩戴挂表，洗手/消毒手方法正确，剪指甲
	用物	用物准备齐全：笔、纸、棉签、评估记录单
操作过程	舒适环境	安排合适的评估环境，关门窗或屏风遮挡
	有效沟通	对患者先做自我介绍，说明评估的目的，获得患者的认可
	体位	患者取仰卧位，评估者站在患者右侧

续表

考核内容		技术要求
操作过程	脑膜刺激征检查	1. 颈强直：患者去枕仰卧，评估者以一手托患者枕部，另一只手置于患者前胸，使下颌向胸骨柄方向做被动屈颈（口述：如行这一被动屈颈检查时感觉到抵抗力增强，即为颈部阻力增高或颈强直）
		2. Kernig 征：患者仰卧，将患者一侧下肢的髋关节和膝关节屈曲呈直角，再用左手置于膝部固定，用右手抬起小腿（口述：观察患者膝关节能否伸达 135° 以上，如伸膝受阻且伴疼痛与屈肌痉挛，则为阳性）
		3. Brudzinski 征：患者去枕仰卧，双下肢伸直，以右手置于患者前胸，左手置于其枕后，托起头部，使头部前屈，观察其膝关节是否同时弯曲（口述：当头部前屈时，双髋与膝关节同时屈曲则为阳性）
	报告检查结果	1. 报告检查结果：脑膜刺激征阳性或阴性（正常人脑膜刺激征阴性）
		2. 脑膜刺激征阳性见于脑膜炎、蛛网膜下隙出血和颅内压增高等（口述）
	检查后处理	1. 协助患者取舒适体位
		2. 向患者及其家属介绍病情及进行健康指导
		3. 整理用物，洗手并记录
评价		1. 患者安全、满意
		2. 操作规范，动作熟练、轻柔
		3. 沟通有效，配合良好，健康教育内容和方式合适
		4. 语言亲切，态度和蔼，关爱患者
		5. 在规定时间内完成

C–21 病理反射检查

1. 能力与素质要求

（1）能准确说出病理反射的概念。

（2）能正确完成病理反射的评估并注意操作规范。

（3）能对病理反射的临床意义做出正确判断。

（4）评估中认真仔细，关心体贴患者，手法熟练，沟通良好。

（5）保护患者隐私，操作规范、动作轻稳，评估内容无遗漏，并能对评估资料正确分析。

2. 操作规范

准备时间：2 分钟　　　　完成时间：8 分钟

病理反射检查操作规范

考核内容		技术要求
评估及准备	患者	1. 评估患者全身情况：目前的健康状态、生命体征、意识状态
		2. 评估患者心理情况：有无紧张、恐惧心理，对评估的要求及合作程度
		3. 评估患者健康知识：对自身健康状态和将要进行的评估的了解程度
	环境	现场环境安静、干燥、整洁、光线充足、室温适宜
	操作者	衣帽整洁，佩戴挂表，洗手/消毒手方法正确 ，剪指甲
	用物	用物准备齐全：笔、纸、棉签、手消毒剂、评估记录单
操作过程	舒适环境	安排合适的评估环境，关门窗或屏风遮挡
	有效沟通	对患者先做自我介绍，说明评估的目的，获得患者的认可
	体位	患者取仰卧位，评估者站在患者右侧
	病理反射评估	1. 嘱患者取仰卧位，评估者手持患者踝部，用棉签杆由足跟开始沿足底外侧划到小趾跟部足掌，再转向拇指内侧，评估 Babinski 征
		2. 嘱患者取仰卧位，评估者弯曲示指及中指，沿患者胫骨前缘用力由上向下滑压，评估 Oppenheim 征
		3. 嘱患者取仰卧位，评估者握挤患者腓肠肌，评估 Gordon 征
		4. 嘱患者取仰卧位，评估者用棉签杆在患者外踝下方足背外缘，由后向前划至趾跖关节处，评估 Chaddock 征
		5. 评估者以左手持患者患侧手腕关节上方，右手中指和示指夹住患者患侧手中指，并向前上方提拉，患者手腕轻度过伸而其余四指自然弯曲，然后评估者用拇指迅速弹刮患者中指指甲，评估 Hoffmann 征
	报告检查结果	1. 报告检查结果：病理反射检查阳性或阴性（正常人病理反射检查阴性）
		2. Babinski 征、Oppenheim 征、Gordon 征、Chaddock 征阳性表现：检查时拇指背伸，其余四趾扇形展开（口述）
		3.Hoffmann 征阳性表现：拇指迅速弹刮患者的中指指甲时，引起其余四指屈曲内收反应（口述）
	检查后处理	1. 协助患者取舒适体位
		2. 向患者及其家属说明检查结果及病情，并进行健康指导
		3. 整理用物，洗手并记录

续表

考核内容	技术要求
评价	1. 患者安全、满意
	2. 操作规范，动作熟练、轻柔
	3. 沟通有效，配合良好，健康教育内容和方式合适
	4. 语言亲切，态度和蔼，关爱患者
	5. 在规定时间内完成

C-22　快速血糖测定

1. 能力与素质要求

（1）能告知患者进行快速血糖测定的目的、方法及注意事项。

（2）能根据患者的病情选择血糖测定的时间和部位，操作前确保快速血糖仪能有效使用。

（3）能严格遵守查对制度、无菌技术操作原则，动作熟练、规范，准确地完成快速血糖测定。

（4）能根据病情正确判断血糖测定结果的临床意义，同时进行健康指导。

（5）关爱患者，能与患者进行有效的沟通。

2. 操作规范

准备时间：8 分钟　　完成时间：8 分钟

快速血糖测定操作规范

考核内容		技术要求
评估及准备	患者	1. 核对医嘱单、治疗卡、患者床号和姓名、测量时间
		2. 向患者解释并取得合作
		3. 评估患者全身情况、进食情况、心理状态、对疾病知识了解程度、有无酒精过敏
		4. 采血部位选择恰当，符合患者意愿，评估采血部位皮肤情况
	环境	环境清洁，光线充足，温湿度适宜
	操作者	1. 操作者仪表准备（衣帽整齐，戴口罩）
		2. 洗手或消毒手
	用物	用物准备齐全：（1）血糖仪、采血笔及针头、配套试纸；（2）75% 酒精；（3）手消毒剂；（4）无菌棉签；（5）护理记录单；（6）治疗单；（7）笔；（8）弯盘；（9）锐器盒；（10）医用垃圾桶；（11）生活垃圾桶

续表

考核内容		技术要求
操作过程	采血前	1. 再次核对患者姓名、床号、进餐时间
		2. 做好解释，安慰患者
	采血	1. 正确选择采血部位，75% 酒精消毒皮肤，待干
		2. 正确安装采血针头，调节合适档位深度
		3. 开机，检查血糖仪性能是否良好，确认血糖仪条码与试纸条码一致，将试纸插入机内
		4. 在指腹侧面快速采血，减轻患者痛苦
		5. 用干棉签拭去第 1 滴血，将第 2 滴血轻触试纸测试区
		6. 读取并告知患者血糖值
		7. 取出试纸，关闭仪器
		8. 整理用物，针头丢入锐器盒，试纸丢入医用垃圾桶内集中处理
		9. 洗手，记录测试结果
	健康指导	给予患者饮食、运动及血糖监测方法的相关指导
评价		1. 患者安全、满意
		2. 操作规范，动作熟练、轻柔
		3. 沟通有效，配合良好，健康指导内容和方式合适
		4. 语言亲切，态度和蔼，关爱患者
		5. 在规定时间内完成

C–23　胰岛素笔的使用

1. 能力与素质要求

（1）能够迅速、准确地对患者情况进行初步评估。

（2）能按照胰岛素笔注射步骤进行正确操作。

（3）操作规范，动作熟练、敏捷。

（4）关爱患者，能与患者（或其家属）进行有效的沟通。

2. 操作规范

准备时间：8 分钟　　　　完成时间：8 分钟

胰岛素笔的使用操作规范

考核内容		技术要求
评估及准备	患者	1. 核对医嘱
		2. 评估患者住院信息、全身情况、意识状态、有无酒精过敏等
		3. 评估患者局部情况，选择合适的注射部位，要求无红肿、硬结、瘢痕等情况
		4. 评估患者心理状况，解释并取得合作
	环境	环境符合注射要求，保护隐私
	操作者	着装整洁，仪表端庄，不佩戴首饰，剪净指甲
	用物	用物准备齐全：（1）治疗盘；（2）75% 酒精；（3）无菌干棉签；（4）胰岛素注射笔（含胰岛素笔芯）、注射针头；（5）注射执行单；（6）笔；（7）弯盘；（8）手消毒剂；（9）锐器盒；（10）医用垃圾桶；（11）生活垃圾桶
操作过程	操作前	1. 核对患者的信息并解释，取得其配合
		2. 告知患者在注射过程中需要配合的注意事项
		3. 患者取舒适的体位
	操作中	1. 核对医嘱
		2. 按注射执行单取胰岛素笔，检查笔芯剂型、有效期、质量，检查胰岛素注射针头包装及有效期
		3. 安装胰岛素笔芯，确保胰岛素剂型与医嘱相符
		4. 如为中效和预混胰岛素，将胰岛素笔在手掌间水平滚搓 10 次，再上下摇动 10 次，直至胰岛素药液呈均匀白色雾状
		5. 消毒胰岛素笔芯前端，撕去胰岛素针头保护片，安装针头（顺时针旋紧），摘下针头保护帽
		6. 确定显示窗数值为 0，调 1 ~ 2 个单位的胰岛素，将注射笔针头向上，轻弹笔芯架，完全按下注射推键，直到针尖出现胰岛素滴液（若无液滴出现，需重复上述步骤，直到液滴出现），表示排气成功
		7. 观察剂量显示窗，调节剂量旋钮至所需剂量刻度
		8. 选择合适的注射部位：首选腹部（以脐部为中心，直径 5 cm 以外），其次选大腿外侧、臀部、上臂外侧
		9. 检查注射部位皮肤有无瘢痕、硬结、感染

续表

考核内容		技术要求
操作过程	操作中	10. 消毒：75% 酒精消毒注射部位，待干
		11. 再次查对床号、姓名及胰岛素剂量、剂型、注射途径；捏起注射部位（根据皮肤情况可不捏），与皮肤呈 45° 或 90° 进针
		12. 按下注射推键，缓慢注射胰岛素；注射完毕后，针头在皮下停留 6 ~ 10 秒，继续按住推键直至针头完全拔出
		13. 用无菌干棉签按压注射点，不宜揉或挤压注射点，如无出血及溢液可不按压
		14. 再次核对，在治疗卡上签名
		15. 处理针头，分类处理用物
	操作后	1. 交代进餐时间及注意事项，观察反应，安置患者
		2. 嘱患者卧床休息，整理用物，评估胰岛素的剩余量，若量不足，下次使用时及时准备，正确存放胰岛素笔
		3. 处理用物
		4. 洗手并记录
评价		1. 操作流程准确
		2. 态度严谨，动作轻柔，操作规范
		3. 沟通有效，患者满意
		4. 在规定时间内完成

C–24　糖尿病患者食谱制定

1. 能力与素质要求

（1）能告知患者糖尿病饮食治疗的重要性、目的、方法及注意事项。

（2）能根据患者的性别、年龄和身高用简易公式计算出理想体重，并依据工作性质、生活习惯计算每日所需总热量，并对特殊情况进行调整。

（3）能将总热量按照三大营养素的热能分配比例计算出各营养物质的含量。

（4）能将营养物质换算成食品，并对一日三餐进行合理分配，制定食谱，并根据生活习惯、经济状况、病情和配合药物治疗的需要进行安排。

（5）能够对患者进行健康指导并随访调整。

（6）能严格遵守查对制度，方法正确，结果合理；护患沟通有效，患者合作，理解制订、坚持执行饮食计划的重要性和必要性。

2. 操作规范

准备时间：15 分钟　　　　完成时间：15 分钟

糖尿病患者食谱制定操作规范

<table>
<tr><th colspan="2">考核内容</th><th>技术要求</th></tr>
<tr><td rowspan="8">评估及准备</td><td rowspan="3">患者</td><td>1. 核对患者</td></tr>
<tr><td>2. 评估患者病情、意识、自理能力、饮食嗜好、经济状况</td></tr>
<tr><td>3. 评估患者心理状况，解释并取得合作</td></tr>
<tr><td>环境</td><td>清洁、宽敞、明亮，室内无其他患者活动</td></tr>
<tr><td rowspan="2">操作者</td><td>1. 衣帽整齐，戴口罩</td></tr>
<tr><td>2. 剪指甲、洗手</td></tr>
<tr><td>用物</td><td>用物准备齐全：（1）食材；（2）厨具；（3）计算器；（4）食物交换份表；（5）草稿纸；（6）病历本；（7）笔；（8）食物秤；（9）桌椅；（10）生活垃圾桶</td></tr>
<tr><td colspan="2" rowspan="8">操作过程</td><td>1. 计算理想体重［理想体重（kg）= 身高（cm）−105］</td></tr>
<tr><td>2. 判断体型</td></tr>
<tr><td>3. 判断体力劳动程度</td></tr>
<tr><td>4. 计算每天所需总热量</td></tr>
<tr><td>5. 换算食品交换份数</td></tr>
<tr><td>6. 进餐分配</td></tr>
<tr><td>7. 中餐食材的选择与准备</td></tr>
<tr><td>8. 整理用物</td></tr>
<tr><td colspan="2" rowspan="4">评价</td><td>1. 患者满意，感觉清洁、舒适、安全</td></tr>
<tr><td>2. 护士操作规范，流程熟练</td></tr>
<tr><td>3. 护患沟通有效，患者合作，理解饮食治疗的重要性</td></tr>
<tr><td>4. 在规定的时间内完成</td></tr>
</table>

C–25　外科洗手、穿无菌手术衣、戴无菌手套

1. 能力与素质要求

（1）能流畅、准确地完成外科洗手步骤，动作规范，洗手衣裤保持干燥。

（2）能严格遵守无菌操作原则，穿无菌手术衣、戴无菌手套方法正确。
（3）无菌观念强，操作过程无污染。
（4）团队协作精神良好，配合默契。

2. 操作规范

准备时间：12 分钟　　　　完成时间：12 分钟

外科洗手（免刷手消毒方法）、穿无菌手术衣、戴无菌手套操作规范

考核内容		技术要求
评估及准备	环境	环境清洁，地面干燥，符合无菌操作要求
	操作者	洗手衣裤整洁，上衣束进裤内，挽起衣袖至上臂 1/3 处，戴帽子、口罩并确保发、鼻不外漏，手指无长指甲、指甲油及装饰，手部无饰物
	用物	用物准备齐全：（1）洗手液（在有效期内）；（2）外科手消毒剂（在有效期内）；（3）干手纸/毛巾；（4）收纳筐；（5）计时装置；（6）无菌手术衣（无破损）；（7）无菌手套（型号正确）
操作过程	外科洗手	1. 初步洗手： （1）流动水下淋湿双手、前臂及上臂下 1/3（肘上 10 cm） （2）取适量洗手液均匀涂抹双手、前臂及上臂下 1/3（肘上 10 cm） （3）揉搓双手：按七步洗手法 （4）揉搓手臂：交替、旋转揉搓前臂及上臂下 1/3（肘上 10 cm）
		2. 冲洗、干手： （1）正确冲净双手、前臂及上臂下 1/3（肘上 10 cm），冲洗应始终保持手朝上、肘朝下的姿势 （2）干手：使用干手毛巾或纸巾擦干双手、前臂及上臂下 1/3（肘上 10 cm），无污染
		3. 外科手消毒： （1）取适量外科手消毒剂（根据手消毒剂说明）于一手掌心，另一手指尖于该手掌心内擦洗，将剩余的手消毒剂分段涂抹至另一手前臂及上臂下 1/3 处（不超过初步洗手范围） （2）取适量外科手消毒剂于另一手掌心，同法用于对侧 （3）消毒双手：取适量外科手消毒剂，按七步洗手法揉搓双手至手腕部 （4）涂抹部位无遗漏
	穿无菌手术衣、戴无菌手套	1. 拿取无菌手术衣：检查包内灭菌指示卡合格，拿取无菌手术衣，选择较宽敞处站立，面向无菌区
		2. 手提衣领，内面朝向自己，抖开，使衣服的另一端下垂

续表

考核内容		技术要求
操作过程	穿无菌手术衣、戴无菌手套	3. 两手捏住手术衣领两端，于胸前展开，与肩水平，向前向上轻掷手术衣，顺势将双手、前臂伸入衣袖，并向前平伸
		4. 协助穿衣：巡回护士在其背后抓住衣领内面，协助穿衣并系住领口及右侧腋下的系带
		5. 戴无菌手套（无接触式）： （1）穿无菌手术衣，双手不露出袖口 （2）隔衣袖取一侧手套，置于对侧手掌面，手套指端朝向前臂，拇指相对，放于衣袖上，反折边与袖口平齐，隔衣袖抓住手套边缘翻转包裹手和袖口 （3）隔衣袖抓住被手套包裹的衣袖向上轻拉，手指对应插入 （4）同法戴另一侧手 （5）双手相互调整手套手指
		6. 系腰带：解开腰间活结，将手术衣右叶腰带递给巡回护士，护士用无菌持物钳夹取，旋转后与左手腰带系于腰间，遮盖背部
		7. 未操作时，双手置于胸前或插入胸前口袋中
评价		1. 严格执行无菌操作，无菌观念强
		2. 操作规范，动作熟练
		3. 穿无菌手术衣、戴无菌手套未污染
		4. 具有团队合作意识
		5. 在规定时间内完成

C–26　常用手术器械识别、使用与传递

1. 能力与素质要求

（1）能快速辨认常用手术器械。

（2）能初步正确使用常用手术器械。

（3）能正确传递常用手术器械和用物。

（4）态度认真严谨，积极配合医师；动作规范、准确，操作熟练；无菌观念强。

2. 操作规范

准备时间：10 分钟　　完成时间：20 分钟

常用手术器械识别、使用与传递操作规范

<table>
<tr><th colspan="2">考核内容</th><th>技术要求</th></tr>
<tr><td rowspan="3">评估及准备</td><td>环境</td><td>环境清洁，地面干燥，符合手术室操作要求</td></tr>
<tr><td>操作者</td><td>洗手衣裤整洁，上衣束进裤内，挽起衣袖至上臂 1/3 处，戴帽子、口罩并确保发、鼻不外露，手指无长指甲、指甲油及装饰，手部无饰物，外科洗手、穿无菌手术衣及戴无菌外科手套</td></tr>
<tr><td>用物</td><td>用物准备齐全：（1）需要识别的无菌器械；（2）缝针；（3）丝线、可吸收缝线；（4）手术刀片；（5）敷料；（6）无菌手术衣（无破损）；（7）无菌手套（型号正确）。分类放置各种手术器械；摆放有序，符合操作原则</td></tr>
<tr><td rowspan="9">操作过程</td><td rowspan="8">识别手术器械</td><td>1. 识别手术刀：刀片（种类）、刀柄（型号）</td></tr>
<tr><td>2. 识别手术剪：组织剪、线剪、拆线剪</td></tr>
<tr><td>3. 识别手术镊：有齿镊、无齿镊</td></tr>
<tr><td>4. 识别止血钳、持针钳、组织钳</td></tr>
<tr><td>5. 识别拉钩：皮肤拉钩、腹腔拉钩、甲状腺拉钩、S 形拉钩</td></tr>
<tr><td>6. 识别吸引器头：单管型、双套管型</td></tr>
<tr><td>7. 识别缝针、缝线：圆针、三角针；丝线、可吸收缝线</td></tr>
<tr><td>8. 识别敷料：纱布块、纱布剥离子、大纱布垫</td></tr>
<tr><td>手术器械使用方法</td><td>1. 手术刀
（1）正确装卸手术刀片：
1）上刀片：持针钳夹刀片背侧上 1/3，呈 45° 角，对准刀槽下滑固定
2）卸刀片：持针钳夹刀片尾端背侧，轻轻向上提出刀槽，向上向前推，刀片退出
3）刀尖向下卸刀片
（2）使用方法：
1）持弓式：拇指置刀柄的前端一侧，示、中、环指置刀柄的另一侧，合力捏住刀柄
2）指压式：与持弓式基本相同，只是将示指前移置于刀柄背部
3）执笔式：与执钢笔写字姿势相同，刀刃向下，拇、示指捏住或环抱刀柄下段并斜搁于中指末节桡侧，上端斜靠在“虎口”上
4）反挑式：方法同执笔式，但刀刃朝上</td></tr>
</table>

续表

考核内容		技术要求
操作过程	手术器械使用方法	2. 手术剪 持剪法：以拇指与环指分别插入剪柄的两环，不可太深，中指在环指前外方托住剪柄，示指轻压在剪柄的轴节处，以便稳定和掌握方向
		3. 止血钳 （1）正确的持钳法：以拇指与环指分别插入钳柄的两环，不可太深，中指在环指前外方托住钳柄，示指轻压在钳柄的轴节处，以便掌握方向 （2）止血钳开放法： 1）右手开钳法：利用已套入止血钳两环的右手拇指及环指，相对挤压松齿后，继以旋动开放血管钳 2）左手开钳法：用拇指与示指捏住钳的一环，以中、环指抵住另一环侧方，拇指与环指稍用力对顶即可开钳
		4. 手术镊 持镊法：以拇指对示、中指捏两叶中段
		5. 持针钳 用持针钳的尖端持缝针中、后 1/3 交界处，然后穿线，短线为长线的 1/2，将线扣入钳内以防滑脱 （1）用拇指与环指分别插入持针钳的两环，中指在环指前外方托住钳柄，示指轻压在钳柄的轴节处，以便掌握方向 （2）以拇、中、环、小指握钳环及附近的钳柄，示指前伸抵住轴节
	手术器械传递	1. 手术刀传递法： 利用弯盘进行无触式传递，水平传递给术者，防止职业伤害
		2. 剪刀传递法： 右手握住剪刀的中部，利用手腕部运动，适力将柄部拍打在术者掌心上
		3. 止血钳传递法： （1）单手传递法：右手握住止血钳前 1/3 处，弯侧向掌心，利用腕部运动，将环柄部拍打在术者掌心上，如为弯钳（剪），应弯曲朝上 （2）双手传递法：同时传递 2 把器械时，双手交叉同时传递止血钳，注意传递对侧器械的手在上，同侧手在下，不可从术者肩或背后传递，其余同单手法
		4. 持针钳传递法： 右手捏住持针钳的中部，针尖端向手心，针弧朝背，缝线搭在手背上或握在手心中，利用手腕部适当力度将柄环部拍打在术者掌心中
		5. 缝线传递法： 先用盐水浸湿抹干，如为线圈，应将缝线头拉出后，双手递给术者；如为线束，两手分别持线两端递给术者

续表

考核内容		技术要求
操作过程	手术器械传递	6. 深部结扎线传递法： 用弯止血钳夹持线的一端，另一手捏住线的另一端，递给术者
		7. 镊子传递法： 右手握住镊子夹端，并闭合开口，水平式或直立式传递，让术者握住镊子中上部
		8. 拉钩传递法： 右手握住拉钩前端，将柄端水平传递给术者
		9. 纱布块传递法： 先将纱布折叠成小块，用圈钳夹持，按止血钳传递法递给术者（钳圈勿超过纱布边缘）；取回时，也应用圈钳夹持纱布块
		10. 纱布垫传递法： 先用盐水浸湿挤干，长角拉开递给术者；如用于深部，应以直止血钳夹持垫角上的布带
评价		1. 操作规范，流程熟练
		2. 无菌观念强
		3. 注意安全，防止职业暴露
		4. 具有团队合作意识
		5. 在规定时间内完成

C-27 换药

1. 能力与素质要求

（1）能够准确对患者情况进行初步评估。

（2）能按照评估结果进行换药的准备。

（3）能规范、熟练、轻巧地进行换药操作。

（4）关爱患者，能与患者（或其家属）进行有效的沟通。

2. 操作规范

准备时间：15 分钟　　　　完成时间：15 分钟

换药操作规范

考核内容		技术要求
评估及准备	患者	评估及核对患者姓名、年龄、病情、伤口情况
	环境	清洁、安静、明亮、温度适宜，符合无菌操作要求
	操作者	着装整洁，仪表大方，戴帽子、口罩，洗手
	用物	用物准备齐全，摆放有序：（1）换药盘：2 只换药碗，2 把镊子，适量的碘伏棉球和生理盐水棉球，纱布若干；（2）胶布；（3）护理记录单、笔；（4）手消毒剂
操作过程	与患者沟通	携用物到患者身旁，解释换药的目的、配合方法及注意事项
	取下敷料	1. 协助患者取适当卧位
		2. 充分暴露伤口
		3. 用手揭开胶布，移去外层敷料
		4. 内层敷料先用生理盐水棉球沾湿，再用镊子夹起，夹取方向与切口方向平行，污物置于盛污物的换药碗内
	2 把镊子操作	1. 一把镊子接触伤口，另一把镊子传递换药碗中的无菌物品，操作过程中镊子头部均应低于手持部以避免污染
		2. 观察伤口情况：有无红肿、渗出、坏死、化脓等感染征象
	处理伤口	1. 用碘伏棉球涂擦伤口，由伤口中心向外周涂擦 2 ~ 3 遍，消毒范围应达伤口外周皮肤 10 cm 以上，涂擦动作轻柔，不要沿伤口张力方向涂擦以防伤口裂开。吸干净伤口内部的分泌物
		2. 用生理盐水棉球清洁伤口，清洁时由内向外
	覆盖敷料	1. 用无菌纱布遮盖伤口，纱布边缘距离切口边缘 3 cm 左右，下层纱布光滑面向下，上层纱布光滑面向上
		2. 用胶布固定伤口敷料，粘贴胶布的方向应与躯干长轴垂直，胶布数量与长短适宜
	指导患者及整理用物	1. 告知患者注意伤口敷料清洁、干燥，注意休息
		2. 协助患者取舒适卧位，整理床单位，按要求分类处理用物
		3. 洗手、记录

续表

考核内容	技术要求
评价	1. 严格执行无菌操作，无菌观念强
	2. 操作规范，动作熟练
	3. 态度和蔼，关爱患者，注意保护患者安全
	4. 沟通良好，取得患者合作
	5. 在规定时间内完成

C–28 四肢绷带包扎

1. 能力与素质要求

（1）能认真检查伤情，并根据受伤部位正确选择包扎方法。

（2）能按照绷带包扎原则正确完成不同部位的伤口包扎。

（3）包扎过程中能密切观察病情，对患者的不适能迅速、及时判断和处理。

（4）有较强的急救意识；操作规范，动作熟练、敏捷。

（5）关爱患者，能与患者进行有效的沟通。

2. 操作规范

准备时间：10 分钟　　完成时间：10 分钟

四肢绷带包扎操作规范

考核内容		技术要求
评估及准备	患者	1. 核对医嘱、治疗卡，确认医嘱
		2. 核对患者，评估病情，检查患者损伤部位和程度，向患者解释并取得合作
	环境	清洁、宽敞、明亮，符合包扎操作要求
	操作者	1. 着装整洁，佩戴挂表
		2. 消毒双手，戴口罩
	用物	用物准备齐全：（1）弹力绷带卷；（2）剪刀；（3）纱布；（4）胶布；（5）医嘱单；（6）治疗单；（7）笔；（8）手消毒剂；（9）三角巾、夹板（按需准备）
操作过程	包扎前	1. 携用物到患者床旁，再次核对患者、治疗卡
		2. 向患者解释包扎的目的，取得患者配合，沟通有效
		3. 协助患者取舒适体位
		4. 选用宽度适宜的绷带

续表

考核内容		技术要求
操作过程	包扎中	1. 包扎时，绷带卷轴朝上，需平贴包扎部位，从远心端向近心端方向包扎
		2. 根据受伤部位选择包扎方法，包扎方法正确
		3. 包扎松紧适宜，外观整洁
		4. 包扎中密切观察肢体末梢的感觉、运动、温度
		5. 包扎完毕，用胶布或撕开尾带打结固定，方法正确
	包扎后	1. 协助患者取舒适体位
		2. 整理用物，消毒双手，取下口罩
		3. 记录包扎日期、时间、部位
		4. 告知注意事项，包扎期间如出现苍白、发紫、麻木、疼痛等，应及时松解
	解除绷带	解除绷带方法正确
评价		1. 操作中始终坚持包扎原则，包扎整齐、美观
		2. 操作熟练，包扎方法正确
		3. 护士仪态端庄，关爱患者，注意观察病情
		4. 护患沟通有效，患者合作
		5. 在规定时间内完成

C-29 生命体征测量

1. 能力与素质要求

（1）能告知患者测量生命体征的目的、方法及注意事项。

（2）能根据患者的情况选择生命体征的测量方法、确定测量时间及部位。

（3）能严格遵守查对制度，按操作流程完成生命体征的测量，动作规范、熟练，记录结果准确，并能根据测量结果进行健康教育。

（4）态度和蔼，语言亲切，沟通有效。

2. 操作规范

准备时间：15 分钟　　完成时间：15 分钟

生命体征测量操作规范

考核内容		技术要求
评估及准备	患者	1. 核对医嘱
		2. 评估患者全身情况：年龄、病情、意识状态、影响因素
		3. 评估患者局部情况，选择合适测量部位及方法
		4. 评估患者心理状况，解释并取得合作
	环境	清洁、宽敞、明亮、安静，符合生命体征测量要求
	操作者	1. 衣帽整洁，佩戴挂表
		2. 洗手/消毒手方法正确，戴口罩
	用物	用物准备齐全：（1）治疗盘：内备清洁、干燥的容器，放已消毒的体温计（水银柱甩至 35 ℃以下）；（2）盛有消毒液的容器；（3）血压计；（4）听诊器；（5）挂表（有秒针）；（6）弯盘；（7）记录本和笔；（8）手消毒剂；（9）一次性袖带垫巾；（10）干棉球；（11）卫生纸；（12）润滑油；（13）生活垃圾桶及医用垃圾桶；（14）病历本及护理记录单（按需准备）
操作过程	测量体温	1. 带用物到床旁，再次核对患者
		2. 选择体温测量方法合适，指导正确，患者安全 （1）口温：将口表水银端斜放于患者舌下热窝，嘱患者闭口勿咬，用鼻呼吸，测量 3 分钟 （2）腋温：擦干患者腋下汗液，将体温计水银端放于患者腋窝正中，使体温计紧贴皮肤，嘱患者屈臂过胸，夹紧体温计，测量 10 分钟 （3）肛温：嘱患者取侧卧、俯卧或屈膝仰卧位，暴露测温部位，润滑肛表水银端，插入肛门 3 ~ 4 cm，测量 3 分钟
		3. 取出体温计并消毒
		4. 准确读数并记录
	测量脉搏	1. 患者放松，手臂掌心向上置于舒适位置
		2. 测量方法、时间 （1）患者取卧位或坐位，手腕伸展 （2）操作者以示指、中指、环指的指端按压在桡动脉处，按压力量适中，以能清楚测得脉搏搏动为宜 （3）计数，正常脉搏测 30 秒，结果乘以 2。若发现患者脉搏短绌，应由 2 名操作者同时测量，一人听心率，另一人测脉率，由听心率者发出“起”或“停”口令，计时 1 分钟
		3. 记录

续表

<table>
<tr><th colspan="2">考核内容</th><th>技术要求</th></tr>
<tr><td rowspan="15">操作过程</td><td rowspan="3">测量呼吸</td><td>1. 维持诊脉姿势</td></tr>
<tr><td>2. 眼睛观察患者的胸部或腹部起伏（一起一伏为 1 次呼吸），正常呼吸测 30 秒，结果乘以 2，异常呼吸测 1 分钟</td></tr>
<tr><td>3. 记录</td></tr>
<tr><td rowspan="8">测量血压</td><td>1. 患者手臂放置（肱动脉）与心脏呈同一水平，坐位平第 4 肋，仰卧位平腋中线</td></tr>
<tr><td>2. 缠袖带
（1）患者卷袖，露臂，手掌向上，肘部伸直
（2）打开血压计垂直放妥，开启水银槽开关
（3）驱尽袖带内空气，先将一次性垫巾缠于上臂中部，再同法缠袖带，袖带下缘距肘窝 2 ~ 3 cm，松紧以能插入 1 指为宜</td></tr>
<tr><td>3. 确保血压计 0 点、肱动脉、心脏在同一水平</td></tr>
<tr><td>4. 充气：触摸肱动脉搏动，将听诊器胸件置肱动脉搏动最明显处，一手固定，另一手握加压气球，关气门，充气至肱动脉搏动消失后水银柱再升高 20 ~ 30 mmHg</td></tr>
<tr><td>5. 放气：缓慢放气，速度以水银柱下降 4 mm Hg/s 为宜</td></tr>
<tr><td>6. 读数：听诊器出现第一声搏动音时，水银柱所指的刻度为收缩压；当搏动音突然变弱或消失，水银柱所指的刻度为舒张压</td></tr>
<tr><td>7. 用物处理：整理血压计，排尽袖带内余气，扪紧压力活门，整理后放入盒内；血压计右倾 45°，使水银全部流回槽内，关闭水银槽开关，盖上盒盖，平稳放置；一次性垫巾置于医用垃圾桶</td></tr>
<tr><td>8. 协助患者取舒适卧位，整理床单位，记录</td></tr>
<tr><td rowspan="4">测量后处理</td><td>1. 消毒双手，取下口罩，记录准确</td></tr>
<tr><td>2. 告知测量结果，并合理解释</td></tr>
<tr><td>3. 健康教育到位</td></tr>
<tr><td>4. 医用垃圾初步处理正确</td></tr>
<tr><td colspan="2" rowspan="5">评价</td><td>1. 患者安全、满意</td></tr>
<tr><td>2. 操作规范，动作熟练，测量结果准确</td></tr>
<tr><td>3. 沟通有效，配合良好，健康教育内容和方式合适</td></tr>
<tr><td>4. 语言亲切，态度和蔼，关爱患者</td></tr>
<tr><td>5. 在规定时间内完成</td></tr>
</table>

C–30 口服给药

1. 能力与素质要求

（1）能告知患者口服给药的目的、方法及注意事项。

（2）能根据患者的情况选择合适的服药方式。

（3）能严格遵守查对制度，按操作流程完成口服给药，并能根据具体情况进行用药疗效观察和用药指导。

（4）态度和蔼，语言亲切，沟通有效。

2. 操作规范

准备时间：8 分钟　　　　完成时间：8 分钟

口服给药操作规范

考核内容		技术要求
评估及准备	患者	1. 核对医嘱、服药本
		2. 评估患者全身情况：年龄、体重、病情、意识状态、用药史、过敏史等
		3. 评估患者局部情况：是否留置鼻饲管，有无口腔、食道疾病，有无吞咽困难、呕吐及禁食等
		4. 评估患者心理状况，解释并取得合作
	环境	清洁、宽敞、明亮、安静，符合口服给药要求
	操作者	1. 衣帽整洁，洗手/消毒手方法正确，佩戴口罩
		2. 了解药物的性质、服药方法、注意事项及药物的副作用
	用物	用物准备齐全：（1）服药本；（2）药车或药盘；（3）小药卡；（4）药杯；（5）药匙（按需准备）；（6）量杯（按需准备）；（7）滴管（按需准备）；（8）研钵（按需准备）；（9）湿纱布（按需准备）；（10）治疗巾；（11）水壶（内备温开水）；（12）盛小药杯的消毒液浸泡小桶；（13）一次性水杯（按需准备）；（14）吸管（按需准备）；（15）笔；（16）橡胶圈（鼻饲患者准备）；（17）别针（鼻饲患者准备）；（18）注射器（鼻饲患者准备）；（19）手消毒剂
操作过程	取药与配药	1. 查对服药本、小药卡
		2. 小药卡按床号顺序插在药盘上，并核对无误
		3. 根据服药本配药：先配固体药，后配水剂和油剂
		4. 全部药物配完后，重新核对服药本、小药卡及所配药物，确认无误

续表

考核内容		技术要求
操作过程	发药	1. 再次核对：在发药前请另一护士再核对一次，确认无误后方可发药
		2. 发药：按时发药，核对床号、姓名，同一患者的药一次取离药盘，发给患者
		3. 向患者交代服药注意事项，看服药到口
		4. 耐心听取患者的疑问，解释清楚
		5. 患者不在或因故暂不能服药时，应将药物取回保管，并交班
	发药后的处理	1. 再次核对无误后收回药杯
		2. 药杯处理：先浸泡消毒，然后冲洗清洁，消毒待干后备用
		3. 整理：整理用物，清洁药盘
		4. 消毒双手，取下口罩，记录
		5. 观察患者服药效果，听取患者主诉，及时发现并处理用药后反应
评价		1. 患者安全，能准时、按剂量口服药物
		2. 操作规范，坚持“三查八对”
		3. 护患沟通有效，患者合作
		4. 仪表举止端庄，关爱患者，用药指导有效
		5. 在规定时间内完成

C–31　无菌技术

1. 能力与素质要求

（1）能为进行无菌技术操作做好环境准备，能正确区分无菌区、非无菌区并准确判断无菌物品的有效期限。

（2）能够按照无菌技术操作原则完成无菌技术基本操作，包括使用无菌持物钳、无菌容器、无菌包，铺无菌盘，取无菌溶液，戴无菌手套。

（3）能严格遵守无菌技术操作原则，操作规范、熟练，无菌观念强；工作态度严谨，正确处理污染物品。

2. 操作规范

准备时间：10 分钟　　完成时间：10 分钟

无菌技术操作规范

考核内容		技术要求
评估及准备	环境	清洁、干燥、宽敞、明亮，符合无菌技术操作要求
	操作者	1. 着装整洁，戴圆筒帽，端庄大方
		2. 修剪指甲，消毒双手，戴口罩
	用物	用物准备齐全：（1）无菌持物钳及筒；（2）无菌敷料缸（内备纱布数块）；（3）无菌巾包（2 块无菌巾）；（4）无菌治疗碗包；（5）有盖方盒（内盛血管钳）；（6）无菌棉签；（7）消毒液；（8）无菌溶液；（9）无菌手套；（10）清洁治疗盘；（11）弯盘；（12）便签、笔；（13）急救盒（按需准备）；（14）病历本及护理记录单（按需准备）
操作过程	铺无菌巾	1. 治疗盘位置合适，再次评估无菌巾包
		2. 打开无菌巾包方法正确，手不跨越无菌区
		3. 用无菌持物钳取巾，退后一步接巾，持巾正确、无污染
		4. 及时还原无菌巾包，无跨越
		5. 打开无菌巾，铺于治疗盘上，无污染，方法正确
	递无菌治疗碗	1. 再次检查无菌治疗碗包，并将其打开，无污染
		2. 递无菌治疗碗于无菌盘内，无污染
		3. 包布放置妥当
	倒无菌溶液	1. 再次检查无菌溶液
		2. 开瓶盖，冲洗瓶口
		3. 倒无菌溶液于无菌治疗碗内，高度合适，溶液无溅出，无污染，不跨越无菌区
		4. 及时盖好瓶盖，记录开瓶时间，签名
	取无菌物品	取血管钳及无菌纱布放于无菌盘内，方法正确，无跨越
	盖无菌巾	再次取无菌巾，打开盖于无菌盘上，边缘对合整齐，区域无交叉，四侧边缘部分各向上反折 1 次，不暴露无菌物品，记录铺无菌盘日期和时间，签名

续表

考核内容		技术要求
操作过程	戴、脱无菌手套	1. 端盘，将无菌手套和铺好的无菌盘放在治疗台上
		2. 打开无菌盘上层无菌治疗巾一侧，无菌面向上，露出纱布边缘
		3. 再次检查无菌手套，取出手套后戴好，方法正确，无污染
		4. 取无菌纱布涂擦手套，在操作前，双手应微举于胸前
		5. 将无菌血管钳放在治疗碗中，端碗操作
		6. 将使用过的治疗碗放于治疗车下层，脱手套，方法正确
	操作后处理	1. 垃圾初步处理正确
		2. 消毒双手，取下口罩
评价		1. 坚持无菌技术操作原则，无菌观念强
		2. 操作规范，流程熟练
		3. 在规定时间内完成

C–32　肌内注射

1. 能力与素质要求

（1）能准确评估患者病情，选择合适的注射部位。

（2）能正确抽吸药物，做到剂量准确、不浪费药液。

（3）能准确进行注射部位的定位和消毒，正确实施肌内注射，做到动作连贯有序，过程完整，方法正确，进针角度、深度准确；能正确进行用药健康指导。

（4）能严格遵守注射原则和执行查对制度，无菌观念强；具有高度的工作责任感，保证患者用药安全，无差错发生。

（5）仪表端庄，态度和蔼，关爱患者，沟通有效，患者及其家属满意。

2. 操作规范

准备时间：10 分钟　　完成时间：10 分钟

肌内注射操作规范

考核内容		技术要求
评估及准备	患者	1. 核对医嘱、注射卡
		2. 评估患者全身情况：年龄、病情、意识状态、用药史、过敏史、家族史等
		3. 评估患者局部情况，选择合适注射部位：无红肿、硬结、瘢痕等情况，肢体活动度良好
		4. 评估患者心理状况，解释并取得合作
	环境	环境符合注射要求，安全、安静、整洁、明亮，保护隐私
	操作者	1. 衣帽整洁，佩戴挂表
		2. 洗手/消毒手方法正确，戴口罩
	用物	用物准备齐全：（1）无菌持物钳/镊及持物钳/镊筒；（2）敷料缸（内备无菌纱布数块）；（3）无菌盘；（4）砂轮；（5）药物（遵医嘱）；（6）一次性注射器（根据需要选择合适型号）；（7）弯盘；（8）注射卡和笔；（9）无菌棉签；（10）手消毒剂；（11）皮肤消毒剂；（12）必要时配抢救盒；（13）锐器盒；（14）生活垃圾桶及医用垃圾桶；（15）病历本及护理记录单（按需准备）
操作过程	备药	1. 核对注射卡、药物
		2. 规范抽吸药液，剂量准确，无污染，无浪费
		3. 再次核对并签名
		4. 请他人核对并签名
		5. 医用垃圾初步处理正确
	注射	1. 带用物至患者床旁，核对床号、姓名，并解释
		2. 协助患者取合适体位
		3. 注射部位选择合适，定位方法正确并能口述
		4. 注射部位皮肤消毒符合要求（消毒 2 遍，消毒直径不小于 5 cm，不留缝隙，待干）
		5. 注射前查对，排尽注射器内的空气，备干棉签
		6. 持针方法正确，绷紧皮肤，进针角度、深度合适，进针后回抽无回血，注射一次成功
		7. 缓慢推药并口述，询问患者感受

续表

<table>
<tr><th colspan="2">考核内容</th><th>技术要求</th></tr>
<tr><td rowspan="8">操作过程</td><td rowspan="4">注射</td><td>8. 注射完毕后快速拔针并按压</td></tr>
<tr><td>9. 及时处理注射器和针头</td></tr>
<tr><td>10. 再次核对、记录</td></tr>
<tr><td>11. 及时消毒双手，取下口罩</td></tr>
<tr><td rowspan="4">注射后处理</td><td>1. 整理床单位，帮助患者取舒适体位</td></tr>
<tr><td>2. 健康教育内容正确、方式合适</td></tr>
<tr><td>3. 医用垃圾处理正确</td></tr>
<tr><td>4. 巡视病房，听取患者主诉，及时发现并处理用药后反应</td></tr>
<tr><td colspan="2" rowspan="5">评价</td><td>1. 遵守注射原则和查对制度，无菌观念强，做到“五个准确”</td></tr>
<tr><td>2. 动作轻柔，运用无痛注射技术</td></tr>
<tr><td>3. 护患沟通和健康教育有效</td></tr>
<tr><td>4. 仪表举止端庄，关爱患者</td></tr>
<tr><td>5. 在规定时间内完成</td></tr>
</table>

C–33　皮内注射和皮试液配制

1. 能力与素质要求

（1）能准确评估患者病情，询问患者“三史”（用药史、过敏史和家族史）。

（2）能准确配制青霉素皮试液。

（3）能准确进行注射部位的定位和消毒，正确实施皮内注射，做到动作连贯有序，过程完整，方法正确，进针角度、深度准确；能告知患者进行药物过敏试验后的注意事项；并能正确判断青霉素皮试结果。

（4）能严格遵守注射原则和查对制度，无菌观念强；具有高度的工作责任感，保证患者用药安全，无差错发生。

（5）仪表端庄，态度和蔼，关爱患者，沟通有效，患者及其家属满意。

2. 操作规范

准备时间：10 分钟　　完成时间：20 分钟

皮内注射和皮试液配制操作规范

<table>
<tr><th colspan="2">考核内容</th><th>技术要求</th></tr>
<tr><td rowspan="9">评估及准备</td><td rowspan="4">患者</td><td>1. 核对医嘱、注射卡</td></tr>
<tr><td>2. 评估患者全身情况：年龄、病情、意识状态、用药史、过敏史、家族史等</td></tr>
<tr><td>3. 评估患者局部情况，选择合适注射部位：无红肿、硬结、瘢痕等情况，肢体活动度良好</td></tr>
<tr><td>4. 评估患者心理状况，解释并取得合作</td></tr>
<tr><td>环境</td><td>符合配药和注射要求，抢救设施到位</td></tr>
<tr><td rowspan="2">操作者</td><td>1. 衣帽整洁，佩戴挂表</td></tr>
<tr><td>2. 洗手/消毒手方法正确，戴口罩</td></tr>
<tr><td>用物</td><td>用物准备齐全：（1）过敏药物专用注射盘；（2）无菌纱布；（3）皮肤消毒剂；（4）弯盘；（5）试验药物和生理盐水注射液；（6）砂轮和启瓶器；（7）注射卡、无菌棉签和笔；（8）1 mL 注射器和 5 mL 注射器；（9）急救盒（内备 0.1% 盐酸肾上腺素、地塞米松、砂轮和注射器）；（10）吸痰管、氧气导管、氧气及吸引装置（口述）；（11）手消毒剂；（12）病历本及护理记录单（按需准备）</td></tr>
<tr><td rowspan="12">操作过程</td><td rowspan="5">配制药物过敏试验溶液</td><td>1. 认真执行“三查八对”</td></tr>
<tr><td>2. 配制溶媒选择正确</td></tr>
<tr><td>3. 过敏试验溶液浓度正确，遵守无菌技术操作原则</td></tr>
<tr><td>4. 标明过敏药物皮试液，请他人核对</td></tr>
<tr><td>5. 医用垃圾初步处理正确</td></tr>
<tr><td rowspan="7">注射</td><td>1. 患者信息核对到位，解释规范</td></tr>
<tr><td>2. 患者体位准备与病情相符，尊重个人意愿</td></tr>
<tr><td>3. 注射部位选择正确</td></tr>
<tr><td>4. 皮肤消毒剂的选择及消毒方法正确，消毒直径大于 5 cm</td></tr>
<tr><td>5. 注射前再次核对药物</td></tr>
<tr><td>6. 持针方法正确，进针角度、深度符合要求，推注药量准确</td></tr>
<tr><td>7. 注射后核对并记录</td></tr>
</table>

续表

考核内容		技术要求
操作过程	注射	8. 急救盘放置妥当
		9. 及时消毒双手，方法正确；取下口罩
		10. 注意事项交代到位，患者理解
		11. 医用垃圾初步处理正确
	观察	巡视病房，听取患者主诉，了解皮丘情况，及时发现并处理不适反应
	结果判断	皮试结果判断准确，告知患者并及时记录
评价		1. 患者安全、满意
		2. 操作规范，动作熟练、轻柔
		3. 沟通有效，配合良好，健康指导内容和方式合适
		4. 语言亲切，态度和蔼，关爱患者
		5. 在规定时间内完成

C–34　密闭式静脉输液

1. 能力与素质要求

（1）能根据患者病情、年龄、治疗需要，选择合适的穿刺部位。

（2）能准确配制药物，做到剂量、浓度准确。

（3）能正确实施静脉输液，操作连贯有序，过程完整，方法正确，排气顺畅，无气泡，进针角度、深度准确，静脉穿刺一针见血；能正确进行用药健康指导。

（4）能及时识别和正确处理输液故障。

（5）严格遵守注射原则和查对制度，无菌观念强；具有高度的工作责任感，保证患者用药安全，无差错发生。

（6）仪表端庄，态度和蔼，关爱患者，沟通有效，患者及其家属满意。

2. 操作规范

准备时间：15 分钟　　完成时间：15 分钟

密闭式静脉输液操作规范

考核内容		技术要求
评估及准备	患者	1. 核对医嘱、输液卡
		2. 评估患者全身情况：年龄、病情、意识状态、用药史、过敏史、家族史等
		3. 评估患者局部情况，选择合适注射部位：无红肿、硬结、瘢痕等情况，肢体活动度良好
		4. 评估患者心理状况，解释并取得合作
	环境	治疗室及病室环境均符合输液要求
	操作者	1. 衣帽整洁，佩戴挂表
		2. 消毒手/洗手方法正确，戴口罩
	用物	用物准备齐全：（1）一次性密闭式输液器；（2）一次性注射器；（3）输液架（或输液轨道）；（4）剪刀；（5）皮肤消毒剂；（6）无菌棉签；（7）弯盘；（8）一次性止血带；（9）无菌纱布；（10）瓶签；（11）输液溶液；（12）药物；（13）砂轮；（14）输液贴；（15）小枕及一次性垫巾；（16）笔；（17）输液卡；（18）手消毒剂；（19）夹板和绷带（按需准备）；（20）一次性手套；（21）急救盒（按需准备）；（22）病历本及护理记录单（按需准备）
操作过程	备药	1. 核对输液卡，评估药物
		2. 输液瓶瓶签上书写内容准确
		3. 添加药液执行“三查八对”，剂量准确，无菌观念强
		4. 请他人核对并签名
		5. 关调节器开关，一次性输液器插入正确
		6. 医用垃圾初步处理正确
	输液	1. 再次核对输液卡、患者、药液；沟通有效；体位准备合适
		2. 备好输液贴，再次查对后挂输液瓶
		3. 初次排气一次成功，药液无浪费
		4. 垫一次性垫枕，扎一次性止血带位置正确、松紧适宜，穿刺部位消毒方法正确
		5. 再次排气，穿刺一针见血
		6. 输液贴固定牢固、美观

续表

考核内容		技术要求
操作过程	输液	7. 输液速度调节正确
		8. 记录输液的时间、滴速并签名
		9. 消毒双手，取下口罩
		10. 整理床单位，帮患者取舒适体位
		11. 健康指导有效，患者能理解和复述
		12. 医用垃圾初步处理正确
	观察	巡视病房，听取患者主诉，及时发现并处理输液故障、不适反应；为需要继续输液者更换药物方法正确（可口述）
	拔针	1. 再次核对，解释，消毒双手，戴口罩
		2. 拔针方法、按压时间及方式正确，穿刺部位无出血、肿胀
		3. 医用垃圾初步处理正确
		4. 消毒双手，取下口罩
		5. 健康指导内容有针对性
评价		1. 患者安全、满意
		2. 操作规范，坚持“三查八对”，无菌观念强
		3. 护患沟通有效，患者合作
		4. 仪表举止端庄，关爱患者
		5. 在规定时间内完成

C–35　咽拭子核酸检测标本采集

1. 能力与素质要求

（1）能正确了解患者病情，进行患者评估，做好解释并取得患者合作；能按照检验项目的要求，做好采集前准备。

（2）能完成咽拭子核酸检测标本采集，包括选择合适采集部位和时机；采集全程做好自我防护。

（3）严格遵守标本采集原则和查对制度，消毒隔离观念强；具有高度的工作责任感。

（4）仪表端庄，态度和蔼，关爱患者，沟通有效，患者及其家属满意。

2. 操作规范

准备时间：8 分钟　　　　完成时间：7 分钟

咽拭子核酸检测标本采集操作规范

考核内容		技术要求
评估及准备	核对	核对医嘱、检验单
	受检者	1. 评估受检者全身情况：意识状态、理解能力、配合程度
		2. 评估受检者局部情况：近 3 日内有无行口腔手术，有无活动性义齿，是否在 2 小时内进餐
		3. 评估受检者对核酸检测知识了解程度，告知操作中配合方法
	环境	光线明亮，通风良好，有明确的分区，符合咽拭子核酸检测标本采集要求
	操作者	戴 N95 及以上防护口罩、一次性帽子、乳胶手套，穿防护服或防渗透的隔离衣，戴外层手套、护目镜或防护面屏，套防水鞋套
	用物	用物准备齐全：（1）一次性病毒采样管；（2）压舌板；（3）标本条码；（4）专用标本送检箱；（5）手消毒剂、75% 酒精喷壶；（6）乳胶手套；（7）无菌罐内备生理盐水；（8）标本收集袋；（9）运输罐；（10）检验单、医嘱单、笔；（11）必要时备手电筒
操作过程	采集前准备	1. 检查标本条码信息与受检者身份信息是否一致
		2. 向受检者解释，指导受检者如何配合
		3. 消毒手
	采集过程	1. 检查病毒采样管，贴上受检者的检验条码，打开采样管
		2. 一手准备压舌板，一手准备咽拭子
		3. 在光线充足的条件下，让受检者头部微仰，嘴张大，并发“啊”音，露出两侧咽扁桃体
		4. 用压舌板轻压舌面，然后用拭子在受检者两侧咽扁桃体稍微用力来回擦拭至少 3 次，然后再在咽后壁上下擦拭至少 3 次，避免接触口腔其他部位
		5. 迅速把采样咽拭子垂直插入采样管中，沿咽拭子折痕处将其折断，旋紧瓶盖
		6. 再次核对样本信息后，将采样管放入标本收集袋中，装入转运箱或桶
	操作后处理	1. 给手套外层消毒
		2. 用 75% 酒精喷洒标本转运箱或桶，采样管竖直放置
		3. 注明标本采集时间，及时送检，24 小时内可检测的标本置于 4 ℃保存，24 小时内无法检测的标本应置于 –70 ℃保存（口述）
		4. 观察受检者有无不适表现
		5. 脱防护服方法正确，无污染

续表

考核内容	技术要求
评价	1. 受检者满意，未出现恶心、呕吐
	2. 操作规范，流程熟练，严格遵守查对制度和消毒隔离原则
	3. 仪表举止端庄，关爱患者
	4. 护患沟通有效，患者合作，并知道咽拭子核酸检测标本采集的目的和意义
	5. 在规定时间内完成

C–36　鼻饲

1. 能力与素质要求

（1）能准确评估患者的病情，告知患者及其家属鼻饲操作的目的、配合要点及注意事项。

（2）能熟练置胃管，完成鼻饲操作，能对患者的不适做出及时、正确的判断和处理。

（3）操作熟练、方法正确、动作轻柔，能根据病情进行健康指导。

（4）关爱患者，能与患者（或其家属）进行有效的沟通。

2. 操作规范

准备时间：15 分钟　　完成时间：15 分钟

鼻饲操作规范

考核内容		技术要求
评估及准备	患者	1. 核对医嘱、治疗卡
		2. 评估患者的年龄、病情、意识、治疗情况、营养状况、鼻腔情况、心理状态及合作程度，既往有无鼻饲经历，对于鼻饲目的及方法的了解程度
		3. 向患者及其家属解释操作目的、过程及操作过程中的配合方法
	环境	整洁，光线充足，室温合适，必要时拉床帘
	操作者	1. 衣帽整洁，佩戴挂表
		2. 洗手/消毒手方法正确，戴口罩
	用物	用物准备齐全：（1）治疗盘内备鼻饲包（内有弯盘、20 mL 注射器、胃管、治疗巾、镊子、压舌板、纱布 2 块、止血钳、润滑油）；（2）弯盘；（3）棉签；（4）胶布；（5）别针；（6）听诊器；（7）漱口杯（内盛温开水）；（8）流质饮食（38 ~ 40 ℃）200 mL

续表

考核内容		技术要求
操作过程	准备	1. 携用物至床旁，核对床号、姓名、手腕带，做好解释
		2. 据病情协助患者取坐位或半坐卧位，无法坐起者取右侧卧位，头偏向一侧
		3. 酌情取假牙，颌下铺治疗巾
		4. 观察鼻腔，选择通畅一侧，用棉签清洁鼻腔
		5. 检查胃管是否通畅，测量插管长度，并做标记，或记住刻度上的数字并润滑胃管前端
	鼻饲	1. 一手持纱布托住胃管，一手持镊子夹住胃管，沿选定侧鼻孔，缓慢、轻轻插入，插入至 10 ~ 15 cm 处时嘱患者做吞咽动作，当患者吞咽时顺势将胃管向前推进，直至预定长度
		2. 为昏迷患者插管时，插管前应先撤去患者枕头，使患者头后仰，当胃管插入 15 cm 时，将患者头部托起，使下颌靠近胸骨柄，缓缓插入胃管至预定长度（口述）
		3. 插管过程中若出现剧烈恶心、呕吐，可暂停插入，嘱患者做深呼吸动作；如患者出现咳嗽、呼吸困难、发绀等现象，表明胃管插入气管，应立即拔出，休息后更换胃管重新插入（口述）
		4. 确认胃管已经在胃内后，用胶布分别将胃管固定于鼻翼、同侧颊部。确认胃管在胃内的方法 ①抽吸胃液：在胃管末端连接注射器抽吸，能抽出胃液；②听气过水声：置听诊器于患者胃部，快速经胃管向胃内注入 10 mL 空气，听到气过水声；③将胃管末端放入盛水的治疗碗中，无气泡溢出（后两种方法口述）
		5. 先注入少量温开水，再缓慢灌注鼻饲液或药液等，鼻饲完毕后，再次注入少量温开水
		6. 胃管末端抬高后反折，固定妥当
		7. 再次核对、记录
		8. 及时消毒双手，取下口罩
	鼻饲后处理	1. 整理床单位，帮助患者取舒适体位
		2. 健康教育内容正确、方式合适
		3. 医用垃圾初步处理正确
		4. 巡视病房，听取患者主诉，及时发现问题并处理

续表

考核内容	技术要求
评价	1. 遵守查对原则，未发生差错
	2. 动作轻柔，胃管插入顺利
	3. 护患沟通和健康教育有效
	4. 仪表举止端庄，关爱患者
	5. 在规定时间内完成

C–37 穿、脱隔离衣

1. 能力与素质要求

（1）能根据患者病情需要，选择合适的隔离种类，并能正确区分污染区、半污染区和清洁区。

（2）能正确进行手的清洗与消毒。

（3）能按照不同传播途径疾病的隔离要求正确穿（戴）、脱隔离衣、帽及口罩。

（4）能严格遵守隔离原则，操作规范、熟练，职业防护意识强。

2. 操作规范

准备时间：10 分钟　　完成时间：10 分钟

穿、脱隔离衣操作规范

考核内容		技术要求
评估及准备	患者	1. 核对医嘱
		2. 评估患者全身情况：年龄、病情、意识状态、隔离种类
		3. 评估患者隔离知识掌握程度
	环境	环境清洁、宽敞，符合隔离技术要求
	操作者	1. 着装整洁，戴圆筒帽，端庄大方
		2. 取下手表及饰物，卷袖过肘，修剪指甲，洗手，戴口罩
	用物	用物准备齐全：（1）生活垃圾桶、医用垃圾桶；（2）流动水、消毒手设施（配备非手触式水龙头）；（3）干手设施（风干机、擦手毛巾等）；（4）污衣桶；（5）隔离病房、病床有隔离标志；（6）消毒脚垫；（7）隔离病房门外设有隔离衣悬挂架（柜或壁橱）；（8）洗手液

续表

<table>
<tr><th colspan="2">考核内容</th><th>技术要求</th></tr>
<tr><td rowspan="15">操作过程</td><td rowspan="6">穿隔离衣</td><td>1. 取下隔离衣，清洁面朝自己，不污染手</td></tr>
<tr><td>2. 穿衣袖，方法正确，隔离衣的污染面勿触及头面部、口罩、工作服等</td></tr>
<tr><td>3. 将衣袖尽量抖至腕关节以上，扣好领扣</td></tr>
<tr><td>4. 扣好肩扣，扣好袖扣</td></tr>
<tr><td>5. 捏住隔离衣两侧边缘，在背后将边缘对齐，向一侧折叠，一手按住折叠处，另一手将腰带拉至背后，压住折叠处，将腰带在背后交叉，回到前面打一活结，散端向下系好，手勿触及隔离衣内面</td></tr>
<tr><td>6. 进入隔离病房护理患者</td></tr>
<tr><td rowspan="7">脱隔离衣及手的消毒</td><td>1. 出隔离病房，解开腰带，在前面打一活结</td></tr>
<tr><td>2. 解开肩扣、袖扣，将衣袖塞至工作服衣袖内（勿污染自身），暴露双手及腕部</td></tr>
<tr><td>3. 消毒手：双手浸泡于消毒液中搓擦 2 分钟，彻底揉搓手腕、手掌、手背、手指各面，再按七步洗手法揉搓双手不少于 15 秒，在流动水下冲净双手，擦干或烘干，顺序正确</td></tr>
<tr><td>4. 解开领扣</td></tr>
<tr><td>5. 脱衣袖</td></tr>
<tr><td>6. 两手于肩缝处对齐肩缝和衣袖</td></tr>
<tr><td>7. 对齐衣领、衣服两边，污染面向内挂在隔离衣架上（半污染区）</td></tr>
<tr><td rowspan="2">送洗</td><td>1. 隔离衣每天更换 1 次，潮湿、污染后立即更换</td></tr>
<tr><td>2. 将脱下的隔离衣污染面向内折叠卷好，放入污衣桶中</td></tr>
<tr><td colspan="2" rowspan="4">评价</td><td>1. 遵守隔离原则，无污染</td></tr>
<tr><td>2. 操作规范，流程熟练，消毒双手时未溅湿隔离衣</td></tr>
<tr><td>3. 仪表举止端庄，不歧视传染病患者</td></tr>
<tr><td>4. 在规定时间内完成</td></tr>
</table>

C-38 大量不保留灌肠（成人）

1. 能力与素质要求

（1）能准确评估患者的病情，告知患者及家属大量不保留灌肠操作的目的、配合要点及注意事项；

（2）能熟练插管，完成灌肠操作，能对患者的不适做出及时、正确的判断和处理；

（3）操作熟练、方法正确、动作轻柔，能根据病情进行健康指导；

（4）关爱患者，保护患者隐私，能与患者（或家属）进行有效的沟通，具有人文关怀意识。

2. 操作规范

准备时间：10 分钟　　　　完成时间：10 分钟

大量不保留灌肠（成人）操作规范

考核内容		技术要求
评估及准备	病人	1. 患者的病情、意识、合作程度
		2. 肛周皮肤、黏膜情况，有无肛肠疾患、灌肠经历
	环境	环境安静整洁、光线适中、温度适宜、屏风遮挡
	操作者	着装整洁，七步洗手法
	用物	用物准备齐全（少一个扣 1 分，最多扣 2 分）
实施	核对解释安置体位	1. 携用物至床旁，核对床号、姓名、手腕带，解释
		2. 关闭门窗，遮挡患者，备输液架
		3. 协助患者取左侧卧位，褪裤至膝部，臀下垫便器
		4. 臀部移至床沿，双膝屈曲
		5. 垫一次性治疗巾，放置弯盘，注意保暖
	挂液与排气	1. 将配置好的溶液倒入灌肠袋中，灌肠袋挂架上，袋底与床的高度为 40 ～ 60 cm
		2. 戴手套，润滑肛管前端
		3. 打开调节器，排尽灌肠袋管内空气放出少量液体，腕部试温，夹闭肛管
	插入肛管	左手分开肛门，暴露肛门，嘱患者深呼吸，右手将肛管轻轻插入直肠 7 ～ 10 cm
	灌注液体	1. 固定肛管
		2. 开放管夹，根据患者耐受情况调节流速
		3. 密切观察筒内液面下降速度和患者的情况
	拔管	1. 灌肠液即将流尽时夹管，左手持卫生纸轻轻压肛门，右手用卫生纸包裹肛管轻轻拔出，放入弯盘内
		2. 擦净肛门，撤一次性垫巾，将灌肠袋、肛管、垫巾等一次性用品放入医疗垃圾袋内
		3. 脱手套，协助患者穿裤

续表

考核内容		技术要求
实施	保留	1. 嘱患者取平卧位，保留 5 ～ 10 min 后排便
		2. 移去屏风，开窗通风
	整理记录	1. 整理床单位
		2. 告知注意事项，做好健康指导
		3. 洗手，取下口罩
		4. 记录
评价		1. 插管一次成功，固定无脱出，灌肠顺利，未污染衣裤、床单。
		2. 操作规范、熟练、程序正确，动作轻柔
		3. 沟通有效，关心患者，保护患者隐私
		4. 在规定时间内完成，每超过一分钟扣 1 分，扣满 4 分为止

C-39 电动吸引器吸痰（经鼻腔）

1. 能力与素质要求

（1）能准确评估患者的病情，告知患者及家属电动吸引器吸痰操作的目的、配合要点及注意事项；

（2）能完成吸痰操作，操作熟练、方法正确、动作轻柔，能根据病情进行健康指导，且能对患者的不适做出及时、正确的判断和处理；

（3）严格遵守无菌原则，无菌观念强，具有高度的工作责任感；

（4）仪表端庄，态度和蔼，关爱患者，沟通有效，具有人文关怀意识。

2. 操作规范

准备时间：10 分钟　　　　完成时间：15 分钟

电动吸引器吸痰（经鼻腔）操作规范

考核内容		技术要求
评估及准备	病人	1. 核对医嘱
		2. 评估全身情况：年龄、病情、意识状态、生命体征
		3. 评估局部情况：呼吸困难、发绀的程度，肺部呼吸音，口腔咽部黏膜情况，有无活动性义齿
		4. 评估患者心理状况，解释并取得合作

续表

考核内容		技术要求
评估及准备	环境	清洁、安静、明亮、温湿度适宜
	操作者	1. 消毒双手、戴口罩
		2. 着装整齐，端庄大方
	用物	用物准备齐全（少一个扣 0.5 分，最多扣 2 分）；逐一对用物进行检查，质量符合要求；摆放有序，符合操作原则
实施	吸痰	1. 带用物至病人床旁，核对床号、姓名、手腕带，并解释
		2. 消毒液挂瓶挂于床头，连接负压瓶与橡胶管，接通电源，打开开关，检查是否通畅和有无漏气
		3. 正确调节负压（成人 40 ~ 53.3 kPa，小儿 13.3 ~ 40 kPa、新生儿 < 13.3 kPa）
		4. 协助患者头偏向护士，头略后仰
		5. 消毒双手，戴口罩。颌下铺巾、放置弯盘
		6. 打开无菌盘，打开吸痰管包装，戴手套，取吸痰管，衔接，打开电动吸引器开关，试吸无菌生理盐水，湿润及检查导管是否通畅
		7. 一手反折吸痰管末端，另一手用无菌血管钳（镊）或者用戴手套的手持吸痰管前端经鼻腔插入 20 ～ 25 cm 至气管
		8. 放松吸痰管末端，将吸痰管左右旋转，向上提拉（依次吸净气道内、咽喉、鼻腔的痰液，同一部位一次吸痰时间不超过 15 秒）
		9. 注意观察患者面色、呼吸，观察吸出物的颜色、性状和量
		10. 吸痰完毕，抽吸生理盐水冲净管道内痰液，关闭电动吸引器，将连接导管末端插入消毒液挂瓶内
		11. 取纱布擦净患者口鼻，撤去治疗巾、弯盘，脱下手套，检查鼻腔黏膜情况
		12. 听诊呼吸音，判断吸痰效果
		13. 消毒双手，取下口罩，记录
		14. 协助患者取舒适卧位，整理床单位
		15. 关闭电源开关、清理用物，储液瓶及时倾倒（液体不得超过容积的 2/3），清洁消毒备用，吸痰用物每日更换
	健康指导	做好有效咳嗽、叩击拍背等畅通呼吸道的健康指导
评价		1. 遵守无菌原则，无菌观念强
		2. 操作规范，动作轻柔

续表

考核内容	技术要求
评价	3. 护患沟通良好，健康指导有效
	4. 仪表举止大方得体，关爱患者
	5. 在规定时间内完成，每超过 1 分钟扣 1 分，扣满 4 分为止

模块四　老年护理

L–1　案例评估与分析

设计老年人常见疾病、症状、健康保健等案例，并根据案例中的情境，遵照医嘱对指定对象进行全身情况、局部情况、心理状况等方面的评估。提出主要的护理问题，制定护理目标，同时就首优问题制定护理措施，并进行效果评价。在解决护理对象护理问题的同时，进行有效的沟通。

1. 能力与素质要求

（1）能根据患者的病情及一般情况，对患者进行专业评估。

（2）能结合评估资料提出主要的护理问题，并根据重要程度排序。

（3）能制定预期目标。

（4）能从病情观察、协助治疗、心理护理、人文沟通及健康教育等方面提出有针对性的护理措施，并评估护理措施的有效性。

（5）能采用个性化的方式进行健康教育。

（6）态度和蔼，语言亲切，沟通有效。

2. 操作规范

准备时间：5 分钟　　　　完成时间：25 分钟

老年护理案例评估与分析操作规范

考核内容		技术要求	
护理评估	护士	着装	衣服整洁，戴好帽子
		手	修剪指甲，按七步洗手法洗手
	患者	评估	1. 核对床头卡和手腕带
			2. 阅读案例，评估全身和局部情况
			3. 沟通交流

续表

考核内容		技术要求	
护理方案	护理诊断	准确性	列出 2 ~ 5 个护理诊断
		排序	就重要程度进行排序
	预期目标	规范性	描述规范
		针对性	目标有针对性
护理方案	护理措施	科学性	护理措施科学合理
		针对性	能在分析案例的基础上提出有针对性的措施，措施有效，能达到预期目标
	护理效果	有效性	解决了护理问题，护理目标有效达成

L–2　老年人跌倒的预防

1. 能力与素质要求

（1）能告知患者及其家属预防跌倒的目的、方法及注意事项。

（2）能准确收集患者相关信息，评估现存或潜在患者跌倒的危险因素。

（3）能根据患者跌倒现状和危险因素的评估，制定预防跌倒的措施，并进行个性化的健康指导。

（4）能严格遵守查对制度，方法正确，结果合理；护患沟通有效，患者合作，并理解预防跌倒的重要性和必要性，愿意遵循干预方法。

2. 操作规范

准备时间：5 分钟　　　　完成时间：15 分钟

老年人跌倒的预防操作规范

考核内容		技术要求
评估及准备	患者	1. 核对医嘱
		2. 核对患者
		3. 评估患者心理状况，解释操作目的并取得合作
	环境	清洁、宽敞、明亮、安静，符合评估要求
	操作者	1. 衣帽整洁，佩戴挂表
		2. 洗手/消毒手方法正确

续表

考核内容		技术要求
评估及准备	用物	用物准备齐全：（1）跌倒评估单、笔；（2）盛有消毒液的容器；（3）血压计；（4）听诊器；（5）表（有秒针）；（6）治疗盘、弯盘；（7）病历本、记录本；（8）手消毒剂（用物可按需准备）
操作过程	跌倒评估	1. 再次核对个人信息并进行有效沟通，患者放松
		2. 评估方法合适，指导正确，患者安全
		3. 评估内容全面（跌倒史、疾病诊断、行走辅助、药物治疗、步态、认知状况）
		4. 记录评估结果
		5. 评估结果准确
	评估后处理	1. 告知评估结果，并合理解释
		2. 健康指导到位（环境、安全、生活、饮食、用药、疾病、检查、锻炼等）
评价		1. 患者安全、满意
		2. 操作规范，动作熟练、轻柔，评估结果准确
		3. 沟通有效，配合良好，健康指导内容和方式合适并有效
		4. 语言亲切，态度和蔼，关爱患者

L-3 老年人饮食照护

1. 能力与素质要求

（1）能够正确地对患者状况及进食能力进行初步评估。

（2）能按照饮食照护的步骤进行正确操作。

（3）操作时动作轻柔，符合操作规范。

（4）尊重患者饮食习惯，做到人性化护理。

（5）关爱患者，能与患者进行有效的沟通。

2. 操作规范

准备时间：10 分钟　　　　完成时间：20 分钟

老年人饮食照护操作规范

考核内容		技术要求
评估及准备	患者	1. 评估患者信息
		2. 评估患者是否需要排便，体位是否符合进餐要求

续表

考核内容		技术要求
评估及准备	环境	宽敞明亮；房间内无人打扫房间，无异味；温湿度适宜
	操作者	着装整洁，清洁双手
	用物	用物准备齐全：（1）餐桌板；（2）餐盘；（3）治疗巾；（4）毛巾；（5）盆内盛温水；（6）汤勺；（7）米饭及碗；（8）菜及碗；（9）筷子；（10）水杯内盛温水
操作过程	喂食	1. 沟通，介绍食物，取得配合
		2. 患者洗手
		3. 协助患者取半卧位，胸前放置小饭桌
		4. 患者胸前放置毛巾（治疗巾）
		5. 前臂内侧试水温，盛水 1/3 勺，先喂温开水
		6. 前臂内侧试盛饭菜的碗外侧温度
		7. 勺内盛 1/3 勺饭菜
		8. 将食物送至患者口中，等待患者咽下，询问口味是否合适
		9. 重复喂食动作，直到食物吃完
		10. 同法喂食汤汁食物
		11. 喂食毕，毛巾清洁患者唇周及双手
	整理	1. 撤出治疗巾，收拾餐具，取下餐桌板
		2. 等待 30 分钟后协助患者取舒适体位
		3. 洗手并记录
评价		1. 沟通有效
		2. 安全意识强，动作轻松，操作规范
		3. 态度亲切，及时发现并处理异常情况
		4. 在规定时间内完成

L-4　老年人睡眠照护

1. 能力与素质要求

（1）能告知患者及其家属睡眠照护的目的、方法及注意事项。

（2）能准确收集患者相关信息，评估现存或潜在影响患者睡眠的因素。

（3）能根据患者睡眠现状和影响睡眠因素的评估，制定促进睡眠的措施，并进行个性化的健康指导。

（4）能严格遵守查对制度，方法正确，结果合理；护患沟通有效，患者合作，并理解睡眠促进的重要性和必要性，愿意遵循干预方法。

2. 操作规范

准备时间：5 分钟　　　　完成时间：15 分钟

老年人睡眠照护操作规范

考核内容		技术要求
评估及准备	患者	1. 核对患者信息
		2. 解释操作的目的/方法
		3. 解释操作过程中的注意事项
		4. 评估患者有无睡前用药
		5. 评估患者身体有无不适
		6. 评估患者肢体活动度，身体有无置留管道
		7. 询问患者的睡眠习惯，评估患者对床铺、被褥及环境温湿度有无特殊要求
		8. 评估环境是否存在影响睡眠的因素
	环境	室内整洁、温湿度适宜；关闭门窗；空气清新
	操作者	1. 衣帽整洁，手部无戒指、长指甲，未涂指甲油
		2. 洗手/消毒手方法正确
	用物	用物准备齐全：记录单，手消毒剂，根据季节备床褥、棉被、毛毯等，必要时备软枕或体位垫 3 ~ 5 个
操作过程	协助患者铺好被褥，调整舒适度	1. 关闭门窗，闭合窗帘
		2. 检查床铺有无渣屑，按压床铺检查硬度
		3. 检查被褥软硬度，展开被褥平铺
		4. 拍松枕头，枕头高度根据患者习惯适当调整
		5. 展开盖被，呈 S 形折叠对侧
	协助布置睡眠环境	1. 调节室内空调或暖气开关
		2. 调整适合睡眠的温湿度
		3. 物品布局合理
		4. 便器、水杯、拐杖置于触手可及之处

续表

考核内容		技术要求
操作过程	床椅转移	1. 轮椅与床呈 30° ~ 45° 角
		2. 将患者健肢侧靠近床沿
		3. 固定刹车，脚踏板向上抬起
		4. 护士的双膝抵住患者的双膝，两手臂环抱患者腰部并夹紧
		5. 两人身体靠近，患者身体前倾于护士肩部
		6. 护士以自己的身体为轴转动，将患者移到床上
	促进睡眠健康教育	1. 指导患者睡前用热水泡脚，睡前不饮浓茶
		2. 指导患者睡前勿进食，睡前排便、少饮水
		3. 指导患者睡前不看刺激性的书或电视剧，白天适度运动
		4. 指导患者睡前穿纯棉宽松内衣等
		5. 指导患者加强安全防护，如夜间如厕时，要注意防跌倒、坠床等
	关门退出	1. 开启地灯、关闭大灯
		2. 轻步退出房间，轻手关门
	操作后处置	1. 护士夜间 2 小时查房 1 次，做到走路轻、关门轻
		2. 晨起巡视并询问患者睡眠情况
		3. 发现患者嗜睡或有睡眠呼吸暂停的情况时应及早汇报或建议患者尽快就医
		4. 洗手
		5. 记录患者睡眠时间、睡眠质量、有无异常睡眠
评价		1. 尊重患者，沟通语言恰当，如患者出现不良情绪及时给予心理疏导
		2. 最大限度做到患者的安全防护及隐私保护
		3. 操作过程中勤观察、多询问，最大限度体现人文关怀
		4. 针对患者的健康问题及可能发生的情况开展健康教育
		5. 护士能最大限度进行实操，在操作中运用节力原则，注重自身防护

L–5　轮椅的使用

1. 能力与素质要求

（1）能告知患者及其家属轮椅使用的配合方法及注意事项。

（2）能根据患者的功能障碍情况，正确进行轮椅的使用，并进行个性化的康复指导。

（3）动作规范、熟练，态度和蔼，语言亲切，沟通有效。

2. 操作规范

准备时间：5 分钟　　　　完成时间：10 分钟

轮椅的使用操作规范

考核内容		技能要求
评估及准备	患者	1. 评估患者四肢肌力、肢体活动度
		2. 向患者解释（使用轮椅的目的、方法）并取得合作
	环境	周围环境安全、地面干燥、无障碍物
	操作者	着装整洁
	用物	用物准备齐全
操作过程	固定轮椅	1. 检查轮椅的性能：刹车是否灵敏，坐垫、靠背、手把是否完好，车轮充气是否充足，脚踏板是否完好，安全带是否完好
		2. 将轮椅推至患者健侧合适位置
		3. 拉起车闸，固定轮椅
		4. 收起脚踏板
	协助坐椅	1. 用膝关节内侧抵住患者膝关节的外侧
		2. 嘱患者将手放置于护士肩上
		3. 两手臂穿过患者腋下，环抱其腰部并夹紧，两人身体靠近
		4. 屈膝并嘱患者抬臀、伸膝的同时站起
		5. 以自己的身体为轴转动，将患者移至轮椅上
		6. 放下脚踏板，将患者的脚放于脚踏板上，确保患者患肢放置合理
		7. 用束腰带保护患者安全；根据季节采取保暖措施（口述）
	保证安全	1. 嘱患者扶稳轮椅的扶手，尽量靠后坐
		2. 嘱患者勿向前倾身或自行下车，以免跌倒
	松闸推车	确定患者无不适后，松开车闸（口述）
	推至目的地	推患者至目的地，运送途中随时观察、询问患者，确保安全（口述）

续表

考核内容	技能要求
评价	1. 操作熟练、动作轻柔
	2. 患者肢体放置合理，注意保护患者安全
	3. 注意遵循节力原则，注意职业防护
	4. 沟通有效，解释合理，充分体现人文关怀
	5. 在规定时间内完成

L–6　助行器的使用

1. 能力与素质要求

（1）能够准确对患者情况进行初步评估。

（2）能按照评估结果进行助行器选配。

（3）操作规范，动作熟练进行助行器训练。

（4）关爱患者，能与患者（或其家属）进行有效的沟通。

2. 操作规范

准备时间：5 分钟　　完成时间：25 分钟

助行器的使用操作规范

考核内容		技术要求
评估及准备	患者	核对患者一般情况，包括姓名、年龄、病情
	环境	清洁、安静、明亮、温度适宜，符合助行器的使用操作要求
	操作者	着装整洁，仪表大方，态度有亲和力
	用物	双腋杖。用物准备齐全，摆放有序
操作过程	与患者沟通	到患者身旁解释双腋杖的应用目的、配合方法及注意事项
	双腋杖的佩戴	1. 患者取站立位
		2. 双腋杖夹在腋窝和手臂之间
		3. 双腋杖顶部距离腋下 5 cm
		4. 双手支撑在双腋杖手柄处
		5. 手柄平齐患者股骨大转子

续表

考核内容		技术要求
操作过程	摆至步	1. 在开始进行步行训练时常使用这种方法
		2. 患者双侧手同时将双腋杖伸出
		3. 通过手支撑双腋杖手柄处，将双脚拖至双腋杖前
		4. 双脚不超过双腋杖底部的连线
		5. 连走 3 步
	摆过步	1. 多在摆至步成功后开始应用
		2. 患者双侧手同时将双腋杖伸出
		3. 通过手支撑双腋杖手柄处，将双脚拖至双腋杖后
		4. 双脚每次都超过双腋杖底部的连线
		5. 连走 3 步
	四点步	1. 步行稳定性好，但速度较慢，步态接近正常步行
		2. 患者先伸一侧腋杖，再迈对侧腿
		3. 患者伸另一侧腋杖，再迈对侧腿
		4. 行走轨迹举例：左腋杖—右腿—右腋杖—左腿
		5. 连走 3 步
	三点步	1. 步行速度快，稳定性良好
		2. 患者双侧手同时将双腋杖伸出
		3. 患者迈一侧腿，再迈另一侧腿
		4. 行走轨迹举例：双腋杖—左腿—右腿
		5. 连走 3 步
	两点步	1. 口述：两点步需患者掌握四点步后训练，稳定性不如四点步，但步行速度比四点步快
		2. 患者伸出一侧腋杖，同时迈对侧腿
		3. 患者再伸出另一侧腋杖，同时迈对侧腿
		4. 行走轨迹举例：左腋杖 + 右腿—右腋杖 + 左腿
		5. 连走 3 步

续表

考核内容	技术要求
评价	1. 操作规范，动作熟练
	2. 态度和蔼，关爱患者
	3. 注意保护患者安全
	4. 沟通良好，取得患者合作
	5. 在规定时间内完成

L-7　拔罐

1. 能力与素质要求

（1）能够对患者情况进行初步评估，把握拔罐技术的适应证。

（2）能告知患者拔罐的目的、注意事项；能取得患者的配合。

（3）能够根据医嘱和病情娴熟制定拔罐技术方案。

（4）能为患者正确实施拔罐操作，操作规范，动作熟练。

（5）态度和蔼，语言亲切，沟通有效，双方配合良好，健康教育正确。

2. 操作规范

准备时间：10 分钟　　完成时间：15 分钟

拔罐操作规范

考核内容		技术要求
评估及准备	患者	1. 核对患者姓名、医嘱
		2. 评估患者病情、心理状况、拔罐部位皮肤情况，解释并取得合作
	环境	模拟病房清洁、宽敞、明亮、安静，操作台干净卫生，符合操作要求
	操作者	衣帽整洁，佩戴挂表；洗手/消毒手方法正确
	用物	1. 用物准备齐全：（1）治疗盘；（2）已消毒的不同型号火罐若干个；（3）点火用 95% 酒精棉球和消毒用 75% 酒精棉球；（4）打火机；（5）持物钳或止血钳；（6）弯盘；（7）盛水玻璃小瓶；（8）手消毒剂；（9）毛毯；（10）挂表；（11）盛有消毒液的消毒瓶；（12）注射器（13）床单、盖被；（14）甲紫溶液； 2. 逐一对用物进行检查，质量符合要求；按操作先后顺序放置

续表

考核内容		技术要求
操作过程	拔罐术前操作	1. 再次核对个人信息并进行有效沟通，嘱患者放松
		2. 遵医嘱选择拔火罐部位
		3. 嘱患者取合适的体位（坐位、卧位、侧卧位）
		4. 检查罐口有无缺损、裂缝，选择合适的火罐
		5. 暴露施术部位，施术部位消毒，注意保暖
	拔罐术中操作	1. 一手持火罐，罐口朝下
		2. 另一手持止血钳夹 95% 酒精棉球，点火（注意酒精棉球不可滴酒精，以免烫伤皮肤）
		3. 持止血钳夹点燃的 95% 酒精棉球，在火罐中后部绕 1 ~ 2 周后迅速抽出
		4. 迅速将罐口扣在选定部位上不动，待吸牢后撒手（操作要稳、准、快）
		5. 根据医嘱实施闪罐或留罐及选择留罐的数量（留罐时间 5 ~ 15 分钟）
		6. 将未燃完的棉球稳妥投入盛水玻璃小瓶中熄灭
		7. 观察患者反应，局部疼痛、过紧或晕罐时应停止拔罐并及时起罐
		8. 随时检查罐口吸附情况，局部皮肤色紫红时疗效最佳
		9. 起罐：手法轻，以一手按压罐边的皮肤，使空气进入罐内，即可将罐取下
	拔罐术后处理	1. 交代患者局部皮肤潮红、瘙痒时不可乱抓，数小时或数日后即可消除，若出现水疱，小水疱无须处理，大水疱则用一次性注射器抽出液体，涂甲紫溶液等消毒处理
		2. 协助患者穿衣，整理床单位，清理用物
		3. 详细记录治疗后的情况，并签名
评价		1. 患者安全、满意
		2. 操作规范，动作熟练
		3. 体位合理，操作熟练及局部皮肤吸附力好
		4. 在规定的时间内完成

L–8 口腔护理

1. 能力与素质要求

（1）能根据患者病情需要，进行口腔观察，选择合适的口腔护理溶液。

（2）能为患者进行特殊口腔护理，妥善处理活动义齿，做好患者及其家属口腔保健指导。

（3）操作规范，动作轻柔；严格执行查对制度；对异常情况的判断和处理迅速、及时、正确。

（4）仪表端庄，态度和蔼，沟通有效，关爱患者，患者及其家属满意。

2. 操作规范

准备时间：10 分钟　　完成时间：20 分钟

口腔护理操作规范

考核内容		技术要求
评估及准备	患者	1. 核对医嘱
		2. 评估患者全身情况：年龄、病情、意识状态
		3. 评估患者口腔情况，选择合适漱口溶液：有无松动性牙齿和活动性义齿
		4. 评估患者心理状况，解释并取得合作
	环境	清洁、安静、明亮，符合口腔护理要求
	操作者	1. 着装整洁，端庄大方
		2. 洗手，戴口罩
	用物	用物准备齐全：（1）口腔护理包（治疗碗 2 个、无菌棉球若干、止血钳 2 把、纱布 2 块）；（2）一次性压舌板；（3）手电筒；（4）治疗巾；（5）弯盘；（6）口腔护理液；（7）一次性手套；（8）无菌棉签、剪刀；（9）笔；（10）漱口杯；（11）吸管；（12）开口器（按需准备）；（13）外用药物（按需准备）；（14）病历本及护理记录单（按需准备）
操作过程	口腔护理	1. 带用物至患者床旁，核对患者床号、姓名
		2. 向患者或其家属解释口腔护理的目的、配合方法及注意事项
		3. 协助患者取合适体位，患者头偏向一侧（右侧），面向护士
		4. 戴手套，取治疗巾铺于患者颌下，弯盘放于患者口角旁
		5. 先湿润患者口唇与口角，再协助患者用吸水管吸水漱口（昏迷患者禁忌漱口）
		6. 嘱患者张口（昏迷患者使用开口器协助张口），观察口腔情况，有活动性义齿的取下义齿，用冷开水冲洗干净后浸于冷水中

续表

<table>
<tr><th colspan="2">考核内容</th><th>技术要求</th></tr>
<tr><td rowspan="11">操作过程</td><td rowspan="10">口腔护理</td><td>7. 嘱患者咬合上下齿，用压舌板撑开左侧颊部，夹棉球由内向外纵向擦洗牙齿左外侧面，同法擦洗对侧</td></tr>
<tr><td>8. 嘱患者张口（用开口器协助昏迷患者张口），依次擦洗牙齿左上内侧面、左上咬合面、左下内侧面、左下咬合面，弧形擦洗左侧颊部，同法擦洗右侧</td></tr>
<tr><td>9. 擦洗患者舌面、舌下及硬腭部</td></tr>
<tr><td>10. 再次协助患者漱口</td></tr>
<tr><td>11. 遵医嘱给口腔黏膜异常者用药</td></tr>
<tr><td>12. 再次评估患者口腔情况</td></tr>
<tr><td>13. 清点棉球数量，根据需要协助患者佩戴义齿</td></tr>
<tr><td>14. 取下治疗巾，协助患者取舒适卧位，整理床单位</td></tr>
<tr><td>15. 按规定处理用物，脱手套</td></tr>
<tr><td>16. 洗手，取下口罩，记录</td></tr>
<tr><td>健康指导</td><td>询问患者的感受，进行健康指导</td></tr>
<tr><td colspan="2" rowspan="5">评价</td><td>1. 患者满意，口腔清洁、舒适，无口腔黏膜、牙龈出血</td></tr>
<tr><td>2. 护患沟通有效，患者合作，并知道口腔卫生保健知识</td></tr>
<tr><td>3. 仪表举止大方得体，关爱患者，体现整体护理理念</td></tr>
<tr><td>4. 操作规范，流程熟练，正确选择口腔护理液</td></tr>
<tr><td>5. 在规定时间内完成</td></tr>
</table>

L-9 压疮的预防

1. 能力与素质要求

（1）能够对患者进行压疮危险因素及压疮风险的评估。

（2）能按照压疮预防的步骤进行正确操作。

（3）准确评估患者受压部位的皮肤情况，做好压疮的预防工作。

（4）有爱伤精神；操作规范，动作熟练、敏捷。

（5）尊重患者，能与患者（或其家属）进行有效的沟通。

2. 操作规范

准备时间：5 分钟　　　　完成时间：15 分钟

压疮的预防操作规范

考核内容		技术要求
评估及准备	患者	1. 评估患者全身情况：年龄、体重、病情、卫生状况、营养、意识状态、自理能力等
		2. 评估患者局部情况：有无活动障碍、大小便失禁、局部皮肤红肿和溃烂等
		3. 评估患者心理状态
		4. 向患者和（或）其家属解释擦洗、翻身及按摩的目的、过程、方法及配合要点
	环境	环境整洁、安静、温度适宜、光线充足，符合操作要求；必要时进行遮挡
	操作者	着装整洁，洗手，戴口罩
	用物	用物准备齐全：（1）毛巾；（2）浴巾；（3）按摩油/膏/乳；（4）脸盆（口述：内盛 50 ~ 52 ℃的温水）；（5）弯盘；（6）翻身卡/单；（7）记录卡/单；（8）笔；（9）手消毒剂；（10）便盆及便盆布；（11）医用垃圾桶；（12）生活垃圾桶；（13）病历本；（14）必要时备清洁衣裤和（或）床单（口述）
操作过程	核对准备	1. 核对患者床号、姓名、手腕带等信息
		2. 固定病床脚轮，拉起床挡
		3. 将各种导管及输液管安置妥当，必要时将盖被折叠至床尾或一侧
		4. 放平支架，协助患者取平卧位，将两手放于腹部，两腿屈曲
	翻身	1. 先将患者双下肢移向靠近护士侧的床沿，再将患者肩、腰、臀部向护士侧移动
		2. 一手托肩部，一手托腰部，轻轻将患者推向对侧，使其背向护士
	擦洗	1. 松开患者衣裤，露出颈部、肩部、背部和臀部
		2. 将浴巾一半铺在患者身下，一半盖在患者身上
		3. 用温热毛巾依次擦洗患者的颈部、肩部、背部及臀部
	按摩	1. 全背按摩：两手掌蘸少许按摩油/膏/乳，用手掌大、小鱼际肌以环形方式按摩。从骶尾部开始，沿脊柱两侧向上按摩至肩部，按摩肩胛部位时用力稍轻；再从上臂沿背部两侧向下按摩至髂嵴部位。如此有节律地持续按摩至少 3 分钟（口述）
		2. 脊柱按摩：用拇指指腹蘸按摩油/膏/乳，由骶尾部开始沿脊柱旁按摩至肩部、颈部，再继续向下按摩至骶尾部
		3. 骨突处按摩：用手掌大、小鱼际肌蘸按摩油/膏/乳，紧贴皮肤按摩其他骨突受压处，按向心方向按摩，力度由轻至重，再由重至轻。按摩 3 分钟（口述）
		4. 协助患者转向另一侧卧位，按摩另一侧髋部（口述）

续表

<table>
<tr><th colspan="2">考核内容</th><th>技术要求</th></tr>
<tr><td rowspan="7">操作过程</td><td>叩背</td><td>按全背按摩的方向轻叩背部。时间 3 分钟（口述）</td></tr>
<tr><td>观察</td><td>观察肩峰、肘部、足跟等受压和骨突部位的皮肤情况</td></tr>
<tr><td>整理穿衣</td><td>撤去浴巾，协助患者穿衣，整理床铺。必要时更换衣服和（或）床单（口述）</td></tr>
<tr><td rowspan="4">操作后处理</td><td>1. 协助患者取舒适体位，整理床单位</td></tr>
<tr><td>2. 向患者或其家属讲清“六勤”的内容及意义</td></tr>
<tr><td>3. 整理用物，垃圾分类处理</td></tr>
<tr><td>4. 洗手、摘口罩并记录</td></tr>
<tr><td colspan="2" rowspan="5">评价</td><td>1. 操作方法正确，动作熟练、轻稳</td></tr>
<tr><td>2. 患者感觉舒适，并学会了压疮的预防知识</td></tr>
<tr><td>3. 患者皮肤完好</td></tr>
<tr><td>4. 沟通有效，解释合理</td></tr>
<tr><td>5. 在规定时间内完成</td></tr>
</table>

L–10　卧有患者床更换床单

1. 能力与素质要求

（1）能正确判断患者病情，协助患者更换卧位，预防压疮及坠积性肺炎。

（2）能独立给卧床患者更换床单；操作熟练，方法正确，动作轻稳，符合节力原则；病床平整、无皱褶，患者舒适，病室整洁美观。

（3）注意保暖，保护患者隐私，促进患者舒适与安全。

（4）关爱患者，注意观察病情，护患沟通有效。

2. 操作规范

准备时间：10 分钟　　完成时间：25 分钟

卧有患者床更换床单操作规范

<table>
<tr><th colspan="2">考核内容</th><th>技术要求</th></tr>
<tr><td rowspan="4">评估及准备</td><td rowspan="4">患者</td><td>1. 核对患者</td></tr>
<tr><td>2. 评估患者全身情况：病情、治疗情况、意识、自理能力</td></tr>
<tr><td>3. 评估患者局部情况：有无伤口、管道、肢体功能障碍、活动受限、排便异常及局部皮肤红肿、溃烂等情况</td></tr>
<tr><td>4. 评估患者心理状况，解释并取得合作</td></tr>
</table>

续表

考核内容		技术要求
评估及准备	环境	清洁、宽敞、明亮，关门窗，调节室温，根据情况遮挡患者，同病室内无患者治疗或进餐
	操作者	1. 洗手，戴口罩
		2. 着装整洁，端庄大方
	用物	用物准备齐全 晨间护理车上层置：（1）盖被（含棉胎）；（2）枕套；（3）一次性中单；（4）大单。中层置：（1）手消毒剂；（2）一次性手套；（3）卫生纸；（4）弯盘；（5）床刷；（6）病历本及护理记录单（按需准备）；（7）刷套。下层置：（1）便盆；（2）便盆布
操作过程	松单	1. 将用物带至患者床旁，核对床号、姓名、手腕带，解释目的
		2. 戴手套，移开床旁桌椅，根据情况放平床尾、床头支架，按需给便盆
		3. 松开床尾盖被，将患者枕头移向对侧，拉起对侧床栏，并将患者移向对侧，翻身前后妥善安置各引流管，保证患者安全
		4. 松开近侧大单、一次性中单，将中单及大单分别卷起塞入患者身下，扫净床褥上渣屑
	铺单	1. 将清洁大单中线对齐床中线打开，对侧半幅内折卷好塞入患者身下，近侧半幅依大单铺法铺好
		2. 铺清洁中单，中单中线和床中线对齐，展开近侧半幅，对侧中单的半幅内折卷起塞入患者身下，近侧半幅中单塞入床垫下
	换对侧床单	1. 助患者侧卧或平卧于铺好的一侧，拉起床栏，转至床对侧松开底层各单
		2. 将污中单与污大单取出，扫尽褥上渣屑
		3. 依序将大单、中单各层展开铺好，助患者仰卧于床中间
	换被套、枕套	1. 协助患者平卧，松开污盖被，将已套好的干净盖被铺于污盖被上，撤去污盖被，将干净盖被折成被筒，尾端内折与床尾平齐
		2. 一手托起患者头颈部，一手取出枕头，更换枕套，置于患者头下，协助患者取舒适体位
	处理	将桌椅归位、脱手套、洗手、取下口罩
评价		1. 患者满意，感觉清洁、舒适、安全
		2. 护士操作规范，流程熟练，符合节力原则
		3. 护士仪表举止大方得体，关爱患者，体现整体护理理念
		4. 护患沟通有效，患者合作，并知道皮肤护理的保健知识
		5. 在规定的时间内完成

L-11 氧气吸入

1. 能力与素质要求

（1）能正确评估患者病情，告知患者及家属氧气吸入操作的目的、配合要点及注意事项；

（2）能完成氧气吸入操作，能对患者的不适做出及时、正确的判断和处理；

（3）操作熟练、方法正确、动作轻柔，能进行安全用氧知识指导；

（4）仪表端庄，态度和蔼，沟通有效，关爱患者，患者及家属满意。

2. 操作规范

准备时间：10 分钟　　　　完成时间：10 分钟

氧气吸入操作规范

考核内容		技术要求
评估及准备	患者	1. 核对医嘱、输氧卡
		2. 评估患者全身情况：年龄、病情、意识、生命体征、缺氧的原因、表现和程度
		3. 评估患者局部情况：鼻腔有无分泌物、黏膜有无红肿，鼻中隔是否偏曲，鼻腔是否通畅等
		4. 评估患者心理状况，解释并取得合作
	环境	清洁、宽敞、明亮、安全、舒适，病房无明火，远离热源
	操作者	1. 消毒双手、戴口罩
		2. 着装整洁，端庄大方
	用物	用物准备齐全（少一个扣 0.5 分，最多扣 2 分）；检查氧气筒内是否有氧，氧气表有无漏气，四防标志是否明显，逐一对用物进行评估，质量符合要求；摆放有序，符合操作要求
实施	装表	（1）冲尘（2）上氧气表（3）连接通气管、湿化瓶（4）按关流量开关→开总开关→开流量开关的程序检查氧气表是否装好，装置是否漏气，再关流量开关，备用
	给氧	1. 带用物至床旁，核对床号、姓名、手腕带并解释
		2. 协助患者取舒适体位
		3. 检查、清洁双侧鼻腔
		4. 连接鼻导管，调节流量
		5. 湿化并检查鼻导管是否通畅

续表

考核内容		技术要求
实施	给氧	6. 插管、固定（将导管环绕患者耳部向下放置，长期输氧者将导管绕至枕后固定，调整松紧度）
		7. 消毒双手、取下口罩，记录给氧时间及流量，挂输氧卡
		8. 交待用氧注意事项
		9. 观察及评估患者缺氧改善情况
	停氧	1. 遵医嘱停氧，带用物至床旁，核对床号、姓名，与患者沟通。消毒双手，戴口罩。
		2. 拔出鼻导管，关总开关－放余氧－关氧流量表开关
		3. 消毒双手，取下口罩，记录停氧时间
		4. 协助患者取舒适卧位，整理床单位，健康指导 (安全用氧知识)
		5. 分离鼻导管、通气管、湿化瓶，卸表
	处理	按规定分类处理用物
评价		1. 患者满意，缺氧症状改善，感觉舒适、安全
		2. 操作规范，流程熟练，氧疗装置无漏气
		3. 仪表举止大方得体，关爱患者，体现整体护理理念
		4. 护患沟通有效，患者合作，并知道安全用氧的知识
		5. 在规定的时间内完成，每超过 1 分钟扣 1 分，扣满 4 分为止

四、评价标准

1. 评价方式

本专业实践技能考核采取过程考核与结果考核相结合，技能考核与职业素养考核相结合，根据考生操作的规范性、熟练程度等因素评价过程成绩；根据操作完成效果和用时等因素评价结果成绩。

2. 分值分配

本专业实践技能考核满分为 100 分，其中案例评估与分析占 30%，技能操作占 70%（每项技能各占 35%）。

3. 技能评价要点

根据模块中考核项目的不同，重点考核学生对该项目所必须掌握的技能和要求。虽然不同考试题目的技能侧重点有所不同，但每位学生完成任务的总工作量和难易程度基本相同。

五、组考方式

本专业实践技能考核标准配套题库分为母婴护理、儿童护理、成人护理和老年护理四个模块，每个模块根据临床岗位工作情境设置典型工作任务，学生通过完成任务进行考核，每道题首先对案例进行评估和分析，然后完成 2 项操作技能。

1. 学生普测

教师应将技能考核标准和题库中的所有试题融入课程教学中，做到所有项目和试题人人过关。

2. 学生抽测

学生抽取：原则上从本专业三年级学生中随机抽取 10% 参加技能考核，最多不超过 30 人。由考评组长或教务处从抽查年级学生名单中随机抽取。

模块抽签：在测试前，由考评组长或考评员根据试题难易程度和参加抽测学生数量从各个模块中抽取试题 3 ~ 4 道，主考学校准备用物；学生通过抽签的方式决定参加考核的模块。

试题选择：开考前，由考评组长或考评员从已封存好的各模块试题中各抽取 1 道题，同一场次同一模块的学生考核同一道题。

工位抽签：参加考核的学生在指定时间到达考场，考评员组织学生抽签决定工位，并登记备案。

技能测试时，被测学生根据试题情境任务要求，按照操作规范，独立完成测试任务，并体现良好的职业素养。

第二部分　护理专业实践技能考核题库

本专业实践技能考核题库分为母婴护理、儿童护理、成人护理和老年护理四个模块，每个模块下以临床岗位典型工作任务为项目设置试题，每道题必含案例评估与分析和2项护理技能，具体见表2。

表2　护理专业实践技能考核题库统计表

模块名称	模块编号	项目名称	试题编号	测试技的能力与素质	难易程度			对应的课程
					较难	中等	较易	
母婴护理	M	早产儿的护理	M-1-1	案例评估与分析		√		母婴护理
				暖箱的使用			√	儿童护理
				鼻饲	√			基础护理技术
		足月儿的护理	M-1-2	案例评估与分析			√	母婴护理
				新生儿沐浴		√		儿童护理
				皮下注射	√			基础护理技术
		足月儿的护理	M-1-3	案例评估与分析		√		母婴护理
				新生儿抚触	√			儿童护理
				母乳喂养指导			√	基础护理技术
		新生儿窒息的护理	M-1-4	案例评估与分析		√		母婴护理
				暖箱的使用			√	儿童护理
				气囊面罩的使用	√			急危重症护理
		新生儿呼吸窘迫综合征的护理	M-1-5	案例评估与分析	√			母婴护理
				暖箱的使用			√	儿童护理
				氧气吸入		√		基础护理技术

续表

模块名称	模块编号	项目名称	试题编号	测试技的能力与素质	难易程度			对应的课程
					较难	中等	较易	
母婴护理	M	产褥期患者的护理	M-1-6	案例评估与分析		√		母婴护理
				会阴擦洗			√	母婴护理
				会阴湿热敷		√		母婴护理
		妊娠高血压患者的护理	M-1-7	案例评估与分析	√			母婴护理
				四步触诊		√		母婴护理
				生命体征测量		√		基础护理技术
		妊娠糖尿病患者的护理	M-1-8	案例评估与分析	√			母婴护理
				四步触诊		√		母婴护理
				快速血糖测定			√	内科护理
		流产患者的护理	M-1-9	案例评估与分析		√		母婴护理
				会阴擦洗			√	母婴护理
				肌内注射	√			基础护理技术
		前置胎盘患者的护理	M-1-10	案例评估与分析		√		母婴护理
				会阴擦洗			√	母婴护理
				密闭式静脉输液	√			基础护理技术
		产后出血患者的护理	M-1-11	案例评估与分析	√			母婴护理
				生命体征测量			√	基础护理技术
				会阴湿热敷		√		母婴护理
		胎盘早剥患者的护理	M-1-12	案例评估与分析		√		母婴护理
				生命体征测量			√	基础护理技术
				密闭式静脉输液	√			基础护理技术
		产前检查患者的护理	M-1-13	案例评估与分析		√		母婴护理
				四步触诊		√		母婴护理
				生命体征测量			√	基础护理技术

续表

模块名称	模块编号	项目名称	试题编号	测试技的能力与素质	难易程度			对应的课程
					较难	中等	较易	
儿童护理	E	肺炎患儿的护理	E-2-1	案例评估与分析	√			儿童护理
				母乳喂养指导		√		儿童护理
				雾化吸入		√		基础护理技术
		急性肾炎患儿的护理	E-2-2	案例评估与分析	√			儿童护理
				体格测量			√	儿童护理
				卧有患者床更换床单		√		基础护理技术
		先天性心脏病患儿的护理	E-2-3	案例评估与分析	√			儿童护理
				体格测量			√	儿童护理
				氧气吸入		√		基础护理技术
		口炎患儿的护理	E-2-4	案例评估与分析	√			儿童护理
				体格测量			√	儿童护理
				口腔护理			√	基础护理技术
		小儿气管异物的护理	E-2-5	案例评估与分析		√		儿童护理
				气管异物的急救	√			急危重症护理
				氧气吸入		√		基础护理技术
		维生素 D 缺乏性佝偻病患儿的护理	E-2-6	案例评估与分析		√		儿童护理
				母乳喂养指导		√		儿童护理
				肌内注射	√			基础护理技术
		腹泻患儿的护理	E-2-7	案例评估与分析		√		儿童护理
				密闭式静脉输液	√			基础护理技术
				红臀的护理		√		儿童护理
		新生儿寒冷损伤综合征的护理	E-2-8	案例评估与分析		√		儿童护理
				暖箱的使用			√	儿童护理
				鼻饲	√			基础护理技术

续表

模块名称	模块编号	项目名称	试题编号	测试技的能力与素质	难易程度			对应的课程
					较难	中等	较易	
儿童护理	E	新生儿黄疸的护理	E-2-9	案例评估与分析		√		儿童护理
				母乳喂养指导		√		儿童护理
				静脉血标本采集	√			基础护理技术
		新生儿缺血缺氧性脑病的护理	E-2-10	案例评估与分析	√			儿童护理
				暖箱的使用			√	儿童护理
				静脉血标本采集	√			基础护理技术
		新生儿颅内出血的护理	E-2-11	案例评估与分析	√			儿童护理
				暖箱的使用			√	儿童护理
				氧气吸入		√		基础护理技术
		肾病综合征患儿的护理	E-2-12	案例评估与分析		√		儿童护理
				体格测量			√	儿童护理
				口服给药			√	基础护理技术
		急性上呼吸道感染患儿的护理	E-2-13	案例评估与分析			√	儿童护理
				母乳喂养指导		√		儿童护理
				静脉血标本采集	√			基础护理技术
		营养性缺铁性贫血患儿的护理	E-2-14	案例评估与分析		√		儿童护理
				体格测量			√	儿童护理
				静脉血标本采集	√			基础护理技术
		化脓性脑膜炎患儿的护理	E-2-15	案例评估与分析		√		儿童护理
				生命体征测量			√	基础护理技术
				密闭式静脉输液	√			基础护理技术
成人护理	C	支气管扩张患者的护理	C-3-1	案例评估与分析	√			内科护理
				雾化吸入		√		基础护理技术
				体位引流			√	内科护理

续表

模块名称	模块编号	项目名称	试题编号	测试技的能力与素质	难易程度			对应的课程
					较难	中等	较易	
成人护理	C	肺炎患者的护理	C-3-2	案例评估与分析		√		内科护理
				叩背排痰			√	内科护理
				皮内注射和皮试液配制	√			基础护理技术
		慢性阻塞性肺病患者的护理	C-3-3	案例评估与分析	√			内科护理
				氧气吸入		√		基础护理技术
				呼吸功能锻炼			√	内科护理
		高血压合并糖尿病患者的护理	C-3-4	案例评估与分析	√			内科护理
				胰岛素笔的使用			√	内科护理
				生命体征测量		√		基础护理技术
		心肌梗死患者的护理	C-3-5	案例评估与分析		√		内科护理
				心电图技术			√	健康评估
				卧有患者床更换床单		√		基础护理技术
		风湿性心脏病患者的护理	C-3-6	案例评估与分析	√			内科护理
				心瓣膜听诊		√		健康评估
				氧气吸入		√		基础护理技术
		急性胰腺炎患者的护理	C-3-7	案例评估与分析		√		内科护理
				腹部评估		√		健康评估
				密闭式静脉输液	√			基础护理技术
		肝炎患者的护理	C-3-8	案例评估与分析		√		内科护理
				腹部评估	√			健康评估
				穿、脱隔离衣		√		基础护理技术
		糖尿病患者的护理	C-3-9	案例评估与分析		√		内科护理
				快速血糖测定			√	内科护理
				胰岛素笔的使用			√	内科护理

续表

模块名称	模块编号	项目名称	试题编号	测试技的能力与素质	难易程度			对应的课程
					较难	中等	较易	
成人护理	C	甲状腺功能亢进患者的护理	C-3-10	案例评估与分析		√		内科护理
				甲状腺评估		√		健康评估
				静脉血标本采集	√			基础护理技术
		慢性肺源性心脏病患者的护理	C-3-11	案例评估与分析	√			内科护理
				心瓣膜听诊		√		健康评估
				氧气吸入			√	基础护理技术
		慢性呼吸衰竭患者的护理	C-3-12	案例评估与分析	√			内科护理
				氧气吸入			√	基础护理技术
				密闭式静脉输液	√			基础护理技术
		心绞痛患者的护理	C-3-13	案例评估与分析		√		内科护理
				氧气吸入			√	基础护理技术
				心电监护		√		健康评估
		肝性脑病患者的护理	C-3-14	案例评估与分析		√		内科护理
				病理反射检查			√	健康评估
				静脉血标本采集	√			基础护理技术
		急性白血病患者的护理	C-3-15	案例评估与分析		√		内科护理
				静脉血标本采集	√			基础护理技术
				密闭式静脉输液	√			基础护理技术
		脑梗死患者的护理	C-3-16	案例评估与分析		√		内科护理
				病理反射检查			√	健康评估
				鼻饲	√			基础护理技术
		脑出血患者的护理	C-3-17	案例评估与分析		√		外科护理
				头颈部评估		√		健康评估
				鼻饲	√			基础护理技术

续表

模块名称	模块编号	项目名称	试题编号	测试技的能力与素质	难易程度			对应的课程
					较难	中等	较易	
成人护理	C	蛛网膜下腔出血患者的护理	C-3-18	案例评估与分析	√			外科护理
				病理反射检查		√		健康评估
				脑膜刺激征检查		√		健康评估
		过敏性休克患者的护理	C-3-19	案例评估与分析		√		外科护理
				皮内注射和皮试液配制	√			基础护理技术
				心肺复苏		√		急危重症护理
		心脏骤停患者的护理	C-3-20	案例评估与分析		√		急危重症护理
				心肺复苏		√		急危重症护理
				密闭式静脉输液	√			基础护理技术
		淹溺患者的护理	C-3-21	案例评估与分析	√			急危重症护理
				气囊面罩的使用		√		急危重症护理
				氧气吸入		√		基础护理技术
		上消化道大出血并休克患者的护理	C-3-22	案例评估与分析		√		急危重症护理
				心电监护			√	健康评估
				密闭式静脉输液	√			基础护理技术
		噎食患者的护理	C-3-23	案例评估与分析		√		急危重症护理
				气管异物的急救			√	急危重症护理
				氧气吸入		√		基础护理技术
		腹外疝患者的护理	C-3-24	案例评估与分析		√		外科护理
				肌内注射	√			基础护理技术
				外科洗手、穿无菌手术衣、戴无菌手套	√			外科护理
		痔患者的护理	C-3-25	案例评估与分析		√		外科护理
				大量不保留灌肠			√	基础护理技术
				外科洗手、穿无菌手术衣、戴无菌手套	√			外科护理

续表

模块名称	模块编号	项目名称	试题编号	测试技的能力与素质	难易程度			对应的课程
					较难	中等	较易	
成人护理	C	机械性肠梗阻患者的护理	C-3-26	案例评估与分析		√		外科护理
				胃肠减压	√			外科护理
				口腔护理			√	基础护理技术
		前列腺增生患者的护理	C-3-27	案例评估与分析		√		外科护理
				留置导尿	√			基础护理技术
				膀胱冲洗			√	外科护理
		结肠癌患者的护理	C-3-28	案例评估与分析		√		外科护理
				静脉血标本采集	√			基础护理技术
				肠造口护理	√			外科护理
		颅脑外伤患者的护理	C-3-29	案例评估与分析		√		外科护理
				电动吸引器吸痰		√		基础护理技术
				气管切开的护理	√			外科护理
		颅脑外伤患者的护理	C-3-30	案例评估与分析		√		外科护理
				口腔护理			√	基础护理技术
				气管切开的护理	√			外科护理
		胆石症患者的护理	C-3-31	案例评估与分析		√		外科护理
				腹部评估	√			健康评估
				T 管引流护理		√		外科护理
		乳腺癌患者的护理	C-3-32	案例评估与分析		√		外科护理
				留置导尿	√			基础护理技术
				常用手术器械识别、使用与传递		√		外科护理
		阑尾炎患者的护理	C-3-33	案例评估与分析		√		外科护理
				无菌技术	√			基础护理技术
				换药		√		外科护理

续表

模块名称	模块编号	项目名称	试题编号	测试技的能力与素质	难易程度			对应的课程
					较难	中等	较易	
成人护理	C	外伤患者踝关节包扎的护理	C-3-34	案例评估与分析		√		外科护理
				生命体征测量			√	基础护理技术
				四肢绷带包扎			√	外科护理
		外伤患者腕关节包扎的护理	C-3-35	案例评估与分析		√		外科护理
				生命体征测量		√		基础护理技术
				四肢绷带包扎			√	外科护理
		外伤患者踝关节包扎的护理	C-3-36	案例评估与分析		√		外科护理
				换药		√		外科护理
				四肢绷带包扎			√	外科护理
		结肠癌患者术后的护理	C-3-37	案例评估与分析		√		外科护理
				口腔护理			√	基础护理技术
				肠造口护理	√			外科护理
		颅脑外伤患者术前的护理	C-3-38	案例评估与分析		√		外科护理
				脑膜刺激征检查		√		健康评估
				外科洗手、穿无菌手术衣、戴无菌手套	√			外科护理
老年护理	L	老年高血压患者的护理	L-4-1	案例评估与分析	√			老年护理
				口服给药			√	基础护理技术
				老年人跌倒的预防			√	老年护理
		帕金森病患者的护理	L-4-2	案例评估与分析	√			老年护理
				口服给药			√	基础护理技术
				老年人饮食照护			√	老年护理
		阿尔茨海默病患者的护理	L-4-3	案例评估与分析	√			老年护理
				压疮的预防		√		老年护理
				轮椅的使用			√	老年护理

续表

模块名称	模块编号	项目名称	试题编号	测试技的能力与素质	难易程度			对应的课程
					较难	中等	较易	
老年护理	L	老年骨折患者的护理	L-4-4	案例评估与分析	√			老年护理
				口腔护理			√	基础护理技术
				老年人饮食照护		√		老年护理
		肩周炎患者的护理	L-4-5	案例评估与分析		√		老年护理
				拔罐	√			中医护理
				老年人睡眠照护		√		老年护理
		骨质疏松患者的护理	L-4-6	案例评估与分析		√		老年护理
				助行器的使用	√			老年护理
				老年人跌倒的预防			√	老年护理
		养老机构失能老人的护理	L-4-7	案例评估与分析		√		老年护理
				轮椅的使用			√	老年护理
				卧有患者床更换床单	√			基础护理技术
		老年焦虑症患者的护理	L-4-8	案例评估与分析	√			老年护理
				压疮的预防		√		老年护理
				老年人睡眠照护			√	老年护理
		脑卒中患者的护理	L-4-9	案例评估与分析		√		老年护理
				口服给药			√	基础护理技术
				压疮的预防		√		老年护理
		老年冠状动脉粥样硬化性心脏病患者的护理	L-4-10	案例评估与分析		√		老年护理
				氧气吸入			√	基础护理技术
				老年人睡眠照护			√	老年护理
		老年糖尿病患者的护理	L-4-11	案例评估与分析		√		老年护理
				糖尿病患者食谱制定		√		内科护理
				老年人跌倒的预防			√	老年护理

续表

模块名称	模块编号	项目名称	试题编号	测试技的能力与素质	难易程度			对应的课程
					较难	中等	较易	
老年护理	L	老年糖尿病患者的护理	L-4-12	案例评估与分析		√		老年护理
				快速血糖测定			√	内科护理
				糖尿病患者食谱制定		√		内科护理
		脑卒中患者的护理	L-4-13	案例评估与分析		√		老年护理
				压疮的预防		√		老年护理
				老年人饮食照护		√		老年护理
		慢性阻塞性肺病患者的护理	L-4-14	案例评估与分析		√		老年护理
				叩背排痰			√	内科护理
				氧气吸入			√	基础护理技术
		老年抑郁症患者的护理	L-4-15	案例评估与分析	√			老年护理
				口服给药			√	基础护理技术
				老年人睡眠照护			√	老年护理

一、案例

模块一　母婴护理

M-1-1　早产儿的护理

（一）任务描述

患儿，女，孕 34 周平产出生，出生体重 1.98 kg，Apgar 评分 1 分钟 6 分，10 分钟 7 分，吸奶无力。体格检查：体温 35.8 ℃，心肺无异常，腹平软。

任务 1：请对患儿行护理评估，并提出主要的护理问题，从病情观察、协助治疗、心理护理、人文沟通及健康教育等方面，针对首优护理问题提出有针对性的护理措施，并评估护理措施的有效性。

任务 2：请将患儿置于暖箱中实施保暖护理。

任务 3：请为患儿进行鼻饲操作保证营养。

（二）实施条件

类型	基本实施条件	备注
场地	（1）新生儿模拟病房；（2）模拟治疗室；（3）处置室	
资源	（1）新生儿辐射台；（2）早产儿模型；（3）治疗车、备用生活垃圾桶、医用垃圾桶	
用物	暖箱的使用用物：（1）手消毒剂；（2）暖箱；（3）蒸馏水；（4）无菌布床单；（5）尿片；（6）患儿衣裤；（7）体温计 鼻饲用物：（1）胃管包（弯盘、镊子、止血钳、压舌板、纱布）；（2）治疗巾；（3）无菌手套；（4）胃管；（5）液体石蜡油；（6）棉签；（7）胶布；（8）听诊器；（9）手电筒；（10）试水碗；（11）注食器或 10 mL 注射器；（12）别针；（13）橡皮筋；（14）标识贴；（15）弯盘；（16）水温计；（17）适量温开水；（18）鼻饲液处置卡；（19）洗手液	工作服、帽子、挂表由主考学校准备
考评员	每 10 名学生配备 1 名考评员，考评员要求具备中级以上职称	

（三）考核时量

任务 1：案例评估与分析 30 分钟。

任务 2：暖箱的使用 15 分钟（其中用物准备 5 分钟，操作 10 分钟）。

任务 3：鼻饲 30 分钟（其中用物准备 15 分钟，操作 15 分钟）。

（四）评分标准

任务 1：

1. 护理评估

检查患儿无气促，轻微发绀，体温稍低，听诊患儿肺部无啰音。

2. 护理问题

（1）营养失调：低于机体需要量，与早产有关。

（2）有体温过低的危险：与体重过轻、皮下脂肪薄有关。

（3）有感染的危险：与喂养困难致营养水平过低有关。

3. 护理目标

（1）患儿营养状况正常。

（2）患儿体温恢复正常。

（3）患儿未出现感染。

4. 护理措施

（1）环境：室内温度应保持在 24 ~ 26 ℃，相对湿度为 55% ~ 65%。

（2）合理喂养：严格按照鼻饲喂养的要求给予营养，密切观察患儿的消化情况，并做好鼻饲管护理及口腔护理。

（3）加强消毒管理，防止交叉感染，严格遵守操作规程。

（4）病情观察：密切监测呼吸、心率、体温等。准确记录24小时出入量，每日晨起空腹测体重1次，并记录，维持有效呼吸，给予氧气吸入。

（5）预防出血：遵医嘱肌内注射维生素K_1，连用3天。

（6）预防感染：加强口腔、皮肤及脐部的护理。

5. 护理效果评价

（1）患儿营养状况是否正常。

（2）患儿体温是否正常。

（3）患儿是否出现感染。

任务2：见模块一　母婴护理　表M-4　暖箱的使用评分标准。

任务3：见模块三　成人护理　表C-36　鼻饲评分标准。

M-1-2　足月儿的护理

（一）任务描述

吴某，女，28岁，顺产一男婴。新生儿出生后第2天，生命体征平稳。

任务1：请你对该男婴进行护理评估，并提出主要的护理问题，从病情观察、协助治疗、心理护理、人文沟通及健康教育等方面，针对首优护理问题提出有针对性的护理措施，并评估护理措施的有效性。

任务2：请对该男婴进行新生儿沐浴。

任务3：请对该男婴进行维生素K_1 1 mg皮下注射。

（二）实施条件

类型	基本实施条件	备注
场地	（1）模拟新生儿护理室；（2）处置室	
资源	新生儿沐浴资源：（1）沐浴室；（2）新生儿沐浴模型；（3）新生儿床单位；（4）背景音乐；（5）新生儿家长（主考学校准备）；（6）医用垃圾桶、生活垃圾桶；（7）室温计 皮下注射资源：（1）病床；（2）志愿者（主考学校随机指定）；（3）生活垃圾桶、医用垃圾桶、锐器盒；（4）屏风；（5）皮下注射模型	

续表

类型	基本实施条件	备注
用物	新生儿沐浴用物：（1）尿片；（2）新生儿衣裤；（3）浴巾；（4）婴儿洗发沐浴液；（5）手消毒剂；（6）病历本；（7）笔；（8）水温计；（9）5% 鞣酸软膏；（10）指甲剪；（11）无菌棉签；（12）小毛巾 2 条；（13）75% 酒精 皮下注射用物：（1）注射盘；（2）无菌纱布；（3）皮肤消毒剂；（4）弯盘；（5）维生素 K_1；（6）砂轮和启瓶器；（7）注射卡、无菌棉签和笔；（8）1 mL 注射器；（9）急救盒（内备 0.1% 盐酸肾上腺素、地塞米松、砂轮和注射器）；（10）吸痰管、氧气导管、氧气及吸引装置（口述）；（11）手消毒剂；（12）病历本及护理记录单（按需准备）	工作服、帽子、口罩、挂表由主考学校准备
考评员	每 10 名学生配备 1 名考评员，考评员要求具备中级以上职称	

（三）考核时量

任务 1：案例评估与分析 30 分钟。

任务 2：新生儿沐浴 30 分钟（其中用物准备 10 分钟，操作 20 分钟）。

任务 3：皮下注射 20 分钟（其中用物准备 10 分钟，操作 10 分钟）。

（四）评分标准

任务 1：

1. 护理评估

评估新生儿出生后器官功能是否完善，适应能力如何，保暖如何，有无护理不当和消毒隔离制度不严。

2. 护理问题

（1）有窒息的危险：与呛奶、呕吐有关。

（2）有感染的危险：与新生儿免疫功能不足及皮肤黏膜屏障功能较差有关。

3. 护理目标

（1）新生儿未出现窒息。

（2）新生儿体温稳定。

（3）新生儿未出现感染。

4. 护理措施

（1）保持呼吸道通畅：新生儿娩出后，一切操作均应在保暖条件下进行。在新生儿开始呼吸前应迅速清除口鼻的黏液及羊水，以免引起吸入性肺炎。保持新生儿舒适体位，如仰卧时避免颈部前屈或过度后仰，俯卧时头侧向一侧。专人看护，经常检查鼻孔是否通畅，清除鼻孔内分泌物，避免物品阻挡新生儿口鼻。

（2）维持体温的稳定

1）保暖：新生儿出生后应立即擦干身体，用温暖的毛巾包裹，以减少辐射、对流及蒸发散热，并应因地制宜采取不同的保暖措施，使新生儿处于适中温度。保暖方法有戴帽、母亲胸前怀抱、母亲“袋鼠”式怀抱、应用热水袋、婴儿暖箱和远红外辐射床等。此外接触新生儿的手、仪器、物品等均应保持温暖。

2）新生儿室条件：新生儿室应安置在阳光充足、空气流通的朝南区域。室内最好备有空调和空气净化设备，保持室温在 22 ~ 24 ℃ ，相对湿度在 55% ~ 65%，每张床最好占用 3 ㎡的空间，床间距宜在 1 m 以上。

（3）预防感染

1）建立消毒隔离制度和完善的清洗设施：要求人人严格遵守，入室更衣换鞋，接触新生儿前后勤洗手，避免交叉感染。每季度对工作人员做 1 次咽拭子培养，对带菌者及患感染性疾病者应暂时调离新生儿室。病室应该使用湿式清洁法进行日常清洁，每天用紫外线行空气消毒 30 分钟以上，并要定期进行全面的清洁消毒。

2）脐部的处理：一般在新生儿娩出后立即结扎脐带，遵守无菌操作原则，消毒处理好脐带残端。每日检查脐部，并用 75% 酒精消毒，保持脐部皮肤干燥，防止脐炎发生。如有感染可用 3%过氧化氢溶液清洗，再用 3%碘酊消毒，或局部使用抗生素。

3）皮肤的护理：新生儿出生后，初步处理皮肤皱褶处的血迹，擦干皮肤后给予包裹。每天沐浴 1 次，达到清洁皮肤和促进血液循环的目的。同时检查皮肤黏膜完整性及有无肛周脓肿等情况。

5. 护理效果评价

（1）新生儿有无窒息。

（2）新生儿体温是否恒定。

（3）新生儿有无感染。

任务 2：见模块一　母婴护理　表 M–5　新生儿沐浴评分标准。

任务 3：见模块二　儿童护理　表 E–4　皮下注射评分标准。

M–1–3　足月儿的护理

（一）任务描述

阳某，女，30 岁，足月顺产一女婴，体重 3400 g，身长 50 cm，Apgar 评分 1 分钟 10 分。第 2 天查新生儿体温 37.0 ℃（肛温），脉搏 132 次 / 分，呼吸 41 次 / 分，精神好，母乳喂养，已排胎便 5 次，小便 4 次。

任务 1：请对女婴行护理评估，提出主要的护理问题，制定有针对性的护理措施，并评估护理措施的有效性。

任务 2：请对女婴进行新生儿抚触。

任务 3：请进行母乳喂养指导。

（二）实施条件

类型	基本实施条件	备注
场地	（1）模拟新生儿护理室；（2）处置室	
资源	（1）抚触台；（2）新生儿抚触模型；（3）新生儿床单位；（4）背景音乐；（5）新生儿家长（主考学校准备）；（6）医用垃圾桶、生活垃圾桶；（7）室温计	
用物	新生儿抚触用物：（1）尿片；（2）新生儿衣裤；（3）浴巾；（4）婴儿润肤油；（5）手消毒剂；（6）病历本；（7）笔 母乳喂养指导用物：（1）床单位；（2）婴儿床单位；（3）产妇（由主考学校准备志愿者）；（4）靠背椅；（5）踏板；（6）处置室设有洗手设备；（7）哺乳抱枕；（8）屏风；（9）室温计；（10）脸盆；（11）温开水壶（内盛 39 ~ 41 ℃温开水）；（12）小毛巾；（13）手消毒剂；（14）病历本；（15）笔	工作服、帽子、口罩、挂表由主考学校准备
考评员	每 10 名学生配备 1 名考评员，考评员要求具备中级以上职称	

（三）考核时量

任务 1：案例评估与分析 30 分钟。

任务 2：新生儿抚触 30 分钟（其中用物准备 15 分钟，操作 15 分钟）。

任务 3：母乳喂养指导 30 分钟（其中用物准备 10 分钟，操作 20 分钟）。

（四）评分标准

任务 1：

1. 护理评估

评估新生儿出生后器官功能是否完善；适应能力如何；保暖如何；有无护理不当和消毒隔离制度不严。

2. 护理问题

（1）有窒息的危险：与呛奶、呕吐有关。

（2）有感染的危险：与新生儿免疫功能不成熟及皮肤黏膜屏障功能差有关。

3. 护理目标

（1）新生儿呼吸道通畅，无呛奶、溢乳。

（2）新生儿未发生感染。

4. 护理措施

（1）保持呼吸道通畅：新生儿娩出后，一切操作均应在保暖条件下进行。在新生儿开始呼吸前应迅速清除口鼻的黏液及羊水，以免引起吸入性肺炎。保持新生儿舒适体位，如仰卧时避免颈部前屈或过度后仰，俯卧时头侧向一侧。专人看护，经常检查鼻孔是否通畅，清除鼻孔内分泌物，避免物品阻挡新生儿口鼻。

（2）维持体温的稳定

1）保暖：新生儿出生后应立即擦干身体，用温暖的毛巾包裹，以减少辐射、对流及蒸发散热，并应因地制宜采取不同的保暖措施，使新生儿处于适中温度。保暖方法有戴帽、母亲胸前怀抱、母亲“袋鼠”式怀抱、应用热水袋、婴儿暖箱和远红外辐射床等。此外接触新生儿的手、仪器、物品等均应预热。

2）新生儿室条件：新生儿室应安置在阳光充足、空气流通的朝南区域。室内最好备有空调和空气净化设备，保持室温在 22 ~ 24 ℃，相对湿度在 55% ~ 65%，每张床最好占用 3 m^2 的空间，床间距宜在 1 m 以上。

（3）预防感染

1）建立消毒隔离制度和完善的清洗设施：入室更衣换鞋，接触新生儿前后勤洗手，避免交叉感染。每季度对工作人员做 1 次咽拭子培养，对带菌者及患感染性疾病者应暂时调离新生儿室。病室应该使用湿式清洁法进行日常清洁，每天用紫外线行空气消毒 30 分钟以上，并要定期进行全面的清洁消毒。

2）脐部的处理：一般在新生儿娩出后立即结扎脐带，遵守无菌操作原则，消毒处理好脐带残端。每日检查脐部，并用 75%酒精消毒，保持脐部皮肤干燥，防止脐炎发生。如有感染可用 3% 过氧化氢溶液清洗，再用 3% 碘酊消毒，或局部使用抗生素。

3）皮肤的护理：新生儿出生后，初步处理皮肤皱褶处的血迹，擦干皮肤后给予包裹。每天沐浴 1 次，达到清洁皮肤和促进血液循环的目的。同时检查皮肤黏膜完整性及有无肛周脓肿等情况。

（4）母乳喂养指导

正常足月儿提倡早哺乳，一般出生后半小时内即可让母亲怀抱新生儿使其吸吮，以促进乳汁分泌，并可防止低血糖。鼓励按需哺乳。无法母乳喂养者，先试喂 5% ~ 10% 葡萄糖水，无消化道畸形、吸吮和吞咽功能良好者可给予配方乳。人工喂养者，奶具专用并严格消毒，奶汁流速以连续滴入为宜。奶量以喂奶后新生儿安静、不吐、无腹胀和出现理想的体重增长为标准。

5. 护理效果评价

（1）新生儿是否呼吸平稳，有无呛奶、溢乳现象。

（2）新生儿体温是否在正常范围。

（3）新生儿有无感染发生。

任务 2：见模块一　母婴护理　表 M-6　新生儿抚触评分标准。

任务 3：见模块一　母婴护理　表 M-7　母乳喂养指导评分标准。

M-1-4　新生儿窒息的护理

（一）任务描述

患儿，男，孕 31 周出生，出生后 1 分钟，全身皮肤苍白，呼吸弱而不规则，心率 60 次 / 分，四肢瘫软，喉反射消失，胎脂少。

任务 1：请对患儿进行护理评估，提出主要的护理问题，制定有针对性的护理措施，并评估护理措施的有效性。

任务 2：请为该患儿进行暖箱护理。

任务 3：请为该患儿使用气囊面罩（此护理相关内容需相应教研室审核把关）。

（二）实施条件

类型	基本实施条件	备注
场地	（1）模拟产房；（2）模拟治疗室；（3）处置室	
资源	（1）新生儿辐射台；（2）新生儿模型；（3）处置室备有生活垃圾桶、医用垃圾桶	
用物	气囊面罩的使用用物：（1）性能完好的气囊面罩（呼吸囊、6 个阀门、氧气面罩、衔接管、储气袋）；（2）氧气装置；（3）氧气连接管；（4）纱布；（5）听诊器；（6）治疗盘；（7）挂表；（8）弯盘；（9）护理记录单；（10）笔；（11）手消毒剂 暖箱的使用用物：（1）手消毒剂；（2）暖箱；（3）蒸馏水；（4）无菌布床单；（5）尿片；（6）患儿衣裤；（7）体温计	工作服、帽子、挂表由主考学校准备
考评员	每 10 名学生配备 1 名考评员，考评员要求具备中级以上职称	

（三）考核时量

任务 1：案例评估与分析 30 分钟。

任务 2：暖箱的使用 15 分钟（其中用物准备 5 分钟，操作 10 分钟）。

任务 3：气囊面罩的使用 10 分钟（其中用物准备 5 分钟，操作 5 分钟）。

（四）评分标准

任务 1：

1. 护理评估

询问孕母健康情况，胎儿有无宫内窒息，胎动是否正常，分娩时有无脐带绕颈，羊水是否浑浊，听诊患儿双肺呼吸音是否清晰，体温情况；评估患儿父母文化程度，对本病的病因、性质、治疗及预后的认识程度。

2. 护理问题

（1）自主呼吸受损：与缺氧所致的呼吸中枢抑制有关。

（2）气体交换受损：与呼吸道内存在羊水、黏液有关。

（3）体温过低：与缺氧、环境温度低有关。

（4）有感染的危险：与免疫力低下有关。

（5）恐惧（家长）：与患儿病情危重及预后不良有关。

3. 护理目标

（1）患儿能维持自主呼吸。

（2）患儿气体交换正常。

（3）患儿体温保持正常。

（4）患儿未发生感染。

（5）家长能正确认识疾病，焦虑缓解。

4. 护理措施

（1）维持自主呼吸，保持呼吸道通畅：积极配合医师，按 ABCDE 程序实施复苏；清理呼吸道；以正压通气建立呼吸；恢复循环；药物治疗；评价。

（2）保暖：置患儿于 34 ℃新生儿辐射台，立即揩干体表的羊水及血迹，减少散热。病情稳定后置暖箱中保暖。

（3）预防感染：加强环境管理，操作过程中应严格执行无菌消毒隔离制度。

（4）向家长介绍疾病，进行心理疏导。

5. 护理效果评价

（1）患儿自主呼吸是否恢复，呼吸道是否通畅。

（2）患儿体温是否恢复正常范围。

（3）患儿是否发生感染。

（4）家长对疾病是否感到恐惧，焦虑是否缓解。

任务 2：见模块一　母婴护理　表 M–4　暖箱的使用评分标准。

任务 3：见模块三　成人护理　表 C–3　气囊面罩的使用评分标准。

M-1-5　新生儿呼吸窘迫综合征的护理

（一）任务描述

患儿系早产儿，自然分娩，出生后4小时出现呼吸困难，加重2小时，拒乳，口唇发绀，三凹征明显，肺部听诊呼吸音减低。胸部X线：肺透明度低，并有细小斑点及网状阴影。诊断为新生儿呼吸窘迫综合征。

任务1：请对患儿进行护理评估，提出主要的护理问题，制定有针对性的护理措施，并评估护理措施的有效性。

任务2：请为该患儿进行暖箱护理。

任务3：请为该患儿进行氧气吸入（此护理相关内容需相应教研室审核把关）。

（二）实施条件

类型	基本实施条件	备注
场地	（1）模拟病房；（2）模拟治疗室；（3）处置室	
资源	（1）病床；（2）模拟人；（3）处置室备有生活垃圾桶、医用垃圾桶	
用物	暖箱的使用用物：（1）手消毒剂；（2）暖箱；（3）蒸馏水；（4）无菌布床单；（5）尿片；（6）患儿衣裤；（7）体温计 氧气吸入用物：（1）听诊器；（2）氧气筒；（3）氧气表；（4）湿化瓶（内盛蒸馏水或冷开水或20% ~ 30%酒精，1/3 ~ 1/2满）；（5）通气管；（6）一次性双腔鼻导管；（7）无菌纱布2块；（8）小药杯盛冷开水；（9）棉签；（10）笔；（11）弯盘；（12）剪刀；（13）扳手；（14）输氧卡；（15）手消毒剂；（16）手电筒；（17）病历本及护理记录单（按需准备）	工作服、帽子、挂表由主考学校准备
考评员	每10名学生配备1名考评员，考评员要求具备中级以上职称	

（三）考核时量

任务1：案例评估与分析30分钟。

任务2：暖箱的使用15分钟（其中用物准备5分钟，操作10分钟）。

任务3：氧气吸入20分钟（其中用物准备10分钟，操作10分钟）。

（四）评分标准

任务1：

1. 护理评估

询问患儿是否是早产儿、窒息新生儿，有无低体温、前置胎盘、胎盘早剥、低血容量、母亲低血压及糖尿病等情况，听诊患儿双肺呼吸音是否清晰；评估患儿父母对本病病因、治疗及预后的认识程度。

2. 护理问题

（1）自主呼吸受损：与缺乏肺泡表面活性物质导致肺不张、呼吸困难有关。

（2）气体交换受损：与肺泡表面活性物质缺乏、肺泡萎缩、肺透明膜形成有关。

（3）体温过低：与缺氧、早产有关。

（4）有感染的危险：与免疫力低下有关。

3. 护理目标

（1）患儿能维持自主呼吸。

（2）患儿气体交换正常。

（3）患儿体温保持正常。

（4）患儿未发生感染。

4. 护理措施

（1）一般护理

①保持呼吸道通畅。

②保暖：置患儿于适中温度环境中，相对湿度在 55% ~ 65%，使患儿皮肤温度保持在 36.5 ℃左右。

③喂养：保证营养供给，不能吸乳、吞咽者可用鼻饲法或静脉补充营养。

④预防感染：做好各项消毒隔离工作。

（2）病情观察：监测患儿生命体征，若有变化及时通知医师。

（3）对症护理：供氧及辅助呼吸。

（4）用药护理：协助医师尽早将肺泡表面活性物质由气管导管直接滴入肺内。

（5）心理护理：向家长介绍疾病，进行心理疏导。

5. 护理效果评价

（1）患儿自主呼吸是否恢复，呼吸道是否通畅。

（2）患儿体温是否恢复正常范围。

（3）患儿是否发生感染。

任务 2：见模块一　母婴护理　表 M–4　暖箱的使用评分标准。

任务 3：见模块四　老年护理　表 L–11　氧气吸入评分标准。

M–1–6　产褥期患者的护理

（一）任务描述

王某，女，29 岁，会阴侧切分娩一活男婴，产后第 2 天。自诉下腹部阵发性胀痛，哺乳时加剧。体格检查：体温 37.3 ℃，脉搏 84 次/分，血压 113/83 mmHg，呼吸 18 次/分。子宫底脐下 2 指，收缩良好。恶露为红色，量少，无臭味。会阴切口微红，明显水肿，无脓性分泌物。乳房充盈可，无胀痛。

任务 1：请你对王某进行护理评估，提出主要的护理问题，制定有针对性的护理措施，并评估护理措施的有效性。

任务 2：请为王某进行会阴擦洗。

任务 3：请为王某进行会阴湿热敷。

（二）实施条件

类型	基本实施条件	备注
场地	（1）模拟病房；（2）模拟治疗室；（3）处置室	环境符合操作要求
资源	（1）病床；（2）志愿者（主考学校随机指定）；（3）处置室设有洗手设备、生活垃圾桶、医用垃圾桶；（4）屏风	设备完好、准备齐全
用物	（1）一次性垫巾 1 块；（2）一次性治疗巾 1 块；（3）会阴垫 1 块；（4）无菌弯盘 2 个；（5）镊子 2 把；（6）无菌纱布若干；（7）棉垫；（8）大、小棉签各 1 包；（9）医用凡士林；（10）0.02% 碘伏；（11）带盖搪瓷罐（装有煮沸的 50% 硫酸镁或 95% 酒精）；（12）无菌治疗碗（杯）1 个；（13）水温计；（14）手消毒剂；（15）必要时备热源袋或红外线灯	操作者工作服、帽子、口罩等由主考学校准备
考评员	每 10 名学生配备 1 名考评员，考评员要求具备中级以上职称	

（三）考核时量

任务 1：案例评估与分析 30 分钟。

任务 2：会阴擦洗 20 分钟（其中用物准备 10 分钟，操作 10 分钟）。

任务 3：会阴湿热敷 20 分钟（其中用物准备 10 分钟，操作 10 分钟）。

（四）评分标准

任务 1：

1. 护理评估

（1）询问并查询产妇妊娠期有无感染；分娩过程是否顺利；产后出血量及会阴撕裂程度。

（2）了解产妇产前及产后 3 天内体温、脉搏、呼吸、血压情况；了解宫底高度及子宫收缩情况；观察恶露的量、颜色及气味；检查会阴伤口愈合情况、水肿的严重程度；检查乳房有无平坦或凹陷乳头，乳房胀痛或乳汁淤积的程度。

（3）了解产妇的心理状况及社会支持状况。

2. 护理问题

（1）疼痛：与产后宫缩痛、会阴伤口红肿有关。

（2）舒适度的改变：与产后宫缩痛、会阴切开及恶露有关。

（3）焦虑：与担心产褥期预后有关。

（4）有感染的危险：与会阴伤口红肿有关。

3. 护理目标

（1）产后 2 ~ 3 天宫缩痛逐渐减轻、消失。

（2）产妇表示不适程度逐渐减轻。

（3）产妇情绪逐渐稳定，能够配合治疗、护理。

（4）产妇会阴水肿消失，未发生感染。

4. 护理措施

（1）一般护理：提供良好的休息环境，指导产妇合理摄取营养和保证充足睡眠，鼓励产妇适当活动，做产后保健操，促进康复。

（2）病情观察：密切监测生命体征变化，注意子宫收缩、宫底高度、恶露情况。

（3）会阴护理：①密切观察会阴侧切伤口，注意水肿程度及有无感染；②勤换会阴垫，大便后用水清洗，保持会阴部清洁，用 0.02% 碘伏或 0.2% 苯扎溴铵擦洗会阴，每日 2 ~ 3 次；③嘱产妇取会阴伤口对侧卧位；④遵医嘱予 50% 硫酸镁会阴湿热敷或远红外线灯照射，每日 2 次，促进水肿消退及伤口愈合。

（4）母乳喂养指导：对产妇进行母乳喂养知识和技能的评估，鼓励并指导母乳喂养。

（5）心理护理：向产妇及其家属讲解产褥期相关知识，减轻产妇的心理负担，缓解其焦虑心情。

5. 护理效果评价

（1）产后 2 ~ 3 天宫缩痛是否减轻、消失。

（2）产妇舒适度是否提升。

（3）产妇是否情绪稳定，积极配合治疗和护理。

（4）产妇是否发生感染。

任务 2：见模块一　母婴护理　表 M–3　会阴擦洗评分标准。

任务 3：见模块一　母婴护理　表 M–9　会阴湿热敷评分标准。

M–1–7　妊娠高血压患者的护理

（一）任务描述

王某，女，28 岁。停经 34^{+1} 周，尿蛋白（+++），水肿（++），血压 160 / 110 mmHg。询问病史：患者末次月经时间 2014 年 5 月 27 日。停经 1 月余有恶心、呕吐，停经 3 个月自愈，停经 4 个月开始感胎动。在当地医院产前检查 3 次，于孕 30 周检查时发现尿蛋白（++），血压 120/80 mmHg，无水肿。孕 32 周时发现血压升高，并水肿，尿蛋白（+++），入院对症处理（措施不详）2 周，症状未见好转，遂转院治疗。无高血压、肾炎等慢性病史，无外伤手术史、药物过敏史。婚育史：结婚 2 年，1 年前人工流产 1 次。诊断为妊娠高血压。

任务 1：请你对王某进行护理评估，提出主要的护理问题，制定有针对性的护理措施，并评估护理措施的有效性。

任务 2：请对王某进行四步触诊。

任务 3：请给王某进行生命体征测量（此护理相关内容需相应教研室审核把关）。

（二）实施条件

类型	基本实施条件	备注
场地	（1）模拟病房；（2）模拟治疗室；（3）处置室	
资源	（1）床单位；（2）孕妇产前检查模型；（3）医用垃圾桶、生活垃圾桶；（4）屏风；（5）志愿者（主考学校随机指定）	
用物	四步触诊用物：（1）软尺；（2）笔；（3）胎心听诊器；（4）孕产妇保健手册；（5）手消毒剂 生命体征测量用物：（1）治疗盘：内备清洁、干燥的容器，放已消毒的体温计（水银柱甩至 35 ℃以下）；（2）盛有消毒液的容器；（3）血压计；（4）听诊器；（5）表（有秒针）；（6）弯盘；（7）记录本和笔；（8）手消毒剂；（9）一次性袖带垫巾；（10）干棉球；（11）卫生纸；（12）润滑油；（13）病历本及护理记录单（按需准备）	
测评专家	每 10 名学生配备 1 名考评员，考评员要求具备中级以上职称	

（三）考核时量

任务 1：案例评估与分析 30 分钟。

任务 2：四步触诊 20 分钟（其中用物准备 10 分钟，操作 10 分钟）。

任务 3：生命体征测量 30 分钟（其中用物准备 15 分钟，操作 15 分钟）。

（四）评分标准

任务 1：

1. 护理评估

询问孕妇既往有无高血压病史，妊娠后血压变化，有无蛋白尿及水肿，家族中有无高血压病史，是否存在高危的因素，有无头痛、视力改变，有无上腹部不适等。

2. 护理问题

（1）有受伤的危险：与子痫患者发生抽搐、昏迷及应用硫酸镁中毒有关。

（2）体液过多：与增大的子宫压迫下腔静脉使血液回流受阻或营养不良性低蛋白血症、水钠潴留有关。

（3）潜在并发症：胎盘早剥、急性肾衰竭、脑出血等。

3. 护理目标

（1）孕妇病情控制良好，未发生子痫及硫酸镁中毒。

（2）孕妇水肿减轻或消失。

（3）孕妇并发症得到及时发现和正确处理。

4. 护理措施

（1）妊娠高血压的预防指导

1）加强孕期教育：重视孕期健康教育工作，使孕妇及其家属了解妊娠高血压的知识及其对母儿的危害，从而促使孕妇自觉于妊娠早期开始接受产前检查，并主动坚持定期产检，以便及时发现异常，及时得到治疗和指导。

2）休息及饮食指导：孕妇应采取左侧卧位休息以增加胎盘绒毛血供，同时保持心情愉快，有助于妊娠高血压的预防。指导孕妇合理饮食，减少过量脂肪和盐的摄入，增加蛋白质、维生素及富含铁、钙、锌食物的摄入，对预防妊娠高血压有一定作用。

（2）一般护理

1）保证休息：建议孕妇住院治疗。保证充分的睡眠，每日休息不少于 10 小时。在休息和睡眠时以左侧卧位为宜，左侧卧位可减轻子宫对腹主动脉、下腔静脉的压迫，使回心血量增加，改善子宫胎盘的血供。

2）调整饮食：食盐不必严格限制，因为长期低盐饮食可引起低钠血症，易发生产后血液循环衰竭。而且低盐饮食也会影响食欲，减少蛋白质的摄入，对母儿均不利。

3）密切监护母儿状态：询问孕妇是否出现头痛、视力改变、上腹不适等症状。每日测体重及血压，每日或隔日复查尿蛋白。定期监测血压、胎儿发育状况和胎盘功能。

4）间断吸氧：可增加血氧含量，改善全身主要脏器和胎盘的氧供。

（3）用药护理：硫酸镁为目前治疗子痫前期和子痫的首选解痉药物

1）用药方法：硫酸镁可采用肌内注射或静脉用药。

2）毒性反应：硫酸镁的治疗浓度和中毒浓度相近，因此在进行硫酸镁治疗时应严密观察其毒性作用，并认真控制硫酸镁的入量。

3）注意事项：护士在用药前及用药过程中均应监测孕妇血压，同时还应检测以下指标：膝腱反射必须存在；呼吸不少于 16 次 / 分；尿量每 24 小时不少于 400 mL，或每小时不少于 17 mL。尿少提示排泄功能受抑制，镁离子易积蓄而发生中毒。由于钙离子可与镁离子争夺神经细胞上的同一受体，阻止镁离子的继续结合，因此应随时备好 10% 的葡萄糖酸钙注射液，以便出现毒性作用时及时予以解毒。10% 的葡萄糖酸钙 10 mL 在静脉推注时宜在 5 ~ 10 分钟推完，必要时可每小时重复 1 次，直至呼吸、排尿和神经抑制恢复正常，但 24 小时内不超过 8 次。

（4）子痫患者的护理

1）协助医师控制抽搐：子痫患者一旦发生抽搐，应尽快控制，硫酸镁为首选药物，必要时可加用强有力的镇静药物。

2）专人护理，防止受伤。

3）减少刺激，以免诱发抽搐。

4）严密监护血压、脉搏、呼吸、体温及尿量，记出入量。

5）为终止妊娠做好准备：子痫发作后多自然临产，应严密观察以及时发现产兆，并做好母儿抢救准备。

（5）健康教育

应使孕妇及其家属掌握、识别不适症状及用药后的不适反应。还应掌握产后的自我护理方法，加强母乳喂养的指导。同时，注意家属的健康教育，使孕妇得到心理和生理的支持。

5. 护理效果评价

（1）孕妇病情是否得到良好控制，有无母儿受伤。

（2）孕妇水肿是否减轻。

（3）孕妇是否发生胎盘早剥等并发症。

任务 2：见模块一　母婴护理　表 M–2　四步触诊评分标准。

任务 3：见模块三　成人护理　表 C–29　生命体征测量评分标准。

M–1–8　妊娠糖尿病患者的护理

（一）任务描述

邓某，女，31 岁，停经 25 周，因“多尿、多饮、多食 3 个月，明显消瘦”，于 2020 年 6 月 3 日以妊娠糖尿病（GDM）收入院。

任务 1：请你对邓某进行护理评估，提出主要的护理问题，制定有针对性的护理措施，并评估护理措施的有效性。

任务 2：请对邓某进行四步触诊。

任务 3：请给邓某进行快速血糖测定。

（二）实施条件

类型	基本实施条件	备注
场地	（1）模拟病房；（2）模拟治疗室；（3）处置室	
资源	（1）床单位；（2）孕妇产前检查模型；（3）医用垃圾桶、生活垃圾桶；（4）屏风；（5）志愿者（主考学校随机指定）	
用物	四步触诊用物：（1）软尺；（2）笔；（3）胎心听诊器；（4）孕产妇保健手册；（5）手消毒剂 快速血糖测定用物：（1）血糖仪、采血笔及针头、配套试纸；（2）75% 酒精；（3）手消毒剂；（4）无菌棉签；（5）记录本；（6）治疗单；（7）笔；（8）弯盘	
测评专家	每 10 名学生配备 1 名考评员，考评员要求具备中级以上职称	

（三）考核时量

任务 1：案例评估与分析 30 分钟。

任务 2：四步触诊 20 分钟（其中用物准备 10 分钟，操作 10 分钟）。

任务 3：快速血糖测定 16 分钟（其中用物准备 8 分钟，操作 8 分钟）。

（四）评分标准

任务 1：

1. 护理评估

评估孕妇糖尿病病史及家族史，有无复杂性外阴阴道假丝酵母菌病、不明原因反复流产、死胎、巨大儿或分娩足月新生儿呼吸窘迫综合征史、胎儿畸形、新生儿死亡等不良孕产史；本次妊娠经过、病情管理及目前用药情况；有无胎儿偏大或羊水过多等潜在高危因素。同时注意评估有无肾脏、心血管系统及视网膜病变等合并症的症状及体征。

2. 护理问题

（1）有血糖不稳定的危险：与血糖代谢异常有关。

（2）知识缺乏：缺乏血糖监测、妊娠糖尿病自我管理等的相关知识。

3. 护理目标

（1）孕妇及其家属能够说出监测血糖和控制血糖的方法，血糖控制在正常范围内。

（2）孕妇获得糖尿病饮食控制、血糖监测、胰岛素使用等相关知识。

4. 护理措施

（1）健康教育：通过多媒体授课、手机短信、微信群、QQ 群、健康教育短片、床边一对一等多种方式进行妊娠糖尿病相关知识宣教。指导孕妇正确控制血糖，提高自我监护和自我护理能力，与孕妇共同制订有针对性的健康教育干预计划，使孕妇掌握注射胰岛素的正确方法、药物作用的药峰时间，配合饮食及合适的运动和休息，并能自行测试血糖或尿糖。讲解妊娠糖尿病对母儿的危害、预防各种感染的方法，指导孕妇听一些优美的抒情音乐，在专业人员指导下，进行孕期瑜伽练习，保持身心愉悦。使孕妇掌握高血糖和低血糖的症状及紧急处理步骤，鼓励其外出携带糖尿病识别卡及糖果，避免发生不良后果。

（2）孕期母儿监护：指导孕妇加强产前检查，每周测量体重、宫高、腹围；每天监测血压、定期监测胎心音等，确保胎儿安全。

（3）营养治疗：通过个体化的饮食方案实现血糖控制。饮食方案的设计应综合考虑个人饮食习惯、体力活动水平、血糖水平及孕妇妊娠期生理学特点，在限制碳水化合物摄入的同时保证充足的营养供给和产妇体重适当增加，并将血糖维持在正常水平，减少酮症酸中毒的发生。

（4）运动干预：安全有效的运动有利于改善妊娠糖尿病患者对葡萄糖的利用，改善葡萄糖代谢，降低血糖水平。

（5）合理用药：多数 GDM 患者通过饮食、运动等生活方式干预，使血糖达标；不能达标的 GDM 患者，为避免低血糖或酮症酸中毒的发生，首选胰岛素治疗。

（6）心理支持：维护孕妇自尊，积极开展心理疏导。糖尿病孕妇了解糖尿病对母儿的危害后，可能会因无法完成“确保自己及胎儿安全顺利地度过妊娠期和分娩期”而产生焦虑、恐惧及低自尊的反应，严重者造成身体意象紊乱。

5. 护理效果评价

（1）孕妇血糖是否控制良好，有无并发症发生。

（2）孕妇及其家属是否学会糖尿病饮食控制、血糖监测及胰岛素使用等相关知识。

任务 2：见模块一　母婴护理　表 M–2　四步触诊评分标准。

任务 3：见模块三　成人护理　表 C–22　快速血糖测定评分标准。

M–1–9　流产患者的护理

（一）任务描述

易某，女，33 岁，已婚，因“停经 50 天，阴道流血半小时”入院。无明显腹痛，停经早期有轻度食欲减退，无恶心、呕吐。平素体健，经期（6 ~ 7）/28 天，经量中等，无血块，未避孕。妇科检查：外阴少量血迹；阴道少量暗红色血液，阴道壁紫蓝色；宫颈光滑，宫口闭合，无举痛；子宫前位，增大如孕 50 天大小；双附件未触及包块，无压痛。尿妊娠试验（+）。诊断：宫内早孕，先兆流产。入院后嘱患者卧床休息，嘱家人做好生活护理，缓解患者紧张情绪，增强患者信心，黄体功能不足者可给予孕酮等药物治疗，必要时行超声检查了解胚胎发育情况，胚胎发育异常者应终止妊娠。

任务1：请对易某进行护理评估，提出主要的护理问题，制定有针对性的护理措施，并评估护理措施的有效性。

任务2：请对易某进行会阴擦洗护理。

任务3：请对易某进行肌内注射护理（此护理相关内容需相应教研室审核把关）。

（二）实施条件

类型	基本实施条件	备注
场地	（1）模拟病房；（2）模拟治疗室；（3）处置室	
资源	（1）治疗台；（2）病床；（3）志愿者（主考学校随机指定）；（4）生活垃圾桶、医用垃圾桶、锐器盒；（5）静脉输液模型；（6）治疗车、治疗盘；（7）屏风	
用物	会阴擦洗用物：（1）一次性无菌会阴垫；（2）一次性手套1副；（3）无菌包（内含会阴擦洗盘1个，盘内放置消毒弯盘1个、治疗碗1个、无菌镊子或止血钳2把、消毒干棉球若干、无菌纱布若干）；（4）0.02% 碘伏溶液；（5）手消毒剂 肌内注射用物：（1）无菌持物钳/镊及持物钳/镊筒；（2）敷料缸（内备无菌纱布数块）；（3）无菌盘；（4）砂轮；（5）药物（遵医嘱）；（6）一次性注射器（根据需要选择合适型号）；（7）弯盘；（8）注射卡和笔；（9）无菌棉签；（10）手消毒剂；（11）皮肤消毒剂；（12）必要时配抢救盒；（13）病历本及护理记录单（按需准备）	工作服、帽子、口罩、挂表由主考学校准备
测评专家	每10名学生配备1名考评员，考评员要求具备中级以上职称	

（三）考核时量

任务1：案例评估与分析30分钟。

任务2：会阴擦洗20分钟（其中用物准备10分钟，操作10分钟）。

任务3：肌内注射20分钟（其中用物准备10分钟，操作10分钟）。

（四）评分标准

任务1：

1. 护理评估

询问孕妇目前阴道有无流血与阴道流血量；有无腹痛，腹痛的部位、性质及程度；有无阴道水样排液；有无妊娠物排出等。

2. 护理问题

（1）焦虑：与担心胎儿能否保住和胎儿健康等因素有关。

（2）有感染的危险：与阴道流血有关。

3. 护理目标

（1）患者焦虑情绪得到缓解，能够积极配合保胎措施。

（2）患者住院期间未发生感染。

4. 护理措施

（1）注意观察孕妇的情绪反应，稳定其情绪，增强其保胎信心；同时向孕妇及其家属讲明保胎措施的必要性，耐心解答孕妇及其家属的疑问，取得孕妇及其家属的理解和配合。

（2）卧床休息，加强营养，禁性生活，避免不必要的妇科检查，遵医嘱使用适量镇静剂、孕激素等。

（3）监测孕妇生命体征、阴道流血及腹痛情况、有无妊娠物排出等。如阴道流血增多或腹痛加重，应及时报告医师。

（4）加强会阴护理，指导孕妇保持会阴部清洁，维持良好卫生习惯，使用无菌会阴垫以防止感染。

（5）便秘者禁用肥皂水灌肠，必要时使用开塞露。

（6）配合医师做好 β–hCG 测定及 B 超检查，动态监测胚胎发育情况。

5. 护理效果评价

（1）患者焦虑情绪是否缓解，是否积极配合保胎治疗。

（2）患者住院期间是否发生感染。

任务 2：见模块一　母婴护理　表 M–3　会阴擦洗评分标准。

任务 3：见模块三　成人护理　表 C–32　肌内注射评分标准。

M-1-10　前置胎盘患者的护理

（一）任务描述

刘某，女，29 岁，孕 5 产 0，因“停经 37 周，阴道流血 2 小时”急诊入院。孕妇于 4 个月前行产前检查 1 次，未发现异常，今晨 6：00 突然出现阴道出血，量约 500 mL，无腹痛等不适，于 8：00 急诊入院。体格检查：体温 36.6 ℃，脉搏 104 次/分，呼吸 20 次/分，血压 89/58 mmHg，心肺检查无异常，腹隆如足月妊娠大小，肝脾肋下未触及，双下肢无水肿。产科检查：宫高 30 cm，腹围 88 cm，胎方位 RSA，胎心率 160 次/分，无宫缩。B 超检查诊断：部分性前置胎盘。入院后急诊行剖宫产术。

任务 1：请你对刘某进行护理评估，提出主要的护理问题，制定有针对性的护理措施，并评估护理措施的有效性。

任务 2：请给刘某进行静脉输液（此护理相关内容需相应教研室审核把关）。

任务 3：剖宫产术后有留置导尿管，拟次日拔管，请为刘某进行会阴擦洗。

（二）实施条件

类型	基本实施条件	备注
场地	（1）模拟病房；（2）模拟治疗室；（3）处置室	
资源	（1）治疗台；（2）病床；（3）志愿者（主考学校随机指定）；（4）生活垃圾桶、医用垃圾桶、锐器盒；（5）静脉输液模型；（6）治疗车、治疗盘；（7）屏风	
用物	密闭式静脉输液用物：（1）一次性密闭式输液器；（2）一次性注射器；（3）输液架；（4）剪刀；（5）皮肤消毒剂；（6）无菌棉签；（7）弯盘；（8）一次性止血带；（9）无菌纱布；（10）瓶签；（11）输液溶液；（12）药物；（13）砂轮；（14）输液贴；（15）小枕及一次性垫巾；（16）笔；（17）输液卡；（18）免洗手消毒剂；（19）夹板和绷带（按需准备）；（20）一次性手套（按需准备）；（21）急救盒（按需准备）；（22）病历本及护理记录单（按需准备） 会阴擦洗用物：（1）一次性无菌会阴垫；（2）一次性手套 1 副；（3）无菌包（内含会阴擦洗盘 1 个，盘内放置消毒弯盘 1 个、治疗碗 1 个、无菌镊子或止血钳 2 把、消毒干棉球若干、无菌纱布若干）；（4）0.02% 碘伏溶液；（5）洗手液	工作服、帽子、口罩、挂表由主考学校准备
考评员	每 10 名学生配备 1 名考评员，考评员要求具备中级以上职称	

（三）考核时量

任务 1：案例评估与分析 30 分钟。

任务 2：密闭式静脉输液 30 分钟（其中用物准备 15 分钟，操作 15 分钟）。

任务 3：会阴擦洗 20 分钟（其中用物准备 10 分钟，操作 10 分钟）。

（四）评分标准

任务 1：

1. 护理评估

评估患者有无剖宫产史、人工流产史及子宫内膜炎等前置胎盘的诱发因素；评估妊娠经过，特别是孕 28 周后，是否出现无痛性、无诱因、反复阴道流血；评估患者生命体征、阴道流血量、胎儿安危及孕妇和其家属的心理状况；评估辅助检查情况等。

2. 护理问题

（1）组织灌注量不足：与阴道流血有关。

（2）恐惧：与担心出血致休克，危及母婴生命有关。

（3）有感染的危险：与前置胎盘剥离面靠近子宫颈口、阴道流血有关。

（4）潜在并发症：产后出血、胎儿窘迫。

3. 护理目标

（1）患者组织灌注量得到及时补充，休克得以及时纠正。

（2）患者恐惧心理有所改善，情绪逐渐稳定。

（3）患者住院期间未发生感染。

（4）患者住院期间未发生产后出血、胎儿窘迫等并发症。

4. 护理措施

（1）协助患者去枕、取侧卧位，开放静脉通道，遵医嘱予以配血，做好输血准备。在抢救的同时，按腹部手术患者的护理完善术前准备，严禁做肛门检查或阴道检查。

（2）严密观察并记录孕妇生命体征，监测胎儿宫内状态，发现异常时及时报告医师并配合处理。

（3）耐心倾听患者诉说，理解、同情患者感受，及时给予心理疏导和陪伴，以缓解患者的焦虑、紧张情绪，避免不良情绪刺激影响病情转归。

（4）注意观察阴道流血的量、颜色及气味等，保持外阴清洁，避免感染。

5. 护理效果评价

（1）患者出血是否得到控制，循环血容量是否维持在正常水平。

（2）患者是否恐惧心理得到改善，情绪逐渐稳定。

（3）患者住院期间是否发生感染。

（4）患者住院期间是否发生产后出血、胎儿窘迫等并发症。

任务 2：见模块三　成人护理　表 C–34　密闭式静脉输液评分标准。

任务 3：见模块一　母婴护理　表 M–3　会阴擦洗评分标准。

M–1–11　产后出血患者的护理

（一）任务描述

王某，女，35 岁，G_2P_1，足月分娩。分娩过程中第二产程延长，胎儿宫内窘迫，行会阴侧切术后助娩一女婴，体重 3550 g，Apgar 评分 1 分钟 10 分；胎儿娩出 20 分钟后，胎盘自然娩出。产后观察：产妇阴道间歇性出血、色暗红，按压宫底有较多血块流出；触摸子宫质地软，宫底上升；产妇出现眩晕、打哈欠、口渴、烦躁不安、面色苍白、呼吸急促等表现；测量血压 85/50 mmHg，脉搏 110 次/分。经医师积极抢救，患者生命体征平稳，尿量恢复。产后第 2 天查房，发现会阴伤口红肿，体温 38.5 ℃。

任务 1：请对王某进行护理评估，提出主要的护理问题，制定有针对性的护理措施，并评估护理措施的有效性。

任务 2：请为王某测量生命体征（此护理相关内容需相应教研室审核把关）。

任务 3：请为王某进行会阴湿热敷。

（二）实施条件

类型	基本实施条件	备注
场地	（1）模拟病房；（2）模拟治疗室；（3）处置室	
资源	（1）床单位；（2）志愿者（主考学校随机指定）；（3）屏风或布帘	
用物	生命体征测量用物：（1）治疗盘：内备清洁、干燥的容器，放已消毒的体温计（水银柱甩至 35 ℃以下）；（2）盛有消毒液的容器；（3）血压计；（4）听诊器；（5）表（有秒针）；（6）弯盘；（7）记录本和笔；（8）手消毒剂；（9）一次性袖带垫巾；（10）干棉球；（11）卫生纸；（12）润滑油；（13）病历本及护理记录单（按需准备） 会阴湿热敷用物：（1）一次性垫巾 1 块；（2）一次性治疗巾 1 块；（3）会阴垫 1 块；（4）无菌弯盘 2 个；（5）镊子 2 把；（6）无菌纱布若干；（7）棉垫；（8）大、小棉签各 1 包；（9）医用凡士林；（10）0.02% 碘伏；（11）带盖搪瓷罐（装有煮沸的 50% 硫酸镁或 95% 酒精）；（12）无菌治疗碗（杯）1 个；（13）水温计；（14）手消毒剂；（15）必要时备热源袋或红外线灯	工作服、帽子、口罩、挂表由主考学校准备
考评员	每 10 名学生配备 1 名考评员，考评员要求具备中级以上职称	

（三）考核时量

任务 1：案例评估与分析 30 分钟。

任务 2：生命体征测量 30 分钟（其中用物准备 15 分钟，操作 15 分钟）。

任务 3：会阴湿热敷 20 分钟（其中用物准备 10 分钟，操作 10 分钟）。

（四）评分标准

任务 1：

1. 护理评估

评估产后出血量；了解宫底高度及子宫收缩情况；观察恶露的量、颜色及气味；检查会阴伤口愈合情况、水肿的严重程度；评估产妇有无感染征象；评估产妇心理状况及社会支持状况。

2. 护理问题

（1）组织灌注量不足：与宫缩乏力导致产后出血有关。

（2）有感染的危险：与失血后抵抗力降低及手术操作有关。

（3）体温过高：与失血后抵抗力下降、会阴侧切伤口感染有关。

（4）焦虑：与大量失血而担心自身生命安全有关。

3. 护理目标

（1）产妇的血容量能尽快得到恢复，血压、脉搏、尿量正常。

（2）产妇恶露、伤口无异常，会阴水肿消退，舒适度提高。

（3）产妇体温降至正常，感染症状得到控制。

（4）产妇情绪逐渐稳定，能够配合治疗和护理。

4. 护理措施

（1）产后出血的护理：针对子宫收缩乏力所致大出血，配合医师采取以下止血措施。①按摩子宫；②应用宫缩剂；③宫腔纱条填塞；④结扎盆腔血管；⑤髂内动脉或子宫动脉栓塞。

（2）失血性休克的护理：开放2条以上静脉通道，及时输血、输液，补充血容量等。

（3）一般护理：提供安静舒适的环境，保持平卧，给予吸氧、保暖；严密观察并记录患者的意识状态、皮肤颜色、血压、脉搏、呼吸及尿量；观察子宫收缩情况，是否有压痛；观察恶露的量、色及气味。

（4）会阴部伤口的护理：观察会阴伤口情况，严格进行会阴护理，如有伤口感染倾向，及时报告医师，给予抗生素控制感染；会阴伤口水肿者，遵医嘱给予会阴湿热敷。

（5）心理护理：安抚产妇，使其树立战胜疾病的信心，对病情好转有利，给予生活的支持，精神的关爱，并寻求家属支持，使产妇增加安全感，情绪稳定。

5. 护理效果评价

（1）产妇失血性休克是否得到纠正。

（2）产妇会阴水肿是否消退，舒适度是否增加。

（3）产妇体温是否正常，有无发生院内感染。

（4）产妇是否情绪稳定，并配合治疗。

任务2：见模块三　成人护理　表C–29　生命体征测量评分标准。

任务3：见模块一　母婴护理　表M–9　会阴湿热敷评分标准。

M–1–12　胎盘早剥患者的护理

（一）任务描述

李某，女，27岁，第一胎，妊娠33周。跌倒后腹部剧烈疼痛，伴少量阴道流血，急诊入院。体格检查：血压80/50 mmHg，脉搏116次/分，子宫高度如孕35周，腹壁硬如宫缩期，但无间歇，压痛明显，胎心率100次/分。

任务1：请对李某进行护理评估，提出主要的护理问题，制定有针对性的护理措施，并评估护理措施的有效性。

任务 2：请为李某测量生命体征（此护理相关内容需相应教研室审核把关）。

任务 3：请对李某进行静脉输液（此护理相关内容需相应教研室审核把关）。

（二）实施条件

类型	基本实施条件	备注
场地	（1）模拟病房；（2）模拟治疗室；（3）处置室	
资源	（1）床单位；（2）志愿者（主考学校随机指定）；（3）屏风或布帘	
用物	生命体征测量用物：（1）治疗盘：内备清洁、干燥的容器，放已消毒的体温计（水银柱甩至 35 ℃以下）；（2）盛有消毒液的容器；（3）血压计；（4）听诊器；（5）表（有秒针）；（6）弯盘；（7）记录本和笔；（8）手消毒剂；（9）一次性袖带垫巾；（10）干棉球；（11）卫生纸；（12）润滑油；（13）病历本及护理记录单（按需准备） 密闭式静脉输液用物：（1）一次性密闭式输液器；（2）一次性注射器；（3）输液架；（4）剪刀；（5）皮肤消毒剂；（6）无菌棉签；（7）弯盘；（8）一次性止血带；（9）无菌纱布；（10）瓶签；（11）输液溶液；（12）药物；（13）砂轮；（14）输液贴；（15）小枕及一次性垫巾；（16）笔；（17）输液卡；（18）免洗手消毒剂；（19）夹板和绷带（按需准备）；（20）一次性手套（按需准备）；（21）急救盒（按需准备）；（22）病历本及护理记录单（按需准备）	工作服、帽子、口罩、挂表由主考学校准备
考评员	每 10 名学生配备 1 名考评员，考评员要求具备中级以上职称	

（三）考核时量

任务 1：案例评估与分析 30 分钟。

任务 2：生命体征测量 30 分钟（其中用物准备 15 分钟，操作 15 分钟）。

任务 3：密闭式静脉输液 30 分钟（其中用物准备 15 分钟，操作 15 分钟）。

（四）评分标准

任务 1：

1. 护理评估

评估胎盘早剥的严重程度；评估腹痛的程度、性质与压痛的范围，孕妇的生命体征；判断胎方位、宫高变化及胎心情况，阴道流血量、血色及子宫收缩情况。

2. 护理问题

（1）组织灌注量不足：与胎盘剥离致大量出血有关。

（2）有受伤的危险：与胎盘剥离面积大可导致胎儿宫内窘迫，造成死产有关。

（3）潜在并发症：失血性休克、弥散性血管内凝血、急性肾衰竭等。

（4）恐惧：与胎盘早剥起病急、进展快，危及母儿生命有关。

3. 护理目标

（1）患者血容量恢复。

（2）新生儿抢救及时，生命体征平稳。

（3）患者未发生凝血功能障碍、失血性休克及急性肾衰竭。

（4）患者情绪稳定，积极配合治疗。

4. 护理措施

（1）纠正休克：迅速开放 2 条以上静脉通道，积极补充血容量及凝血因子，及时输新鲜血液。

（2）观察病情：严密监测孕妇生命体征。观察阴道出血情况；宫底高度、腹痛及宫缩；有无皮下、黏膜或注射部位出血，阴道流血不凝等凝血功能障碍表现；有无少尿、无尿等急性肾衰竭表现。同时密切监测胎儿宫内情况，一旦发现异常，及时报告医师并配合处理。

（3）终止妊娠准备：一旦确诊胎盘早剥，应及时终止妊娠。依据孕周、胎盘剥离的严重程度、宫口开大情况、胎儿宫内状况等决定分娩方式，做好相应的配合与新生儿抢救的准备。

（4）预防产后出血：应及时给予宫缩剂，并配合按摩子宫，必要时遵医嘱做好切除子宫的术前准备。未发生产后出血者，仍应加强生命体征监测，预防晚期产后出血。

（5）心理护理：护士在采取快速、积极的抢救及护理措施的同时，应向患者及其家属讲述胎盘早剥的相关知识，给予心理上的支持，使其能有效配合各项治疗及护理。

5. 护理效果评价

（1）患者血容量是否恢复正常。

（2）患者分娩是否顺利，新生儿生命体征是否平稳。

（3）患者是否发生并发症。

（4）患者是否情绪稳定，积极配合治疗。

任务 2：见模块三　成人护理　表 C–29　生命体征测量评分标准。

任务 3：见模块三　成人护理　表 C–34　密闭式静脉输液评分标准。

M–1–13　产前检查患者的护理

（一）任务描述

方某，女，27 岁，孕 37 周，G_1P_0。体格检查：体温 37.1 ℃，脉搏 82 次/分，血压 110/80 mmHg，呼吸 18 次/分。四步触诊结果：宫高 30 cm，腹围 96 cm，子宫底部触到软而宽不规则部位，耻骨联合上方触及圆而硬部位，胎背位于母体腹部左前方，未入盆。听诊胎心率为 138 次/分。

任务 1：请对方某进行护理评估，提出主要的护理问题，制定有针对性的护理措施，并评估护理措施的有效性。

任务 2：请为方某进行四步触诊。

任务 3：请为方某进行生命体征测量（此护理相关内容需相应教研室审核把关）。

（二）实施条件

类型	基本实施条件	备注
场地	（1）模拟病房；（2）模拟治疗室；（3）处置室设有洗手设备、生活垃圾桶、医用垃圾桶	环境符合操作要求
资源	（1）病床；（2）志愿者（主考学校随机指定）；（3）屏风	设备完好、准备齐全
用物	四步触诊用物：（1）软尺；（2）笔；（3）胎心听诊器；（4）孕产妇保健手册；（5）手消毒剂 生命体征测量用物：（1）治疗盘：内备清洁、干燥的容器，放已消毒的体温计（水银柱甩至 35 ℃以下）；（2）盛有消毒液的容器；（3）血压计；（4）听诊器；（5）表（有秒针）；（6）弯盘；（7）记录本和笔；（8）手消毒剂；（9）一次性袖带垫巾；（10）干棉球；（11）卫生纸；（12）润滑油；（13）病历本及护理记录单（按需准备）	操作者工作服、帽子、口罩等由主考学校准备
考评员	每 10 名学生配备 1 名考评员，考评员要求具备中级以上职称	

（三）考核时量

任务 1：案例评估与分析 30 分钟。

任务 2：四步触诊 20 分钟（其中用物准备 10 分钟，操作 10 分钟）。

任务 3：生命体征测量 30 分钟（其中用物准备 15 分钟，操作 15 分钟）。

（四）评分标准

任务 1：

1. 护理评估

（1）妊娠早期：评估孕妇对妊娠的接受程度、有无不适、怀孕过程中与家人的关系等。

（2）妊娠中、晚期：评估孕妇在妊娠中、晚期是否因为身体不适而产生焦虑，担心能否顺利分娩等；评估孕妇的居家环境及在家庭中的角色等。

（3）高危因素：重点评估孕妇是否存在高危因素，如高龄、初产妇、遗传性疾病及并发症等。

2. 护理问题

（1）孕妇

1）便秘：与妊娠引起肠蠕动减弱有关。

2）知识缺乏：缺乏妊娠期保健知识。

3）形象紊乱：与妊娠引起的体形改变有关。

（2）胎儿

有受伤的危险：与遗传、感染、中毒、胎盘功能障碍有关。

3. 护理目标

（1）孕妇获得孕期健康指导，养成好的排便习惯。

（2）孕妇掌握育儿知识，维持母儿于健康状态。

4. 护理措施

（1）一般护理：提供舒适、安静、温湿度适宜的检查环境，指导孕妇摄取足够的营养，保持良好的睡眠。

（2）产科护理

1）告知孕妇产前检查的重要性，预约下次产前检查时间，解释产前检查内容。

2）向孕妇解释孕晚期出现尿频、尿急属于正常现象，有尿意时及时排空。

3）嘱孕妇养成每日定时排便的习惯，多吃蔬菜、水果等含纤维素多的食物，增加饮水量，适当活动。未经医师允许，不可随意用药。

4）教会孕妇和其家属听胎心音和胎动计数的方法和正常值，发现异常时及时就医。

5）避免性生活，防止感染。

6）教会孕妇识别先兆临产，若出现阴道血性分泌物或规律宫缩，应尽快到医院就诊；若阴道突然有大量液体流出，应平卧，拨打 120 接诊或由家属送往医院。

（3）心理护理：向孕妇及其家属讲解孕期相关知识，减轻孕妇的心理负担，缓解其焦虑情绪。

5. 护理效果评价

（1）孕妇是否获得孕期健康指导，是否养成好的排便习惯。

（2）孕妇是否掌握育儿知识，维持母儿于健康状态。

任务 2：见模块一　母婴护理　表 M–2　四步触诊评分标准。

任务 3：见模块三　成人护理　表 C–29　生命体征测量评分标准。

模块二　儿童护理

E-2-1　肺炎患儿的护理

（一）任务描述

患儿，女，6个月，因“发热、咳嗽4天，气促1天”入院。患儿6天前无明显诱因出现发热、咳嗽，体温波动在38.6～39.1 ℃，咳嗽呈阵发性，有痰、不易咳出，伴有流涕、鼻塞。在当地医院诊断为上呼吸道感染，给予感冒冲剂口服和退热处理。近1天来，患儿咳嗽逐渐加重，伴有喘憋，咳嗽时偶有痰液咳出，痰液黏稠、色黄。体格检查：体温39.0 ℃，脉搏150次/分，呼吸45次/分，体重8 kg，身长68 cm。面色略苍白，精神萎靡，咽部充血，口周发绀，鼻翼扇动，有轻度的三凹征。心音低钝，律齐，腹平软，肝肋下2 cm。听诊双肺可闻及较密集中、细湿啰音，肠鸣音正常。辅助检查：WBC 14×10^{9}/L，N 80%，L 20%。胸片显示：双肺下野点片状阴影。

任务1：请对患儿进行护理评估，并提出主要的护理问题，从病情观察、协助治疗、心理护理、人文沟通及健康教育等方面，针对首优护理问题提出有针对性的护理措施，并评估护理措施的有效性。

任务2：请对患儿的家长进行母乳喂养指导。

任务3：请遵医嘱给患儿进行雾化吸入。

（二）实施条件

类型	基本实施条件	备注
场地	（1）模拟病房；（2）模拟治疗室；（3）处置室	
资源	（1）治疗台；（2）病床；（3）志愿者（主考学校随机指定）；（4）生活垃圾桶、医用垃圾桶；（5）治疗车、治疗盘；（6）屏风	
用物	母乳喂养指导用物：（1）床单位；（2）婴儿床单位；（3）产妇（由主考学校准备志愿者）；（4）靠背椅；（5）踏板；（6）处置室设有洗手设备；（7）哺乳抱枕；（8）屏风；（9）室温计 雾化吸入用物：（1）超声波雾化吸入器1套；（2）水温计；（3）弯盘；（4）冷蒸馏水；（5）生理盐水；（6）药物；（7）消毒液、无菌棉签和砂轮；（8）无菌持物钳；（9）无菌纱布；（10）一次性注射器；（11）一次性治疗巾；（12）手电筒；（13）手消毒剂；（14）笔；（15）病历本及护理记录单（按需准备）；（16）锐器盒	工作服、帽子、口罩、挂表由主考学校准备
考评员	每10名学生配备1名考评员，考评员要求具备中级以上职称	

（三）考核时量

任务 1：案例评估与分析 30 分钟。

任务 2：母乳喂养指导 30 分钟（其中用物准备 10 分钟，操作 20 分钟）。

任务 3：雾化吸入 18 分钟（其中用物准备 9 分钟，操作 9 分钟）（此护理相关内容需相应教研室审核把关）。

（四）评分标准

任务 1：

1. 护理评估

询问患儿家属患儿是否有呼吸道及传染病病史，患儿是否按时接种疫苗，家庭成员有无呼吸道感染史。

2. 护理问题

（1）气体交换受损：与肺部炎症有关。

（2）清理呼吸道无效：与呼吸道分泌物过多、痰液黏稠、无力排痰有关。

（3）体温过高：与肺部感染有关。

3. 护理目标

（1）患儿气促、发绀症状逐渐改善以至消失，呼吸平稳。

（2）患儿能顺利、有效地咳出痰液，呼吸道通畅。

（3）患儿体温恢复正常。

4. 护理措施

（1）改善呼吸功能：保持室内空气清新，室温控制在 18 ~ 22 ℃，湿度 55% ~ 60%。嘱患儿卧床休息，减少活动。适度保暖，内衣应宽松，以免影响呼吸。勤换尿布，保持皮肤清洁。用面罩或头罩给氧，氧流量为 2 ~ 4 L/min，氧浓度为 50% ~ 60%。并遵医嘱给予抗生素治疗。

（2）保持呼吸道通畅：及时清除患儿口鼻分泌物，经常变换体位，以减少肺部淤血，促进炎症吸收。遵医嘱进行雾化吸入，利于痰液咳出。

（3）维持体温正常：密切监测体温变化，遵医嘱用药物降温。

（4）观察病情：观察神志、面色、呼吸、心率等生命体征，观察有无呕吐、腹胀、肠鸣音减弱或消失、便血等情况。

5. 护理效果评价

（1）患儿是否能顺利、有效地咳出痰液，呼吸道是否通畅。

（2）患儿气促、发绀症状是否逐渐改善以至消失，呼吸是否平稳。

（3）患儿住院期间体温及其他生命体征是否恢复正常。

任务 2：见模块一　母婴护理　表 M-7　母乳喂养指导评分标准。

任务 3：见模块二　儿童护理　表 E-6　雾化吸入评分标准。

E-2-2　急性肾炎患儿的护理

（一）任务描述

患儿，男，7 岁。近 3 日，患儿家长发现患儿晨起双眼睑和下肢水肿，且逐渐加重，活动后水肿可减轻，并伴有食欲减退、恶心、呕吐和尿量减少，尿色呈洗肉水样，要求入院治疗。体格检查：体温 36.8 ℃，脉搏 84 次/分，呼吸 22 次/分，血压 140/100 mmHg。实验室检查：尿蛋白（++），肉眼血尿，血沉加快，血清抗链球菌溶血素“O”滴度升高，尿素氮、肌酐正常。诊断为急性肾小球肾炎，要求患儿绝对卧床休息。

任务 1：请对患儿进行护理评估，提出主要的护理问题，制定有针对性的护理措施，并评估护理措施的有效性。

任务 2：请对患儿进行体格测量（体重、身高、头围和胸围测量）。

任务 3：请为患儿更换床单、被套等用物，整理床单位（此护理相关内容需相应教研室审核把关）。

（二）实施条件

类型	基本实施条件	备注
场地	（1）模拟病房；（2）模拟治疗室；（3）处置室	环境符合操作要求
资源	（1）病床；（2）志愿者（主考学校随机指定）；（3）生活垃圾桶、医用垃圾桶	设备完好、准备齐全
用物	体格测量用物：（1）手消毒剂；（2）身长测量器；（3）软尺；（4）电子体重秤 卧有患者床更换床单用物：晨间护理车上层置：（1）盖被；（2）枕套；（3）一次性中单；（4）大单。中层置：（1）手消毒剂；（2）一次性手套；（3）卫生纸；（4）弯盘；（5）床刷；（6）病历本及护理记录单（按需准备）；（7）刷套。下层置：（1）便盆；（2）便盆布；（3）一次性垫巾	操作者工作服、帽子、口罩、挂表由主考学校准备
考评员	每 10 名学生配备 1 名考评员，考评员要求具备中级以上职称	

（三）考核时量

任务 1：案例评估与分析 30 分钟。

任务 2：体格测量 14 分钟（其中用物准备 7 分钟，操作 7 分钟）。

任务3：卧有患者床更换床单35分钟（其中用物准备10分钟，操作25分钟）。

（四）评分标准

任务1：

1. 护理评估

评估患儿发病前1～4周内有无上呼吸道或皮肤感染等病史，了解现在水肿的部位、性质及皮肤状况，观察尿量及尿的颜色，测量体重、血压及心率值。

2. 护理问题

（1）体液过多：与肾小球滤过率下降致水钠潴留有关。

（2）活动无耐力：与水肿、血压升高有关。

（3）潜在并发症：严重循环充血、高血压脑病、急性肾衰竭。

（4）有皮肤完整性受损的危险：与水肿有关。

3. 护理目标

（1）患儿尿量增加，水肿消退。

（2）患儿活动耐力逐步恢复，肉眼血尿消失，血压维持在正常范围。

（3）患儿无并发症发生或发生时能得到及时发现与处理。

4. 护理措施

（1）一般护理：起病2周内应卧床休息，强调卧床休息的重要性——可以减轻心脏负担，改善肾血流量，预防并发症的发生。

（2）病情观察：严密观察血压和心率变化，注意水肿程度及部位，每日或隔日测体重1次，做好出入水量记录，观察尿量及尿色。严密观察生命体征变化，警惕并发症的发生。

（3）用药护理：遵医嘱给予利尿药和降压药，观察药物疗效和不良反应。应用利尿药时，观察患儿体重、尿量、水肿的变化并做好记录，注意观察有无电解质紊乱的发生。

（4）饮食护理：给予高糖、高维生素、适量蛋白质、适量脂肪的低盐饮食。水肿、高血压时应限制盐和水的摄入，有氮质血症时应限制蛋白质的摄入，摄入量控制在0.5 g/（kg·d），并给予优质动物蛋白。

（5）心理护理：了解患儿及其家长的心态和对本病的认识程度，做好健康宣教，使患儿及其家长消除焦虑和沮丧情绪，树立战胜疾病的信心，积极配合治疗和护理。

（6）健康指导：向患儿及其家长介绍本病为自限性疾病，预后良好；强调限制患儿活动是控制病情进展的重要措施。

5. 护理效果评价

（1）患儿尿量是否增加，水肿是否消退。

（2）患儿活动耐力是否逐步恢复，肉眼血尿是否消失，血压是否维持在正常范围。

（3）患儿有无出现并发症或出现时能否得到及时发现与处理。

任务 2：见模块二　儿童护理　表 E-2　体格测量评分标准。

任务 3：见模块四　老年护理　表 L-10　卧有患者床更换床单评分标准。

E-2-3　先天性心脏病患儿的护理

（一）任务描述

患儿，男，1 岁。出生后不久即出现喂养困难，面色苍白，近 1 年来经常活动后气促、发绀，因“发热 1 天”入院。体格检查：呼吸稍快，面色略发绀，胸骨左缘第 3 ~ 4 肋间闻及Ⅱ ~ Ⅲ级粗糙全收缩期杂音，肺动脉瓣区第二心音亢进。心电图提示左、右心室肥大。诊断为先天性心脏病（室间隔缺损）、上呼吸道感染，医嘱：吸氧 0.5 ~ 1.0 L/min。

任务 1：请对患儿进行护理评估，并提出主要的护理问题，从协助治疗、心理护理、人文沟通及健康教育等方面，针对首优护理问题提出有针对性的护理措施，并评估护理措施的有效性。

任务 2：请对患儿进行体格测量（体重、身高、头围和胸围测量）。

任务 3：请对患儿行氧气吸入（此护理相关内容需相应教研室审核把关）。

（二）实施条件

类型	基本实施条件	备注
场地	（1）模拟病房；（2）模拟治疗室；（3）处置室	环境符合操作要求
资源	（1）病床；（2）志愿者（主考学校随机指定）；（3）生活垃圾桶、医用垃圾桶；（4）多功能护理模型	设备完好、准备齐全
用物	氧气吸入用物：（1）氧气筒；（2）氧气表；（3）湿化瓶（内盛蒸馏水或冷开水或 20% ~ 30% 酒精，1/3 ~ 1/2 满）；（4）通气管；（5）一次性双腔鼻导管；（6）无菌纱布 2 块；（7）小药杯盛冷开水；（8）棉签；（9）笔；（10）弯盘；（11）剪刀；（12）扳手；（13）输氧卡；（14）手消毒剂；（15）手电筒；（16）病历本及护理记录单（按需准备）；（17）一次性垫巾 体格测量用物：（1）手消毒剂；（2）身长测量器；（3）软尺；（4）电子体重秤	操作者工作服、帽子、口罩、挂表由主考学校准备
考评员	每 10 名学生配备 1 名考评员，考评员要求具备中级以上职称	

（三）考核时量

任务 1：案例评估与分析 30 分钟。

任务 2：体格测量 14 分钟（其中用物准备 7 分钟，操作 7 分钟）。

任务 3：氧气吸入 20 分钟（其中用物准备 10 分钟，操作 10 分钟）。

（四）评分标准

任务 1：

1. 护理评估

了解患儿母亲妊娠史，孕期有无病毒感染史、用药史；询问患儿出现发绀的时间及持续时间，有无喂养困难、多汗和反复呼吸道感染，生长发育情况，有无阵发性呼吸困难或晕厥发作。

2. 护理问题

（1）活动无耐力：与体循环血容量减少及血氧饱和度下降有关。

（2）体温过高：与上呼吸道感染有关。

（3）营养失调：低于机体需要量，与喂养困难及体循环血量减少、组织缺氧有关。

（4）潜在并发症：心力衰竭、感染性心内膜炎、脑血栓等。

3. 护理目标

（1）患儿能进行适当的活动，满足基本生活所需。

（2）患儿获得足够的营养，满足生长发育需要。

（3）患儿未发生并发症。

4. 护理措施

（1）一般护理：建立合理的生活制度，安排规律的作息时间，保证睡眠和休息。保持环境安静，集中治疗和护理，尽量避免哭闹及情绪激动。

（2）病情观察：注意观察有无心率增快、呼吸困难、端坐呼吸、吐泡沫样痰、水肿、肝大等心力衰竭的表现，以及是否有脑血栓等其他并发症。

（3）发热的护理：密切监测体温变化，发热者给予松解衣服、多饮水等物理降温，必要时遵医嘱给予药物降温。

（4）控制感染：遵医嘱用药，及时控制感染。

（5）饮食护理：供给充足能量、蛋白质和维生素，保证营养需要。喂养困难时要耐心喂养，少量多餐，勿进食过饱，避免呛咳。

（6）健康指导：指导家长掌握先天性心脏病的日常护理，建立合理的生活制度，遵从医嘱合理用药，预防感染和其他并发症。

5. 护理效果评价

（1）患儿活动耐力是否提高。

（2）患儿营养摄入是否满足机体需要，生长发育是否接近正常儿童。

（3）患儿是否出现并发症。

任务 2：见模块二　儿童护理　表 E–2　体格测量评分标准。

任务 3：见模块四　老年护理　表 L–11　氧气吸入评分标准。

E–2–4　口炎患儿的护理

（一）任务描述

患儿，男，1 岁，因“发热 2 天、拒食半天”来医院就诊。体温 38.7 ℃，护士体格检查时发现患儿口腔黏膜、牙龈、舌有多处溃疡，上面覆盖黄白色纤维素性渗出物，颌下淋巴结肿大。诊断：疱疹性口炎。遵医嘱给予 3% 过氧化氢溶液清洁口腔，局部喷西瓜霜，患儿因疼痛而哭闹，家长很是焦虑。

任务 1：请对患儿进行护理评估，提出主要的护理问题，制定有针对性的护理措施，并评估护理措施的有效性。

任务 2：请对患儿进行体格测量（体重、身高、头围和胸围测量）。

任务 3：请对患儿进行口腔护理（此护理相关内容需相应教研室审核把关）。

（二）实施条件

类型	基本实施条件	备注
场地	（1）模拟病房；（2）模拟治疗室；（3）处置室	环境符合操作要求
资源	（1）病床；（2）志愿者（主考学校随机指定）；（3）生活垃圾桶、医用垃圾桶；（4）屏风	设备完好、准备齐全
用物	口腔护理用物：（1）口腔护理盘（治疗碗 2 个、无菌棉球若干、止血钳 2 把、纱布 2 块）；（2）一次性压舌板；（3）手电筒；（4）治疗巾；（5）弯盘；（6）口腔护理液；（7）一次性手套；（8）无菌棉签、剪刀；（9）笔；（10）漱口杯；（11）吸管；（12）开口器（按需准备）；（13）外用药物（按需准备）；（14）病历本及护理记录单（按需准备） 体格测量用物：（1）电子体重秤；（2）一次性垫巾；（3）手消毒剂；（4）身长测量器；（5）软尺	操作者工作服、帽子、口罩、挂表由主考学校准备
考评员	每 10 名学生配备 1 名考评员，考评员要求具备中级以上职称	

（三）考核时量

任务 1：案例评估与分析 30 分钟。

任务 2：体格测量 14 分钟（其中用物准备 7 分钟，操作 7 分钟）。

任务 3：口腔护理 30 分钟（其中用物准备 10 分钟，操作 20 分钟）。

（四）评分标准

任务 1：

1. 护理评估

询问患儿家长有无乳具消毒的习惯，患儿有无急性感染、营养不良等疾病史，评估患儿发热、流涎等症状及出现时间，有无其他不适。

2. 护理问题

（1）口腔黏膜受损：与口腔炎症有关。

（2）体温过高：与口腔炎症有关。

（3）疼痛：与口腔黏膜糜烂、溃疡有关。

（4）营养失调：低于机体需要量，与疼痛引起拒食有关。

（5）焦虑（家长）：与患儿反复哭闹、家长对疾病相关知识不了解有关。

3. 护理目标

（1）患儿口腔溃疡愈合。

（2）患儿未出现高热等并发症。

（3）患儿疼痛缓解，情绪稳定，能够配合治疗、愉快进食。

4. 护理措施

（1）口腔护理：保持口腔黏膜湿润和清洁，鼓励多饮水，进食后漱口。溃疡面可用 3% 过氧化氢溶液清洗，每日 2 ~ 4 次，以餐后 1 小时左右为宜，动作应轻、快、准，以免引起呕吐。对流涎者，及时清除流出物，保持口腔周围皮肤干燥、清洁，避免引起皮肤湿疹及糜烂。

（2）正确涂药：遵医嘱喷西瓜霜。喷药前先清洁口腔，然后将纱布或干棉球垫于颊黏膜腮腺管口或舌系带两侧以隔断唾液，干棉球蘸干溃疡面后再喷药，喷药后嘱患儿闭口 10 分钟再去除棉球或纱布，并嘱患儿勿立即漱口、饮水或进食。

（3）疼痛的护理：清洁口腔时应注意手法，用棉签在溃疡面上滚动式涂药，切不可摩擦，以免扩大创面或加重疼痛。

（4）发热的护理：密切监测体温变化，发热者给予松解衣服、多饮水等物理降温，必要时遵医嘱给予药物降温。

（5）饮食护理：以高热量、高蛋白、含丰富维生素的温凉流质或半流质饮食为宜，避免摄入刺激性或粗硬食物。疼痛较重者，可按医嘱在进食前局部涂 0.2 % 利多卡因。

（6）健康指导：向家长讲解口炎相关知识；指导家长食具专用，做好清洁消毒工作，示教清洁口腔及局部涂药的方法；纠正患儿吮指、不刷牙等不良习惯，培养进食后漱口的卫生习惯；宣传均衡营养对提高抵抗力的重要性，培养良好的饮食习惯，不偏食、不挑食。

5. 护理效果评价

（1）患儿口腔黏膜溃疡是否愈合。

（2）患儿体温是否恢复正常。

（3）患儿疼痛是否缓解，能否配合治疗。

任务 2：见模块二　儿童护理　表 E–2　体格测量评分标准。

任务 3：见模块四　老年护理　表 L–8　口腔护理评分标准。

E–2–5　小儿气管异物的护理

（一）任务描述

患儿，男，7 个月。家人发现其吞入不明异物后，即出现急剧的咳嗽，立即检查口腔但未发现异物，且患儿咳嗽逐渐剧烈，脸色涨红，发绀，立即送医治疗。诊断：小儿气管异物。

任务 1：请提出主要的护理问题，从病情观察、协助治疗、心理护理、人文沟通及健康教育等方面，针对首优护理问题提出有针对性的护理措施，并评估护理措施的有效性。

任务 2：请你立即对患儿进行气管异物的急救（此护理相关内容需相应教研室审核把关）。

任务 3：请对患儿进行氧气吸入的护理（此护理相关内容需相应教研室审核把关）。

（二）实施条件

类型	基本实施条件	备注
场地	（1）模拟病房；（2）模拟手术室；（3）处置室	
资源	（1）病床；（2）儿童模型；（3）处置室设有洗手设备、生活垃圾桶、医用垃圾桶；（4）屏风；（5）电源插头	
用物	（1）支气管镜；（2）气管切开包；（3）负压吸引器；（4）手术同意书；（5）氧气；（6）弯盘；（7）医嘱单；（8）笔；（9）病历本；（10）手消毒剂；（11）无菌棉签；（12）一次性手套；（13）消毒酒精；（14）急救药品	工作服、帽子、口罩、挂表由主考学校准备
考评员	每 10 名学生配备 1 名考评员，考评员要求具备中级以上职称	

（三）考核时量

任务 1：案例评估与分析 30 分钟。

任务 2：气管异物的急救 15 分钟（其中用物准备 5 分钟，操作 10 分钟）。

任务 3：氧气吸入 20 分钟（其中用物准备 10 分钟，操作 10 分钟）。

（四）评分标准

任务 1：

1. 护理评估

观察患儿有无剧烈呛咳，有无哭声无力，有无喘憋，面色青紫有无加重，有无三凹征。

2. 护理问题

（1）气体交换受损：与异物阻塞气管有关。

（2）有窒息的危险：与异物阻塞气管有关。

（3）恐惧：与患儿呼吸不畅、环境陌生、家属担心疾病预后有关。

（4）知识缺乏：家属缺乏气管、支气管异物防治知识。

3. 护理目标

（1）患儿气管异物排除。

（2）患儿呼吸恢复正常。

（3）患儿情绪逐渐稳定，能够配合治疗。

4. 护理措施

（1）密切观察患儿呼吸、神志变化，并给予氧气吸入。

（2）向家属做好健康宣教，告诉其气管异物急救的操作目的及流程，减轻其焦虑情绪。

（3）使患儿骑跨并俯卧于施救者一侧手臂上，一手握住其下颌，固定头部，另一手掌根部向前下方用力拍击肩胛间区 5 次，然后用手固定头颈部，两前臂夹住幼儿躯干，小心翻转呈仰卧位，用示指和中指快速冲击性按压患儿两乳头连线中点 5 次，频率慢于心脏按压。重复上述步骤，直至异物排出。

（4）观察体温变化，体温升高时及时通知医师并检查异物是否完全取出。必要时遵医嘱给予抗生素预防感染。

（5）如急救处理无效，准备好气管切开包、负压吸引器、急救药品等，配合抢救治疗。

（6）指导其父母加强安全看护，防坠床、跌倒。

5. 护理效果评价

（1）患儿气管异物是否排出。

（2）患儿呼吸是否恢复正常。

（3）患儿情绪是否逐渐稳定，能否配合治疗。

任务 2：见模块三　成人护理　表 C-4　气管异物的急救评分标准。

任务 3：见模块四　老年护理　表 L-11　氧气吸入评分标准。

E-2-6 维生素 D 缺乏性佝偻病患儿的护理

（一）任务描述

患儿，男，5 个月。1 个月前因“汗多、夜间哭闹、烦躁不安”来院就诊，完善检查后诊断为维生素 D 缺乏性佝偻病，遵医嘱在家口服维生素 D，现上述症状无明显改善，遂来院就诊。体格检查：体温 36.6 ℃，脉搏 110 次/分，呼吸 34 次/分，发育尚可，枕秃，前囟 2.0 cm × 1.5 cm，未出牙，肋缘外翻，肝右肋下 1 cm，脾（–）。肌张力正常，神经系统未见异常。辅助检查：血清钙、磷正常，血碱性磷酸酶升高；血常规示 Hb 120 g/L，RBC 5.0×10^{12}/L，WBC 9.8×10^{9}/L，大便及尿常规未见异常；腕部正位片示骨骺端钙化带模糊不清，呈杯口状改变。医嘱：维生素 D_2 注射液 5 mg，肌内注射。

任务 1：请对患儿进行护理评估，并提出主要的护理问题，从病情观察、协助治疗、心理护理、人文沟通及健康教育等方面，针对首优护理问题提出有针对性的护理措施，并评估护理措施的有效性。

任务 2：请对患儿的家长进行母乳喂养指导。

任务 3：请遵医嘱给患儿肌内注射维生素 D_2。

（二）实施条件

类型	基本实施条件	备注
场地	（1）模拟病房；（2）模拟治疗室；（3）处置室	
资源	（1）治疗台；（2）病床；（3）志愿者（主考学校随机指定）；（4）生活垃圾桶、医用垃圾桶、锐器盒；（5）静脉输液模型；（6）治疗车、治疗盘；（7）屏风	
用物	母乳喂养指导用物：（1）床单位；（2）婴儿床单位；（3）产妇（由主考学校准备志愿者）；（4）靠背椅；（5）踏板；（6）处置室设有洗手设备；（7）哺乳抱枕；（8）屏风；（9）室温计 肌内注射用物：（1）无菌持物钳/镊及持物钳/镊筒；（2）敷料缸（内备无菌纱布数块）；（3）无菌盘；（4）砂轮；（5）药物（遵医嘱）；（6）一次性注射器（根据需要选择合适型号）；（7）弯盘；（8）注射卡和笔；（9）无菌棉签；（10）手消毒剂；（11）皮肤消毒剂；（12）必要时配抢救盒；（13）病历本及护理记录单（按需准备）	工作服、帽子、口罩、挂表由主考学校准备
考评员	每 10 名学生配备 1 名考评员，考评员要求具备中级以上职称	

（三）考核时量

任务 1：案例评估与分析 30 分钟。

任务 2：母乳喂养指导 30 分钟（其中用物准备 10 分钟，操作 20 分钟）。

任务 3：肌内注射 20 分钟（其中用物准备 10 分钟，操作 10 分钟）。

（四）评分标准

任务 1：

1. 护理评估

询问患儿母亲在妊娠期间是否补充维生素 D 和钙剂，患儿是否为早产、多胎，是否按要求补充维生素 D 预防佝偻病；询问喂养及户外活动情况，是否有颅骨软化、方颅等骨骼畸形，是否有颈项软弱无力，是否有运动发育、语言发育落后；询问家长患儿的居住生活情况；询问家长是否了解佝偻病的病因、预防措施和预后；评估家长的心理状态。

2. 护理问题

（1）营养失调：低于机体需要量，与日光照射不足和维生素 D 摄入不足有关。

（2）焦虑（家长）：与患儿治疗效果不理想有关。

（3）知识缺乏：患儿家长缺乏佝偻病的预防和护理知识。

（4）潜在并发症：维生素 D 中毒。

3. 护理目标

（1）患儿临床症状减轻或消失，血生化恢复正常。

（2）患儿家长的焦虑消失，情绪稳定。

（3）患儿家长知晓佝偻病的预防和护理要点并能正确运用。

（4）患儿未发生维生素 D 中毒，若发生能及时发现和处理。

4. 护理措施

（1）病情观察：观察患儿的吃奶、睡眠、大小便等情况。

（2）用药护理：遵医嘱给患儿正确肌内注射维生素 D_2，注射后观察有无硬结、红肿等情况；注意患儿有无便秘、腹泻、食欲减退等不适。

（3）生活护理：指导患儿家长正确进行母乳喂养；指导患儿家长每日带患儿进行户外活动，让患儿直接接受阳光照射，从每次 10 分钟开始，逐渐延长至 1 小时以上，保证每日 1 ~ 2 小时的户外活动。

（4）心理护理：向患儿家长介绍佝偻病的相关知识和治疗情况，及时并耐心解答家长的疑问，以缓解家长的焦虑情绪。

（5）健康教育：鼓励患儿家长坚持母乳喂养和户外活动；告知患儿家长出院后遵医嘱正确给患儿服用维生素 D，并密切观察患儿有无便秘、腹泻、恶心、呕吐等维生素 D 中毒的表现。

5. 护理效果评价

（1）经过治疗和护理，患儿临床症状是否减轻或消失，血生化是否恢复正常。

（2）患儿家长的焦虑情绪是否减轻或消失。

（3）患儿家长是否知晓佝偻病的预防和护理要点并能正确运用。

（4）患儿有无发生维生素 D 中毒。

任务 2：见模块一　母婴护理　表 M-7　母乳喂养指导评分标准。

任务 3：见模块三　成人护理　表 C-32 肌内注射评分标准。

E-2-7　腹泻患儿的护理

（一）任务描述

患儿，男，10 个月，体重 9.5 kg，因“腹泻、呕吐 3 天，加重 1 天”入院。患儿 3 天前开始出现腹泻，呈黄色稀水样便，每日 5 ~ 6 次，量中等，有时呕吐，呈非喷射状，呕吐物为胃内容物，量少。伴轻咳、流涕。1 天前大便次数增多，每日 10 余次，为明确诊治，遂来医院就诊。发病后患儿食欲减退，精神萎靡，尿量稍少。体格检查：体温 38.2 ℃，脉搏 138 次/分，呼吸 42 次/分，体重 8.4 kg，精神萎靡，皮肤干燥，弹性差，前囟和眼窝凹陷，口腔黏膜干燥，咽红，出牙 4 颗，双肺（–），心音有力，腹稍胀，肠鸣音 4 次/分，肛周皮肤潮红，有散在皮疹，四肢稍凉，膝腱反射正常。辅助检查：血钠 132 mmol/L，血钾 3.2 mmol/L，血 HCO_3^- 16 mmol/L。

任务 1：请对患儿进行护理评估，并提出主要的护理问题，从病情观察、协助治疗、心理护理、人文沟通及健康教育等方面，针对首优护理问题提出有针对性的护理措施，并评估护理措施的有效性。

任务 2：请遵医嘱给患儿进行密闭式静脉输液。（此护理相关内容需相应教研室审核把关）。

任务 3：请对患儿的家长进行红臀的护理指导。

（二）实施条件

类型	基本实施条件	备注
场地	（1）模拟病房；（2）模拟治疗室；（3）处置室	
资源	（1）治疗台；（2）病床；（3）志愿者（主考学校随机指定）；（4）生活垃圾桶、医用垃圾桶、锐器盒；（5）静脉输液模型；（6）治疗车、治疗盘；（7）屏风	

续表

类型	基本实施条件	备注
用物	密闭式静脉输液用物：（1）一次性密闭式输液器；（2）一次性注射器；（3）输液架；（4）剪刀；（5）皮肤消毒剂；（6）无菌棉签；（7）弯盘；（8）一次性止血带；（9）无菌纱布；（10）瓶签；（11）输液溶液；（12）药物；（13）砂轮；（14）输液贴；（15）小枕及一次性垫巾；（16）笔；（17）输液卡；（18）免洗手消毒剂；（19）夹板和绷带（按需准备）；（20）一次性手套（按需准备）；（21）急救盒（按需准备）；（22）病历本及护理记录单（按需准备） 红臀的护理用物：（1）纸尿裤；（2）小盆；（3）小毛巾2条；（4）湿纸巾；（5）温水；（6）护臀膏；（7）手消毒剂；（8）温湿度计	工作服、帽子、口罩、挂表由主考学校准备
考评员	每10名学生配备1名考评员，考评员要求具备中级以上职称	

（三）考核时量

任务1：案例评估与分析30分钟。

任务2：密闭式静脉输液30分钟（其中用物准备15分钟，操作15分钟）。

任务3：红臀的护理20分钟（其中用物准备10分钟，操作10分钟）。

（四）评分标准

任务1：

1. 护理评估

询问家属患儿的喂养情况和辅食添加的时间、种类、量等，有无腹部受凉史，平时大便习惯，有无上呼吸道感染、肺炎等病史，既往有无腹泻，有无其他疾病病史和长期使用抗生素史。

2. 护理问题

（1）腹泻：与感染有关。

（2）体液不足：与腹泻、呕吐致体液丢失过多和水分摄入不足有关。

（3）皮肤完整性受损：与大便次数增多刺激臀部皮肤有关。

（4）体温过高：与肠道感染有关。

（5）营养失调：低于机体需要量，与腹泻、呕吐致体液丢失过多和水分摄入不足有关。

3. 护理目标

（1）患儿腹泻、呕吐次数逐渐减少至停止，大便性状正常。

（2）患儿脱水和电解质紊乱得以纠正。

（3）家长能对患儿进行合理喂养，患儿体重逐渐恢复正常。

（4）患儿体温逐渐恢复正常。

（5）患儿臀部皮肤保持完整、无破损。

4. 护理措施

（1）调整饮食：继续母乳喂养，减少哺乳次数，缩短每次哺乳时间，暂停换乳期食物添加，待腹泻次数减少后给予流质或半流质饮食如粥、面条，少量多餐，随着病情稳定和好转，逐步过渡到正常饮食。腹泻停止后逐渐恢复营养丰富的饮食，并每日加餐1次，至体重恢复正常。

（2）维持水、电解质及酸碱平衡：遵医嘱静脉补液。

（3）红臀护理：选用吸水性强、柔软的布质、纸质尿布，勤更换，避免使用不透气塑料布或橡皮布；每次便后用温水清洗臀部并擦干，以保持皮肤清洁、干燥。暴露臀部皮肤，遵医嘱行红外线灯照射治疗，完成后皮肤发红处涂以鞣酸软膏并按摩片刻。

（4）控制感染：按医嘱选用针对病原菌的抗生素以控制感染。严格执行消毒隔离，护理患儿前后认真洗手，患儿用过的尿布、便盆分类消毒。

（5）密切观察病情：监测生命体征，体温过高时应给患儿多饮水、擦干汗液、及时更换汗湿的衣服，并予物理降温。观察并记录大便次数、颜色、气味、性状、量。观察有无水、电解质和酸碱平衡紊乱的表现。

（6）健康教育：指导家长正确洗手并做好污染尿布及衣物的处理；指导合理喂养，提倡母乳喂养；注意饮食卫生；加强体格锻炼，适当户外活动，注意气候变化，防止受凉或过热；避免长期用广谱抗生素。

5. 护理效果评价

（1）患儿大便次数是否减少。

（2）患儿脱水、电解质及酸碱平衡方紊乱是否得到纠正，尿量有无增加。

（3）患儿体温及体重是否恢复正常。

（4）患儿臀部皮肤是否恢复正常。

（5）家长能否掌握儿童喂养知识及腹泻的预防、护理知识。

任务 2：见模块三　成人护理　表 C–34　密闭式静脉输液评分标准。

任务 3：见模块二　儿童护理　表 E–3　红臀的护理评分标准。

E–2–8　新生儿寒冷损伤综合征的护理

（一）任务描述

患儿，男，系 34 周早产，出生体重 2100 g，因“哭声低弱、拒乳 2 天，少动，呼吸不规则 2 小时”入院。体格检查：腋温 29 ℃，肛温 31 ℃，脉搏 100 次/分，呼吸 55 次/分，呼吸不规则，哭声微弱，双下肢外侧可触及硬肿，呈暗红色。双肺可闻及少量湿啰音，心音低钝。WBC 15×10^9/L。

任务 1：请对患儿行护理评估，并提出主要的护理问题，从病情观察、协助治疗、心理护理、人文沟通及健康教育等方面，针对首优护理问题提出有针对性的护理措施，并评估护理措施的有效性。

任务 2：请对患儿实施暖箱护理。

任务 3：请为患儿进行鼻饲操作保证营养（此护理相关内容需相应教研室审核把关）。

（二）实施条件

类型	基本实施条件	备注
场地	（1）模拟病房；（2）模拟治疗室；（3）处置室	
资源	（1）治疗台；（2）标准化家属；（3）生活垃圾桶、医用垃圾桶	
用物	鼻饲用物：（1）胃管包（弯盘、镊子、止血钳、压舌板、纱布）；（2）治疗巾；（3）无菌手套；（4）胃管；（5）液体石蜡油；（6）棉签；（7）胶布；（8）听诊器；（9）手电筒；（10）试水碗；（11）注食器或 10 mL 注射器；（12）别针；（13）橡皮筋；（14）标识贴；（15）弯盘；（16）水温计；（17）适量温开水；（18）鼻饲液处置卡；（19）洗手液 暖箱的使用用物：（1）暖箱；（2）蒸馏水；（3）床单；（4）体温计；（5）护理记录单	工作服、帽子、口罩、挂表由主考学校准备
考评员	每 10 名学生配备 1 名考评员，考评员要求具备中级以上职称	

（三）考核时量

任务 1：案例评估与分析 30 分钟。

任务 2：暖箱的使用 15 分钟（其中用物准备 5 分钟，操作 10 分钟）。

任务 3：鼻饲 30 分钟（其中用物准备 15 分钟，操作 15 分钟）。

（四）评分标准

任务 1：

1. 护理评估

检查患儿有无气促、发绀、体温过低、皮下硬肿，听诊患儿肺部有无啰音。

2. 护理问题

（1）体温过低：与体重过轻、皮下脂肪薄有关。

（2）有皮肤完整性受损的危险：与皮下水肿、硬肿有关。

（3）有营养失调的危险：低于机体需要量，与早产儿需要更多热量而患儿拒乳有关。

（4）有感染的危险：与免疫、皮肤黏膜屏障功能低下有关。

（5）潜在并发症：肺出血、弥散性血管内凝血。

（6）知识缺乏：家长缺乏患儿正确保暖、喂养和护理的相关知识。

3. 护理目标

（1）患儿体温在 12 ~ 24 小时内恢复正常。

（2）患儿皮肤硬肿逐渐消失。

（3）患儿获得所需的能量，体重开始增长。

（4）患儿住院期间未继发感染和发生并发症。

（5）家长掌握患儿正确保暖、喂养和护理的相关知识。

4. 护理措施

（1）复温：是治疗、护理的关键措施，复温的原则是循序渐进，逐渐复温。

（2）合理喂养：严格按照鼻饲喂养的要求，给予营养，鼻饲和输入的液体适当加热，密切观察患儿的消化情况，并做好鼻饲管护理及口腔护理。

（3）加强消毒管理，防止交叉感染，严格遵守操作规程。

（4）病情观察：每小时监测体温 1 次，体温正常 6 小时后改为 4 小时 1 次。监测呼吸、心率、硬肿程度及范围等。

（5）向家属介绍有关新生儿寒冷损伤综合征的疾病知识。

5. 护理效果评价

（1）患儿体温是否恢复正常。

（2）患儿硬肿是否消退。

（3）患儿营养摄入是否良好，体重是否增加。

（4）患儿住院期间有无继发感染和发生并发症。

（5）家长是否了解患儿病情，是否掌握本病的预防要点。

任务 2：见模块一　母婴护理　表 M–4　暖箱的使用评分标准。

任务 3：见模块三　成人护理　表 C–36　鼻饲评分标准。

E–2–9　新生儿黄疸的护理

（一）任务描述

患儿，女，5 天，因“皮肤、巩膜中度黄染 1 天”入院。患儿系 G_1P_1，足月顺产出生，出生体重 2946 g。无胎膜早破及宫内窒息史。无窒息抢救史，Apgar 评分 1 分钟 9 分，生后 2 小时开奶，母乳喂养，吃奶尚可，大小便正常。昨天白天起家长发现患儿皮肤、巩膜发黄，逐渐加重，为进一步治疗来我院急诊，遂收住入院。发病以来，患儿精神反应可，无抽搐、激惹等表现。体格检查：体温 36.8 ℃，呼吸 45 次/分，脉搏 135 次/分，全身皮肤、巩膜中度黄染，颈软，双侧瞳孔等圆等大，对光反射灵敏，口唇红润，双肺听诊呼吸音粗，未闻及干、湿啰音，心音有力，心率 135 次/分，心律齐。腹平软，肝脾肋下未触及，肠鸣音正常。四肢肌张力正常，原始反射可引出。辅助检查：总胆红素 259 μmol/L/（15.2 mg/dL），直接胆红素 21.6 μmol/L （1.2 mg/dL）；血常规：WBC 20×10^9/L；HGB 201 g/L，PLT 196×10^9/L。入院诊断：新生儿高胆红素血症。医嘱：静脉采血。

任务 1：请对患儿进行护理评估，并提出主要的护理问题，从病情观察、协助治疗、心理护理、人文沟通及健康教育等方面，针对首优护理问题提出有针对性的护理措施，并评估护理措施的有效性。

任务 2：请对患儿的家长进行母乳喂养指导。

任务 3：请遵医嘱给患儿进行静脉采血（此护理相关内容需相应教研室审核把关）。

（二）实施条件

类型	基本实施条件	备注
场地	（1）模拟病房；（2）模拟治疗室；（3）处置室	
资源	（1）病床；（2）模拟人；（3）处置室设有洗手设备、生活垃圾桶、医用垃圾桶；（4）屏风	
用物	母乳喂养指导用物：（1）床单位；（2）婴儿床单位；（3）产妇（由主考学校准备志愿者）；（4）靠背椅；（5）踏板；（6）哺乳抱枕；（7）室温计 静脉血标本采集用物：（1）注射盘（内装皮肤消毒剂、无菌棉签、注射小垫枕、一次性垫巾）；（2）真空采血针；（3）真空采血管；（4）一次性手套；（5）一次性止血带；（6）化验单、笔；（7）弯盘；（8）锐器盒；（9）手消毒剂；（10）病历本及护理记录单（按需准备）	工作服、帽子、口罩、挂表由主考学校准备
考评员	每 10 名学生配备 1 名考评员，考评员要求具备中级以上职称	

（三）考核时量

任务 1：案例评估与分析 30 分钟。

任务 2：母乳喂养指导 30 分钟（其中用物准备 10 分钟，操作 20 分钟）。

任务 3：静脉血标本采集 25 分钟（其中用物准备 10 分钟，操作 15 分钟）。

（四）评分标准

任务 1：

1. 护理评估

询问母亲既往有无不明原因的流产、早产、死胎或重度黄疸患儿的分娩史，患儿出生时的 Apgar 评分和母婴血型，患儿大小便颜色，有无用药情况，有无接触诱发物，有无抽搐。

2. 护理问题

（1）潜在并发症：胆红素脑病。

（2）知识缺乏：与患儿家长缺乏黄疸的护理知识有关。

3. 护理目标

（1）患儿胆红素水平恢复正常，未出现胆红素脑病。

（2）家长知晓黄疸相关护理知识，能积极配合治疗。

4. 护理措施

（1）降低胆红素，防止胆红素脑病：指导患儿母亲进行正确的母乳喂养；遵医嘱实施光照疗法，并做好相应护理；必要时遵医嘱给予白蛋白和酶诱导剂；合理安排补液计划，根据不同补液内容调节相应的速度，切忌快速输入高渗性药物。

（2）观察病情：观察皮肤黏膜、巩膜的色泽；观察有无拒食、嗜睡、肌张力减退等胆红素脑病的早期表现，如有立即通知医师，做好抢救准备；观察大小便次数、量及性质，促进粪便及胆红素排出。

（3）维持体温稳定：调节环境温度及湿度，给予物理降温；遵医嘱使用抗生素；做好保护性隔离，避免交叉感染。

（4）脐部护理：先用3%过氧化氢，再用75%酒精消毒脐部。

5. 护理效果评价

（1）患儿黄疸是否消退，有无胆红素脑病。

（2）家长是否掌握黄疸相关护理知识。

任务2：见模块一　母婴护理　表M–7　母乳喂养指导评分标准。

任务3：见模块二　儿童护理　表E–5　静脉血标本采集评分标准。

E–2–10　新生儿缺血缺氧性脑病的护理

（一）任务描述

患儿，男，1天，因“窒息复苏后呼吸困难3小时余，惊厥2小时余”入院。患儿系第1胎第1产，胎龄40^{+1}周，Apgar评分1分钟2分，5分钟3分。体格检查：体温36.5 ℃，脉搏133次/分，呼吸69次/分，体重2.99 kg，头围35 cm，足月新生儿外貌，昏迷，原始反射减弱，呼吸不规则，瞳孔缩小，对光反射迟钝。辅助检查：血气分析提示代谢性酸中毒并呼吸性酸中毒。脑电图示异常放电。头部CT未见颅内出血。临床诊断：新生儿缺血缺氧性脑病。医嘱：静脉采血。

任务1：请对患儿进行护理评估，并提出主要的护理问题，从病情观察、协助治疗、心理护理、人文沟通及健康教育等方面，针对首优护理问题提出有针对性的护理措施，并评估护理措施的有效性。

任务2：请对患儿实施暖箱护理。

任务 3：请遵医嘱给患儿进行静脉采血。（此护理相关内容需相应教研室审核把关）。

（二）实施条件

类型	基本实施条件	备注
场地	（1）模拟病房；（2）模拟治疗室；（3）处置室	环境符合操作要求
资源	（1）治疗台；（2）标准化家属；（3）生活垃圾桶、医用垃圾桶	设备完好、准备齐全
用物	暖箱的使用用物：（1）暖箱；（2）蒸馏水；（3）床单；（4）体温计；（5）护理记录单 静脉血标本采集用物：（1）注射盘（内装皮肤消毒剂、无菌棉签、注射小垫枕、一次性垫巾）；（2）真空采血针；（3）真空采血管；（4）一次性手套；（5）一次性止血带；（6）化验单、笔；（7）弯盘；（8）锐器盒；（9）手消毒剂；（10）病历本及护理记录单（按需准备）	操作者工作服、帽子、口罩等由主考学校准备
考评员	每 10 名学生配备 1 名考评员，考评员要求具备中级以上职称	

（三）考核时量

任务 1：案例评估与分析 30 分钟。

任务 2：暖箱的使用 15 分钟（其中用物准备 5 分钟，操作 10 分钟）。

任务 3：静脉血标本采集：25 分钟（其中用物准备 10 分钟，操作 15 分钟）。

（四）评分标准

任务 1：

1. 护理评估

（1）母亲孕期身体状况。

（2）胎儿在母体内发育情况，有无胎动加快、胎心率增加等。

（3）新生儿出生时有无产程延长、羊水污染及新生儿 Apgar 评分、复苏经过。

（4）出生后新生儿有无心、肺、脑等严重疾病。

2. 护理问题

（1）低效性呼吸形态：与缺血缺氧致呼吸中枢受损有关。

（2）潜在并发症：颅内压增高、呼吸衰竭。

（3）焦虑、恐惧（家长）：与患儿病情危重及预后差有关。

3. 护理目标

（1）患儿呼吸改善。

（2）患儿住院期间各种并发症的发生减少。

（3）家长了解该疾病的相关知识，消除恐惧心理，并能进行早期的康复干预。

4. 护理措施

（1）维持正常的呼吸形态：及时清除呼吸道分泌物，根据患儿缺氧情况，可给予鼻导管或头罩给氧，严重者配合医师气管插管及机械辅助通气，以维持 PaO_2 在 60 ~ 80 mmHg（8.0 ~ 10.7 kPa）。

（2）防治并发症

1）密切观察病情：严密监护患儿的呼吸、心率、血压、血氧饱和度等，注意观察患儿的意识、瞳孔、前囟张力、肌张力、抽搐等表现。

2）遵医嘱使用镇静剂、脱水剂等药物，并观察药物的反应。

3）早期康复干预：早期制订符合儿童心理的个体化康复计划，按照儿童发育规律进行动作和语言功能的训练，促进脑功能的恢复。指导家长参与协助治疗，并嘱其定期随访。

5. 护理效果评价

（1）患儿临床表现是否有所减轻或消失。

（2）患儿是否有并发症出现。

（3）家长是否了解患儿病情，是否掌握有关康复锻炼的相关技术。

任务 2：见模块一　母婴护理　表 M–4　暖箱的使用评分标准。

任务 3：见模块二　儿童护理　表 E–5　静脉血标本采集评分标准。

E–2–11　新生儿颅内出血的护理

（一）任务描述

患儿，女，4 天，系 31 周早产，因“嗜睡、拒乳、呼吸暂停 2 天”入院。患儿出生后第 2 天出现嗜睡、拒乳、呼吸暂停，前囟饱满。体格检查：体温 36.9 ℃，脉搏 135 次/分，面色苍白，嗜睡、拒乳、呼吸不规则，有阵发性呼吸暂停，前囟饱满，肌张力消失，双眼凝视，眼球震颤，瞳孔对光反射消失。辅助检查：MRI 示脑室周围 – 脑室内出血。临床诊断：新生儿颅内出血。

任务 1：请对患儿进行护理评估，提出主要的护理问题，制定有针对性的护理措施，并评估护理措施的有效性。

任务 2：请为该患儿进行暖箱护理。

任务 3：请为该患儿进行氧气吸入（此护理相关内容需相应教研室审核把关）。

（二）实施条件

类型	基本实施条件	备注
场地	（1）模拟病房；（2）模拟治疗室；（3）处置室	环境符合操作要求
资源	（1）病床；（2）模拟人；（3）处置室备有生活垃圾桶、医用垃圾桶	设备完好、准备齐全
用物	暖箱的使用用物：（1）暖箱；（2）蒸馏水；（3）床单；（4）体温计；（5）护理记录单 氧气吸入用物：（1）听诊器；（2）氧气筒；（3）氧气表；（4）湿化瓶（内盛蒸馏水或冷开水或 20% ~ 30% 酒精，1/3 ~ 1/2 满）；（5）通气管；（6）一次性双腔鼻导管；（7）无菌纱布 2 块；（8）小药杯盛冷开水；（9）棉签；（10）笔；（11）弯盘；（12）剪刀；（13）扳手；（14）输氧卡；（15）手消毒剂；（16）手电筒；（17）病历本及护理记录单（按需准备）	操作者工作服、帽子、口罩等由主考学校准备
考评员	每 10 名学生配备 1 名考评员，考评员要求具备中级以上职称	

（三）考核时量

任务 1：案例评估与分析 30 分钟。

任务 2：暖箱的使用 15 分钟（其中用物准备 5 分钟，操作 10 分钟）。

任务 3：氧气吸入 20 分钟（其中用物准备 10 分钟，操作 10 分钟）。

（四）评分标准

任务 1：

1. 护理评估

（1）评估患儿有无窒息缺氧及产伤史。

（2）评估患儿惊厥发作的次数、程度、持续时间及意识障碍等症状。

2. 护理问题

（1）潜在并发症：颅内压增高。

（2）低效性呼吸形态：与呼吸中枢受损有关。

（3）有窒息的危险：与惊厥、昏迷有关。

（4）体温调节无效：与体温调节中枢受损有关。

（5）焦虑与病情重：与担心患儿预后及知识缺乏等有关。

（6）知识缺乏：家长缺乏本病的防护和治疗知识。

3. 护理目标

（1）患儿颅内压恢复正常，未出现脑疝。

（2）患儿能得到充足营养，满足机体的需要，体重维持在正常范围。

（3）患儿住院期间得到及时护理，无受伤情况发生。

（4）家长能用正确的态度对待疾病，主动配合各项治疗和护理。

4. 护理措施

（1）生活护理

1）保持安静：患儿应绝对静卧，尽量减少移动和刺激，减少反复穿刺，防止加重颅内出血；一切必要的护理和治疗操作尽可能集中进行，并力求操作轻、稳、准；抬高头肩部 15° ~ 30°，便于头部血液回流，减轻脑水肿。

2）供给能量和水分：根据病情采取适宜的喂养方式，病情重者可适当延迟喂奶时间。禁食期间遵医嘱静脉补充营养和液体，待病情稳定后，让患儿自行吸吮或鼻饲，不应抱起患儿喂奶，以免加重出血。

（2）病情观察

注意生命体征、神志、瞳孔、肌张力及前囟变化，及早发现颅内压增高征象，细心观察惊厥发生的时间、性质。及时记录阳性体征，并与医师取得联系。

（3）治疗配合

1）用药护理：遵医嘱正确使用药物。

2）合理用氧：及时清除呼吸道分泌物，保持呼吸道通畅；根据缺氧程度给予适宜的用氧方式和浓度，维持血氧饱和度在 85% ~ 95%，防止氧浓度过高或用氧时间过长导致氧中毒；呼吸衰竭或严重的呼吸暂停时需气管插管、机械通气并做好相应的护理。

3）维持体温稳定：体温过高时给予物理降温，体温过低时采用远红外床、暖箱或热水袋保暖。

（4）心理护理

给予家长安慰，消除焦虑、恐惧心理。根据家长对疾病的认识程度介绍患儿病情、治疗和护理的方法及目的，使其主动配合，增强战胜疾病的信心。

5. 护理效果评价

（1）患儿颅内压是否恢复正常，有无脑疝发生。

（2）患儿是否得到充足营养，满足机体的需要；体重是否维持在正常范围。

（3）患儿住院期间是否得到及时护理，有无受伤情况发生。

（4）家长是否能用正确的态度对待疾病，主动配合各项治疗和护理。

任务 2：见模块一　母婴护理　表 M-4　暖箱的使用评分标准。

任务 3：见模块四　老年护理　表 L-11　氧气吸入评分标准。

E-2-12　肾病综合征患儿的护理

（一）任务描述

患儿，男，4 岁，因“水肿 1 周”入院。患儿 1 周前无明显诱因出现水肿，始为眼睑，渐发展至颜面部、四肢，无发热、咳嗽、气促、皮疹，无肉眼血尿、嗜睡等，在家未予特殊处理，患儿水肿逐渐加重，今为求诊治来我院就诊，收住我科。起病以来，患儿精神、食纳一般，大便正常，小便量少。体格检查：体温 36.8 ℃，呼吸 24 次/分，脉搏 102 次/分，体重 15.8 kg，血压 90/60 mmHg，精神、反应正常，颜面部、下肢水肿，口腔黏膜完整，咽部稍充血，双扁桃体无肿大。心肺听诊无异常，腹稍隆，无压痛、反跳痛。双下肢呈凹陷性水肿。辅助检查：血常规：WBC 10.26×10^9/L，N 20.6%，L 72.4%，HGB 138 g/L，PLT 325×10^9/L，CRP 1.35 mg/L。尿常规：蛋白质（+++）。血脂：胆固醇＞5.7 mmol/L，甘油三酯＞1.7 mmol/L，肝功能示白蛋白 20 g/L，补体 C3、C4 正常，24 小时尿蛋白定量＞50 mg/（kg·d）。凝血功能正常。临床诊断：肾病综合征。

任务 1：请对患儿进行护理评估，提出主要的护理问题，制定有针对性的护理措施，并评估护理措施的有效性。

任务 2：请对患儿进行体格测量（体重、身高、头围和胸围测量）。

任务 3：请协助该患儿口服药物（此护理相关内容需相应教研室审核把关）。

（二）实施条件

类型	基本实施条件	备注
场地	（1）模拟病房；（2）模拟治疗室；（3）处置室	环境符合操作要求
资源	（1）病床；（2）志愿者（主考学校随机指定）；（3）生活垃圾桶、医用垃圾桶	设备完好、准备齐全
用物	体格测量用物：（1）手消毒剂；（2）身长测量器；（3）软尺；（4）电子体重秤 口服给药用物：（1）记录本和笔；（2）口服药；（3）温开水；（4）药杯；（5）手消毒剂	操作者工作服、帽子、口罩等由主考学校准备
考评员	每 10 名学生配备 1 名考评员，考评员要求具备中级以上职称	

（三）考核时量

任务 1：案例评估与分析 30 分钟。

任务 2：体格测量 14 分钟（其中用物准备 7 分钟，操作 7 分钟）。

任务 3：口服给药 16 分钟（其中用物准备 8 分钟，操作 8 分钟）。

（四）评分标准

任务1：

1. 护理评估

（1）评估患儿的体质状况、此次发病的时间、水肿的程度和部位。

（2）评估患儿排尿次数、尿量及尿色。

（3）评估患儿为初发还是复发、目前治疗情况、病情有无缓解等。

2. 护理问题

（1）体液过多：与低蛋白血症及水钠潴留有关。

（2）营养失调：低于机体需要量，与大量蛋白尿、摄入量减少及肠道吸收障碍有关。

（3）有感染和皮肤完整性受损的危险：与抵抗力低下、激素的应用及高度水肿有关。

（4）潜在并发症：电解质紊乱。

（5）自我形象紊乱：与长期应用糖皮质激素有关。

（6）焦虑：与病程长、病情反复、形象紊乱、学习中断等有关。

3. 护理目标

（1）患儿水肿减轻或消退。

（2）患儿进食量达到适合其年龄的需要量。

（3）患儿未发生感染或发生时能被及时发现，皮肤保持完好，无损伤。

（4）患儿未发生药物不良反应、电解质紊乱或发生时能被及时发现。

（5）患儿焦虑减轻或消失，情绪稳定，愉快地接受治疗和护理。

4. 护理措施

（1）生活护理

1）休息：严重水肿和高血压患儿需卧床休息。有严重胸腔积液或腹水致呼吸困难时，应采取半卧位。一般不必严格限制活动。

2）饮食：一般患儿不需特别限制饮食，消化道黏膜水肿使消化能力减弱时，应注意减轻胃肠道负担，给予易消化的饮食，如优质蛋白质（乳类、蛋、鱼、家禽等）、少量脂肪、足量糖类及高维生素饮食。大量蛋白尿期间蛋白质摄入量不宜过多，一般控制在每日2 g/kg左右，尿蛋白消失后长期用糖皮质激素时，应多补充蛋白质，以防出现负氮平衡。补充各种维生素和微量元素。有明显水肿或高血压时短期限制盐。

3）环境：病室阳光充足、空气新鲜、安静，保持良好的通风。要与感染性疾病患儿分室居住，避免交叉感染。

（2）病情观察

1）观察水肿：严格记录24小时出入量；每日测腹围、体重1次并记录，每周送检尿常规2～3次。

2）观察药物疗效及不良反应：护士应熟悉利尿剂、肾上腺糖皮质激素、免疫抑制剂应用的适应证、药物剂量和主要不良反应，正确执行医嘱。

（3）治疗配合

1）利尿剂：观察用药前后水肿及尿量的变化，监测水肿消长情况。

2）肾上腺糖皮质激素：严格按医嘱用药，注意观察激素不良反应。

3）免疫抑制剂：注意多饮水、监测血压和白细胞计数的变化，疗程不超过 12 周。

（4）预防潜在并发症

1）病房每日进行紫外线消毒，减少探视人数。不带患儿去人群密集的公共场所，还要避免受凉。

2）每日用碳酸氢钠漱口 2 ~ 3 次。

3）注意无菌操作，医务人员有感染者避免接触患儿，室内定期消毒。

4）疫苗接种：肾病患儿预防接种要避免使用活疫苗，在大量使用激素和免疫抑制剂时，可相应延长接种时间，一般应在症状缓解半年后进行。

（5）心理护理

关心爱护患儿，与患儿及其家长多交流。帮助患儿适应形象的改变，适当安排游戏等活动，增加生活乐趣，增强患儿及其家长的信心，使其积极配合治疗。必要时，对患儿及其家长采取积极的心理辅导和心理行为干预，将有利于促进疾病的康复。

5. 护理效果评价

（1）患儿水肿是否减轻或消退。

（2）患儿进食是否达到年龄需要量。

（3）患儿是否出现感染。

（4）患儿是否出现药物不良反应，如骨质疏松、电解质紊乱、消化道出血等。

（5）患儿焦虑是否减轻或消失，情绪是否稳定，是否愉快地接受治疗和护理。

任务 2：见模块二　儿童护理　表 E-2　体格测量评分标准。

任务 3：见模块三　成人护理　表 C-30　口服给药评分标准。

E-2-13　急性上呼吸道感染患儿的护理

（一）任务描述

患儿，女，8 个月，因“咳嗽、咽喉痛、鼻塞伴腰痛 2 天”入院。患儿 4 天前开始出现发热，自测体温 39 ℃，无畏寒、寒战，偶有咳嗽，不剧。头痛、烦躁，无流涕、气急、气喘，无吐泻。咳嗽加剧，有痰，不易咳出，遂至我院就诊。予阿奇霉素、头孢替安静脉滴注 1 天，仍有低热及咳嗽，故为进一步治疗，门诊拟急性上呼吸道感染收治入院。体格检查：体温 38.5 ℃，脉搏 135 次/分，呼吸 32 次/分，血压 103/48 mmHg，神清，精神较好，呼吸平稳，节律规整。双侧瞳孔正大等圆，对光反射灵敏，咽充血，颈软，无抵抗。心音有力，律齐，未闻及杂音。腹软，肝脾未触及肿大，肠鸣音正常。四肢末梢温暖，手足未触见疱疹，肌张力正常。辅助检查：血常规：WBC 5.0×10^9/L，N 53.2%，L 30%，CRP < 0.5 mg/L。入院诊断：急性上呼吸道感染。

任务 1：请对患儿进行护理评估，提出主要的护理问题，制定有针对性的护理措施，并评估护理措施的有效性。

任务 2：请对患儿母亲进行母乳喂养指导。

任务 3：请对患儿进行静脉血标本采集（此护理相关内容需相应教研室审核把关）。

（二）实施条件

类型	基本实施条件	备注
场地	（1）模拟病房；（2）模拟治疗室；（3）处置室	环境符合操作要求
资源	（1）病床；（2）志愿者（主考学校随机指定）；（3）生活垃圾桶、医用垃圾桶	设备完好、准备齐全
用物	母乳喂养指导用物：（1）床单位；（2）婴儿床单位；（3）产妇（由主考学校准备志愿者）；（4）靠背椅；（5）踏板；（6）处置室设有洗手设备；（7）哺乳抱枕；（8）屏风；（9）室温计；（10）脸盆；（11）温开水壶（内盛 39 ~ 41 ℃温开水）；（12）小毛巾；（13）手消毒剂；（14）病历本；（15）笔 静脉血标本采集用物：（1）注射盘（内装皮肤消毒剂、无菌棉签、注射小垫枕、一次性垫巾）；（2）真空采血针；（3）真空采血管；（4）一次性手套；（5）一次性止血带；（6）化验单、笔；（7）弯盘；（8）锐器盒；（9）手消毒剂；（10）病历本及护理记录单	操作者工作服、帽子、口罩、挂表由主考学校准备
考评员	每 10 名学生配备 1 名考评员，考评员要求具备中级以上职称	

（三）考核时量

任务 1：案例评估与分析 30 分钟。

任务 2：母乳喂养指导 30 分钟（其中用物准备 10 分钟，操作 20 分钟）。

任务 3：静脉血标本采集 25 分钟（其中用物准备 10 分钟，操作 15 分钟）。

（四）评分标准

任务 1：

1. 护理评估

评估患儿有无急性上呼吸道感染患者密切接触史；评估患儿有无受凉、淋雨及过度疲劳等诱因；评估患儿有无先天性疾病如兔唇、腭裂、先天性心血管病及免疫缺陷性疾病等；评估患儿有无急性传染病如麻疹、水痘、猩红热等。

2. 护理问题

（1）舒适度减弱：与咽痛、鼻塞、上呼吸道炎症有关。

（2）体温过高：与上呼吸道感染有关。

（3）潜在并发症：热性惊厥。

（4）有体液不足的危险：与发热出汗有关。

（5）知识缺乏：缺乏预防保健和上呼吸道感染的相关知识。

3. 护理目标

（1）患儿舒适度增加，咽痛、鼻塞等症状消失。

（2）患儿体温恢复正常。

（3）患儿未发生热性惊厥、体液不足等并发症或并发症已控制。

（4）患儿家长能了解疾病相关知识，能配合治疗和护理。

4. 护理措施

（1）提高患儿的舒适度：各种治疗、护理操作尽量集中进行；及时清除鼻腔及咽部分泌物，保证呼吸道通畅，要注意通风，保持室内空气清新；鼻塞严重时应先清除鼻腔分泌物，之后用0.5%麻黄碱液滴鼻，每天2～3次，每次1～2滴。

（2）高热的护理：密切监测体温变化，体温38 .5 ℃及以上时应对症治疗，采用正确、合理的降温措施，注意保证患儿摄入足够的水分；及时更换汗湿的衣服，保持口腔及皮肤清洁。

（3）观察病情：密切观察病情变化，警惕高热惊厥的发生，注意咳嗽的性质及神经系统症状等，以便能早期发现麻疹、猩红热、百日咳及流行性脑脊髓膜炎等急性传染病。

（4）保证充足的营养和水分：鼓励患儿多喝水，给予易消化、高营养饮食，宜少食多餐并经常变换食物种类，必要时静脉补充营养和水分。

（5）健康教育：指导家长掌握上呼吸道感染的预防知识，加强体育锻炼，多进行户外活动。穿衣要适当，积极防止各种慢性病。

5. 护理效果评价

（1）患儿舒适度是否增加，咽痛、鼻塞等症状是否消失。

（2）患儿体温是否恢复正常。

（3）患儿是否发生热性惊厥、体液不足等并发症或并发症是否被控制。

（4）患儿家长是否能了解疾病相关知识，能配合治疗和护理。

任务2：见模块一　母婴护理　表M–7　母乳喂养指导评分标准。

任务3：见模块二　儿童护理　表E–5　静脉血标本采集评分标准。

E-2-14 营养性缺铁性贫血患儿的护理

（一）任务描述

患儿，男，1 岁，因“皮肤苍白 4 个月”入院。患儿 4 个月前无明显诱因出现皮肤苍白，无发热、咳嗽、呕血、便血、血尿等不适，食纳尚可，予生血宝口服后无好转，为求进一步诊治遂入我院。患儿母乳喂养至今，未添加辅食。体格检查：体温 37 ℃，脉搏 120 次/分，呼吸 30 次/分，体重 7.5 kg，面色苍白，精神可。心肺听诊无异常，腹平软，无压痛、反跳痛。辅助检查：血常规：WBC 9.88×10^{9}/L，N 24.6%，L 66%，RBC 5.53×10^{12}/L，HGB 78 g/L，MCV 51.2 fL，MCH 14.1 pg，MCHC 276 g/L，PLT 422×10^{9}/L。血清铁蛋白 9 μg/L，血清铁 8.7 μmol/L，总铁结合力 70.2 μmol/L。血涂片有红细胞，大小不等，以小细胞为主，中央淡染区扩大。入院诊断：营养性缺铁性贫血。

任务 1：请对患儿进行护理评估，提出主要的护理问题，制定有针对性的护理措施，并评估护理措施的有效性。

任务 2：请对患儿进行体格测量（体重、身高、头围和胸围测量）。

任务 3：请对患儿进行静脉血标本采集（此护理相关内容需相应教研室审核把关）。

（二）实施条件

类型	基本实施条件	备注
场地	（1）模拟病房；（2）模拟治疗室；（3）处置室	环境符合操作要求
资源	（1）病床；（2）志愿者（主考学校随机指定）；（3）生活垃圾桶、医用垃圾桶	设备完好、准备齐全
用物	体格测量用物：（1）手消毒剂；（2）身长测量器；（3）软尺；（4）电子体重秤 静脉血标本采集：（1）注射盘（内装皮肤消毒剂、无菌棉签、注射小垫枕、一次性垫巾）；（2）真空采血针；（3）真空采血管；（4）一次性手套；（5）一次性止血带；（6）化验单、笔；（7）弯盘；（8）锐器盒；（9）手消毒剂；（10）病历本及护理记录单	操作者工作服、帽子、口罩、挂表由主考学校准备
考评员	每 10 名学生配备 1 名考评员，考评员要求具备中级以上职称	

（三）考核时量

任务 1：案例评估与分析 30 分钟。

任务 2：体格测量 14 分钟（其中用物准备 7 分钟，操作 7 分钟）。

任务 3：静脉血标本采集 25 分钟（其中用物准备 10 分钟，操作 15 分钟）。

（四）评分标准

任务 1：

1. 护理评估

评估母亲孕期营养情况，孕期有无严重贫血，患儿是否早产、多胎；评估患儿年龄、生长发育情况；评估患儿喂养方法，辅食添加的时间及种类，饮食结构是否合理，有无偏食、挑食等不良习惯；评估有无慢性腹泻、肠道寄生虫、钩虫病、肠息肉、吸收不良综合征、反复感染等疾病史。

2. 护理问题

（1）活动无耐力：与贫血致组织、器官缺氧有关。

（2）营养失调：低于机体需要量，与铁的摄入不足、吸收不良、丢失过多或消耗增加有关。

（3）潜在并发症：感染、心力衰竭、药物副作用。

（4）知识缺乏：家长及年长患儿缺乏铁营养知识及本病防护知识。

3. 护理目标

（1）患儿倦怠乏力减轻，活动耐力逐渐增强，活动量增加。

（2）患儿食欲恢复正常，缺铁因素消除，贫血纠正。

（3）患儿未发生感染、心力衰竭等并发症或并发症已控制。

（4）患儿及其家长能了解疾病相关知识，能配合治疗和护理。

4. 护理措施

（1）生活护理：注意休息，适量活动；合理安排饮食，补充含铁食物。

（2）病情观察：在自然光线下仔细观察口唇、口腔黏膜、眼结膜及甲床等皮肤黏膜苍白的表现；了解病情进展，注意有无头晕、眼花、昏厥等脑缺氧的表现；对重症患儿应注意观察呼吸、脉搏、血压、面色等变化，如有异常及时报告医师并配合处理。

（3）防止并发症：施行保护性隔离，避免交叉感染；避免到人群聚集的公共场所；做好口腔护理，防止发生口腔感染；保持皮肤清洁，勤洗澡，勤换内衣；要注意勤翻身，防止发生压疮；积极防治慢性腹泻、感染及慢性失血性疾病。

（4）治疗配合：正确应用铁剂；重症贫血并发心功能不全或明显感染者可输血，以尽快改善贫血状态。

（5）心理护理：应加强患儿的教育与训练，减轻患儿自卑心理；应关心患儿，重视心理疏导，对有异食癖的患儿不应过多责备和歧视，鼓励患儿纠正不良嗜好。

5. 护理效果评价

（1）患儿倦怠乏力是否减轻，活动耐力是否增强，活动量增加后有无心慌、气短。

（2）患儿食欲是否恢复正常，缺铁因素是否消除，贫血是否纠正。

（3）患儿是否发生感染，是否出现心力衰竭等并发症。

（4）家长是否知道本病发病原因，是否能根据指导正确给患儿服用铁剂，是否能正确选择含铁较多的食物。

任务 2：见模块二　儿童护理　表 E-2　体格测量评分标准。

任务 3：见模块二　儿童护理　表 E-5　静脉血标本采集评分标准。

E-2-15　化脓性脑膜炎患儿的护理

（一）任务描述

患儿，男，3 岁，因“高热、抽搐 1 天”入院。1 天前患儿无明显诱因出现发热，体温达 41 ℃，在家予口服布洛芬、小儿氨酚黄那敏颗粒等退热治疗处理后体温可降至正常，但有反复，发热时有寒战表现，无咳嗽，无气促及发绀，无呕吐及腹泻，于凌晨左右突发抽搐 1 次，表现为意识丧失、双眼凝视、牙关紧闭、唇周发绀、四肢强直抖动，抽搐持续 2 ~ 3 分钟后缓解，间隔数分钟后再次出现抽搐，性质同前，两次抽搐间隙患儿意识未转清醒，无口吐白沫及大小便失禁。体格检查：体温 39.5 ℃，呼吸 30 次/分，脉搏 120 次/分，身高 105 cm，体重 13 kg，现精神萎靡，嗜睡。心肺听诊无异常，腹平软，无压痛、反跳痛。辅助检查：血常规：WBC 14.71×10^{9}/L，N 75.2%，L 21.4%，HGB 120 g/L，PLT 333×10^{9}/L；CRP 23.1 mg/L；SAA 109.55 mg/L。临床诊断为化脓性脑膜炎。

任务 1：请对患儿进行护理评估，提出主要的护理问题，制定有针对性的护理措施，并评估护理措施的有效性。

任务 2：请对患儿进行生命体征测量。

任务 3：请对患儿进行密闭式静脉输液。

（二）实施条件

类型	基本实施条件	备注
场地	（1）模拟病房；（2）模拟治疗室；（3）处置室	环境符合操作要求
资源	（1）病床；（2）志愿者（主考学校随机指定）；（3）生活垃圾桶、医用垃圾桶	设备完好、准备齐全

续表

类型	基本实施条件	备注
用物	生命体征测量用物：（1）治疗盘：内备清洁、干燥的容器，放已消毒的体温计（水银柱甩至 35 ℃以下）；（2）盛有消毒液的容器；（3）血压计；（4）听诊器；（5）挂表（有秒针）；（6）弯盘；（7）记录本和笔；（8）手消毒剂；（9）一次性袖带垫巾；（10）干棉球；（11）卫生纸；（12）润滑油；（13）生活垃圾桶及医疗垃圾；（14）病历本及护理记录单（按需准备） 密闭式静脉输液用物：（1）一次性密闭式输液器；（2）一次性注射器；（3）输液架；（4）剪刀；（5）皮肤消毒剂；（6）无菌棉签；（7）弯盘；（8）一次性止血带；（9）无菌纱布；（10）瓶签；（11）输液溶液；（12）药物；（13）砂轮；（14）输液贴；（15）小枕及一次性垫巾；（16）笔；（17）输液卡；（18）免洗手消毒剂；（19）夹板和绷带（按需准备）；（20）一次性手套（按需准备）；（21）急救盒（按需准备）；（22）病历本及护理记录单（按需准备）	操作者工作服、帽子、口罩、挂表由主考学校准备
考评员	每 10 名学生配备 1 名考评员，考评员要求具备中级以上职称	

（三）考核时量

任务 1：案例评估与分析 30 分钟。

任务 2：生命体征测量 30 分钟（其中用物准备 15 分钟，操作 15 分钟）。

任务 3：密闭式静脉输液 30 分钟（其中用物准备 15 分钟，操作 15 分钟）。

（四）评分标准

任务 1：

1. 护理评估

评估患儿病前有无呼吸道、皮肤或胃肠道等前驱感染史；评估患儿近期是否患过鼻窦炎、中耳炎、乳突炎等；评估患儿有无流行性脑脊髓膜炎疫苗接种史；评估患儿有无先天发育畸形（如脑脊膜膨出）等病史。

2. 护理问题

（1）体温过高：与颅内细菌感染有关。

（2）潜在并发症：硬膜下积液、颅内压增高。

（3）营养失调：低于机体需要量，与机体摄入不足或消耗过多有关。

3. 护理目标

（1）患儿的体温逐渐恢复正常。

（2）患儿未发生硬膜下积液、颅内压增高等并发症。

（3）患儿能摄入机体所需的各种营养素。

4. 护理措施

（1）生活护理：保证病室内清洁、安静、舒适，减少刺激。给予高热量、高蛋白、高维生素、易消化的流质或半流质膳食，应少量多餐，防止呕吐的发生。病床装有围栏，备好压舌板。保持口腔内的清洁。及时清理大小便，保持臀部干燥，预防压疮。

（2）病情观察：密切监测生命体征，观察患儿意识状态、面色、神志、瞳孔、囟门等变化。

（3）治疗配合：高热患儿应绝对卧床休息，每 4 小时测 1 次体温，当体温超过 38.5 ℃时给予物理降温，必要时遵医嘱给予药物降温，鼓励患儿多饮水，必要时遵医嘱静脉补液；对于颅内压增高患儿，应保持病室安静，避免不必要的搬动和刺激，抬高头部 15° ~ 30°，预防脑疝发生。遵医嘱给予脱水剂、肾上腺皮质激素等药物，注意观察脱水剂使用的效果，防止脱水药物外渗引起皮肤坏死。

（4）心理护理：根据患儿和家长的接受程度，与其进行沟通交流并取得信赖，使其建立对疾病康复的信心，增加安全感，减轻焦虑和紧张心理，并能与医务人员配合。

5. 护理效果评价

（1）患儿的体温是否逐渐恢复正常。

（2）患儿是否发生硬膜下积液、脑疝等并发症。

（3）患儿是否获得机体所需的各种营养。

任务 2：见模块三　成人护理　表 C–29　生命体征测量评分标准。

任务 3：见模块三　成人护理　表 C–34　密闭式静脉输液评分标准。

模块三　成人护理

C–3–1　支气管扩张患者的护理

（一）任务描述

李某，女，65 岁，因“咳大量脓痰、反复咯血 10 年，加重 3 天”入院。体格检查：体温 36.8 ℃，脉搏 85 次/分，呼吸 22 次/分，血压 132/80 mmHg。神志清楚，口唇无发绀，左下肺呼吸音粗，可闻及中等水泡音。心率 85 次/分，律齐，无杂音，腹软，无异常。胸部 X 线：左下肺纹理增多、紊乱。临床初步诊断：支气管扩张。

任务 1：请对李某进行护理评估，提出主要的护理问题，制定有针对性的护理措施，并评估护理措施的有效性。

任务 2：请对李某进行雾化吸入。

任务 3：请对李某进行体位引流。

（二）实施条件

类型	基本实施条件	备注
场地	（1）模拟病房；（2）模拟治疗室；（3）处置室	
资源	（1）治疗台；（2）病床；（3）志愿者（主考学校随机指定）；（4）处置室设有洗手设备、锐器盒、生活垃圾桶、医用垃圾桶；（5）电源插头；（6）多功能护理人；（7）屏风	
用物	（1）听诊器；（2）枕头；（3）一次性手套；（4）弯盘；（5）消毒痰盂；（6）手消毒剂；（7）一次性中单；（8）漱口水；（9）超声波雾化吸入器 1 套；（10）水温计；（11）冷蒸馏水；（12）生理盐水；（13）药物；（14）一次性注射器；（15）一次性治疗巾；（16）纱布数块；（17）手电筒；（18）治疗车；（19）笔；（20）病历本及护理记录单（按需准备）	工作服、帽子、口罩、挂表由主考学校准备
考评员	每 10 名学生配备 1 名考评员，考评员要求具备中级以上职称	

（三）考核时量

任务 1：案例评估与分析 30 分钟。

任务 2：雾化吸入 18 分钟（其中用物准备 9 分钟，操作 9 分钟）。

任务 3：体位引流 15 分钟（其中用物准备 6 分钟，操作 9 分钟）。

（四）评分标准

任务 1：

1. 护理评估

询问患者现在有无呼吸费力，有无痰堵，有无头晕、乏力，痰能否顺利咳出，痰的量和颜色有无明显变化；听诊患者双肺呼吸音情况，确定湿啰音的具体部位。

2. 护理问题

（1）清理呼吸道无效：与痰多、黏稠和无效咳嗽有关。

（2）营养失调：低于机体的需要量，与慢性感染导致机体营养消耗有关。

（3）有窒息的危险：与痰多、黏稠，大咯血不能及时排出有关。

3. 护理目标

（1）患者能有效咳嗽、咳痰，保持呼吸道通畅。

（2）患者营养状态保持正常。

（3）患者未发生窒息，或窒息被及时发现并得到及时处理。

4. 护理措施

（1）休息与饮食：少量咯血患者以静卧休息为主，大咯血患者绝对卧床休息，尽量避免搬动，取患侧卧位，予高热量、高蛋白、富含维生素饮食，避免刺激性食物诱发咳嗽，鼓励患者多喝水，每天 1500 mL 以上，稀释痰液。

（2）病情观察：观察痰液的量、颜色、性质、气味和体位的关系；观察患者缺氧的情况，是否有呼吸困难；备好急救药品，预防窒息。

（3）用药护理：遵医嘱使用抗生素、祛痰剂、支气管舒张药和止血药，观察疗效和不良反应。

（4）心理护理：简要解释疾病过程，减轻患者的心理负担，舒缓其心情。

（5）健康指导：向患者和家属介绍疾病的发生、发展与治疗、护理过程，与其共同制订长期预防计划。

5. 护理效果评价

（1）患者能否有效咳嗽、咳痰，保持呼吸道通畅。

（2）患者营养状态是否保持正常。

（3）患者是否发生窒息，或窒息是否被及时发现并得到及时处理。

任务 2：见模块二　儿童护理　表 E–6　雾化吸入评分标准。

任务 3：见模块三　成人护理　表 C–7　体位引流评分标准。

C–3–2　肺炎患者的护理

（一）任务描述

张某，男，72 岁，因“受凉后发热、咳嗽、咳痰 2 天”入院。体格检查：体温 39.2 ℃，脉搏 112 次/分，呼吸 30 次/分；神志清楚，口唇发绀，呼吸急促；左下肺呼吸运动减弱，语音震颤增强，叩诊浊音，可闻及支气管呼吸音及湿啰音。辅助检查：白细胞 13×10^9/L，中性粒细胞 80%，X 线胸片示左下肺大片浸润阴影。诊断：肺炎球菌性肺炎。医嘱：给予抗感染、降温、止咳、祛痰等治疗。

任务 1：请对张某进行护理评估，并提出主要的护理问题，从病情观察、协助治疗、心理护理、人文沟通及健康教育等方面，针对首优护理问题提出有针对性的护理措施，并评估护理措施的有效性。

任务 2：请为张某进行叩背排痰。

任务 3：请配制青霉素皮试液并对张某进行皮内注射。

（二）实施条件

类型	基本实施条件	备注
场地	（1）模拟病房；（2）模拟治疗室；（3）处置室	
资源	（1）治疗台；（2）病床；（3）志愿者（主考学校随机指定）；（4）处置室设有洗手设备、锐器盒、生活垃圾桶、医用垃圾桶；（5）电源插头；（6）多功能护理人；（7）屏风	
用物	叩背排痰用物：（1）听诊器；（2）枕头；（3）一次性手套；（4）弯盘；（5）消毒痰盂；（6）手消毒剂；（7）一次性中单；（8）漱口水；（9）超声波雾化吸入器 1 套；（10）水温计；（11）冷蒸馏水；（12）生理盐水；（13）药物；（14）一次性注射器；（15）一次性治疗巾；（16）纱布数块；（17）手电筒；（18）治疗车；（19）笔；（20）病历本及护理记录单（按需准备） 皮内注射和皮试液配制用物：（1）过敏药物专用注射盘；（2）无菌纱布；（3）皮肤消毒剂；（4）弯盘；（5）试验药物和生理盐水注射液；（6）砂轮和启瓶器；（7）注射卡、无菌棉签和笔；（8）1 mL 注射器和 5 mL 注射器；（9）急救盒（内备 0.1% 盐酸肾上腺素、地塞米松、砂轮和注射器）；（10）吸痰管、氧气导管、氧气及吸引装置（口述）；（11）手消毒剂	工作服、帽子、口罩、挂表由主考学校准备
考评员	每 10 名学生配备 1 名考评员，考评员要求具备中级以上职称	

（三）考核时量

任务 1：案例评估与分析 30 分钟。

任务 2：叩背排痰 16 分钟（其中用物准备 8 分钟，操作 8 分钟）。

任务 3：皮内注射和皮试液配制 30 分钟（其中用物准备 10 分钟，操作 20 分钟）。

（四）评分标准

任务 1：

1. 护理评估

询问患者现在是否还在发热，有无测量体温，体温多少，有无咳嗽、咳痰，痰液量、颜色、性质如何，痰液是否容易咳出，有无呼吸困难，有无其他不适，有无焦虑不安，听诊双肺有无痰鸣音。

2. 护理问题

（1）体温过高：与肺部感染有关。

（2）清理呼吸道无效：与痰多、年老体弱有关。

（3）气体交换受损：与肺部感染有关。

（4）活动无耐力：与呼吸困难有关。

3. 护理目标

（1）患者体温恢复正常。

（2）患者能有效咳嗽，维持呼吸道通畅。

（3）患者维持有效呼吸，动脉血气分析结果正常。

（4）患者活动能力增强。

4. 护理措施

（1）观察病情：观察体温、脉搏、呼吸、血压变化，以利于判断热型和病情变化。

（2）饮食护理：给予高热量、高蛋白、高维生素、易消化的流质或半流质饮食，鼓励患者多饮水，每日饮水 2500 ~ 3000 mL，必要时遵医嘱静脉补液，以补充营养物质和水分，维持水、电解质平衡。

（3）保暖：寒战时用热水袋、电热毯保暖，并适时添加被褥，亦可用空调调节环境温度。

（4）降温护理：进行物理降温如酒精拭浴、冰袋（冰帽）冷敷，必要时遵医嘱给予小剂量退热药降温，注意不宜使用阿司匹林，降温过程中注意观察体温，以逐渐降温为宜。

（5）口腔清洁：餐后、睡前清洁口腔，保持口腔湿润、舒适。

（6）皮肤清洁：协助患者擦汗，并及时更换衣服和被褥，保持皮肤清洁、干燥。

（7）用药护理：遵医嘱给予抗感染药物，做好过敏试验，观察疗效。

（8）生活护理：嘱患者卧床休息，减少机体耗氧，协助满足日常生活需求。

5. 护理效果评价

（1）患者体温是否正常。

（2）患者能否有效排痰，呼吸道是否通畅。

（3）患者呼吸功能是否改善，动脉血气分析结果是否正常。

（4）患者活动耐力是否增强。

任务 2：见模块三　成人护理　表 C–6　叩背排痰评分标准。

任务 3：见模块三　成人护理　表 C–33　皮内注射和皮试液配制评分标准。

C–3–3　慢性阻塞性肺病患者的护理

（一）任务描述

李某，男，73 岁，退休工人，因“反复咳嗽、咳痰、喘憋 15 余年，受凉后出现发热、咳黄黏痰、痰不易咳出、喘息加重 2 天”入院。体格检查：体温 38.5 ℃，脉搏 98 次/分，呼吸 28 次/分，血压 128/72 mmHg。神志清楚，消瘦，口唇发绀，胸廓呈桶状胸，肋间隙增宽，呼吸运动减弱，触诊语颤减低，叩诊过清音，双肺呼吸音粗，可闻及明显干、湿啰音，心律规整，各瓣膜无病理性杂音，双下肢无水肿。辅助检查：血常规：WBC $10.9 \times 10^9/L$，N 70.7%，L 16.6%。血气分析：$PaCO_2$ 62 mmHg，PaO_2 53 mmHg。胸部 X 线：双下肺纹理明显增粗、紊乱，两肺透亮度增加，肋间隙增宽。肺功能检查：FEV1/FVC 65%，FEV1 为 72% 预计值。入院诊断：慢性阻塞性肺病（急性加重期）。有长期吸烟史 43 年、每天 30 支。入院后遵医嘱给予抗感染、解痉、平喘、止咳、祛痰等对症支持治疗。

任务 1：请对李某进行护理评估，提出主要的护理问题，制定有针对性的护理措施，并评估护理措施的有效性。

任务 2：请给予李某氧气吸入。

任务 3：李某经过治疗后病情缓解，请指导李某进行呼吸功能锻炼。

（二）实施条件

类型	基本实施条件	备注
场地	（1）模拟病房；（2）模拟治疗室；（3）处置室	
资源	（1）病床；（2）志愿者（主考学校随机指定）；（3）处置室设有洗手设备、生活垃圾桶、医用垃圾桶；（4）屏风	
用物	氧气吸入用物：（1）听诊器；（2）氧气筒；（3）氧气表；（4）湿化瓶（内盛蒸馏水或冷开水或 20% ~ 30% 酒精，1/3 ~ 1/2 满）；（5）通气管；（6）一次性双腔鼻导管；（7）无菌纱布 2 块；（8）小药杯盛冷开水；（9）棉签；（10）笔；（11）弯盘；（12）剪刀；（13）扳手；（14）输氧卡；（15）手消毒剂；（16）手电筒；（17）病历本及护理记录单（按需准备） 呼吸功能锻炼用物：（1）记录单；（2）蜡烛；（3）打火机；（4）挂表；（5）治疗单；（6）笔；（7）手消毒剂	工作服、帽子、口罩、挂表由主考学校准备
考评员	每 10 名学生配备 1 名考评员，考评员要求具备中级以上职称	

（三）考核时量

任务 1：案例评估与分析 30 分钟。

任务 2：氧气吸入 20 分钟（其中用物准备 10 分钟，操作 10 分钟）。

任务 3：呼吸功能锻炼 10 分钟（其中用物准备 5 分钟，操作 5 分钟）。

（四）评分标准

任务 1：

1. 护理评估

判断患者有无意识障碍；检查患者面色、口唇、甲床有无发绀，有无三凹征；询问患者有无烦躁不安、出汗，有无胸闷、气短；活动后是否出现气促加剧；评估痰的颜色、性质、黏稠度及咳嗽情况，咳嗽时有无胸痛；听诊患者双肺呼吸音是否增粗及有无啰音；评估血气分析值的变化；评估体温是否降至正常；评估发热的类型、程度。

2. 护理问题

（1）气体交换障碍（或气体交换受损）：与气道阻塞、通气不足、分泌物过多和肺泡呼吸面积减小有关。

（2）清理呼吸道无效：与分泌物多而黏稠和无效咳嗽有关。

（3）体温过高：与慢性支气管炎并发感染有关。

（4）活动无耐力：与呼吸困难、氧供与氧耗失衡有关。

3. 护理目标

（1）患者呼吸困难缓解，能进行有效呼吸，学会呼吸功能锻炼方法。

（2）患者能进行有效的咳嗽，排出痰液，保持呼吸道通畅。

（3）患者体温降至正常范围。

（4）患者活动能力和耐力逐渐增强。

4. 护理措施

（1）病情观察：观察咳嗽、咳痰及呼吸困难的程度，监测动脉血气分析值的变化和水、电解质、酸碱平衡情况，密切观察呼吸困难有无改善、发绀是否减轻。

（2）休息与活动：急性加重期应卧床休息，协助患者取舒适体位，如半坐卧位、高枕卧位等；视病情安排活动，以不感到疲劳、不加重病情为宜；室内保持合适的温湿度，冬季应注意保暖，避免直接吸入冷空气。

（3）氧疗的护理：给予患者 1 ~ 2 L/min 低流量、低浓度持续给氧，避免吸入氧浓度过高而引起二氧化碳潴留，记录吸氧方式、吸氧浓度及吸氧时间，密切观察氧疗效果及有无氧疗副作用，注意用氧安全、保持输氧装置通畅。提倡长期家庭氧疗，一般用鼻导管吸氧，低流量、1 ~ 2 L/min，吸氧时间 10 ~ 15 h/d。

（4）用药护理：遵医嘱应用抗生素、支气管舒张药和祛痰药，注意观察药物疗效及不良反应。

（5）呼吸功能锻炼：指导患者进行缩唇呼吸、膈式或腹式呼吸、吸气阻力器的使用等呼吸训练，以加强胸、膈肌的肌力和耐力，改善呼吸功能。缩唇呼吸和腹式呼吸每天训练 3 ~ 4 次，每次重复 8 ~ 10 次，腹式呼吸只能在疾病恢复期或出院前进行训练。

（6）心理护理：向患者解释疾病发生、发展过程，引导患者适应慢性病并以积极的心态对待疾病，发生呼吸困难时应安慰、鼓励、陪伴患者以减轻其焦虑、紧张情绪，帮助患者树立战胜疾病的信心。

5. 护理效果评价

（1）患者有无发绀，呼吸频率、深度是否正常或呼吸是否平稳，能否正确进行呼吸功能锻炼。

（2）患者痰量是否减少，痰是否易咳出，能否进行有效咳嗽、排痰。

（3）患者体温是否降至正常，有无出现并发症。

（4）患者活动后是否出现气促、疲乏，活动能力和耐力是否逐渐增强。

任务 2：见模块四　老年护理　表 L–11　氧气吸入评分标准。

任务 3：见模块三　成人护理　表 C–5　呼吸功能锻炼评分标准。

C–3–4　高血压合并糖尿病患者的护理

（一）任务描述

李某，女，57 岁。高血压、糖尿病病史 10 余年，降压、降糖药物服用不规律。近日出现头痛、头晕、夜间失眠、疲乏无力、多尿现象，遂入院治疗。体格检查：体温 36.8 ℃，脉搏 110 次/分，呼吸 24 次/分，血压 170/100 mmHg，空腹血糖 12.1 mmol/L。神志清楚，精神欠佳，心率 110 次/分，律齐，无杂音，双肺呼吸音清，未闻及干、湿啰音。

任务 1：请你对李某进行护理评估，提出主要的护理问题，制定有针对性的护理措施，并评估护理措施的有效性。

任务 2：请遵医嘱对李某使用胰岛素笔注射。

任务 3：请对李某进行生命体征的测量。

（二）实施条件

类型	基本实施条件	备注
场地	（1）模拟病房；（2）模拟治疗室；（3）处置室	
资源	（1）治疗台；（2）志愿者（主考学校准备）；（3）生活垃圾桶、医用垃圾桶	

类型	基本实施条件	备注
用物	胰岛素笔的使用用物：（1）治疗盘；（2）75% 酒精；（3）无菌干棉签；（4）胰岛素注射笔（含胰岛素笔芯）；（5）注射针头；（6）注射执行单；（7）笔；（8）弯盘；（9）手消毒剂 生命体征测量用物：（1）治疗盘：内备清洁、干燥的容器，放已消毒的体温计（水银柱甩至 35 ℃以下）；（2）盛有消毒液的容器；（3）血压计；（4）听诊器；（5）表（有秒针）；（6）弯盘；（7）记录本和笔；（8）手消毒剂；（9）一次性袖带垫巾；（10）干棉球；（11）卫生纸；（12）润滑油；（13）病历本及护理记录单（按需准备）	
测评专家	每 10 名学生配备 1 名考评员，考评员要求具备中级以上职称	

（三）考核时量

任务 1：案例评估与分析 30 分钟。

任务 2：胰岛素笔的使用 16 分钟（其中用物准备 8 分钟，操作 8 分钟）。

任务 3：生命体征测量 30 分钟（其中用物准备 15 分钟，操作 15 分钟）。

（四）评分标准

任务 1：

1. 护理评估

询问患者高血压、糖尿病病史，起病时间、病程、治疗情况；有无脑卒中、冠状动脉粥样硬化性心脏病及其他病史；有无过度劳累、情绪激动、感染、创伤等诱发因素；有无长期暴露于环境噪声，以及不良视觉的刺激。评估患者的身高和体重。

2. 护理问题

（1）舒适度的改变：与头痛、头晕、疲乏无力有关。

（2）知识缺乏：缺乏药物治疗和自我监测血压的知识。

（3）焦虑：与血压控制不理想有关。

3. 护理目标

（1）患者头痛、头晕减轻或消失。

（2）患者坚持长期用药，血压、血糖控制在理想水平。

（3）患者心态良好，保持稳定情绪。

4. 护理措施

（1）病情观察：注意观察患者精神状态、生命体征、血糖及体重的变化，注意观察患者有无头痛、头晕、疲乏无力等不适症状，一旦发现，立刻报告医师并协助处理。

（2）用药护理：指导患者遵医嘱合理使用降血压和降血糖的药物，并观察用药的疗效及不良反应。

（3）生活护理：合理安排工作生活和学习，适度运动，给予患者低盐、低脂、低胆固醇饮食，控制总热量，定时、定量进餐，合理加餐，严格控制各种甜食。

（4）心理护理：给予心理支持，缓解焦虑心情。

（5）安全护理：告知患者相关的安全事项，注意防止因血压、血糖异常变化而出现意外。

5. 护理效果评价

（1）患者不适症状是否减轻或消失。

（2）患者能否坚持长期用药，血压是否控制在理想水平。

（3）患者是否自我调整心态，保持乐观心态，快乐地生活。

任务 2：见模块三　成人护理　表 C–23　胰岛素笔的使用评分标准。

任务 3：见模块三　成人护理　表 C–29　生命体征测量评分标准。

C–3–5　心肌梗死患者的护理

（一）任务描述

刘某，男，65 岁，因“突发心前区持续性疼痛、呼吸困难，伴左肩臂酸胀 1 小时，自含硝酸甘油片未见好转”急诊入院。体格检查：体温 36.9 ℃，脉搏 76 次/分，呼吸 22 次/分，血压 160/90 mmHg。神志清楚，精神疲倦，心电图：Ⅱ、Ⅲ、aVF 导联 ST 段弓背抬高，肌钙蛋白 17.87 μg/L。既往有高血压病史 6 年，未规律治疗。诊断：冠状动脉粥样硬化性心脏病；急性下壁心肌梗死；高血压。入院后行溶栓、扩管等治疗。现患者入院第 2 天，病情稳定。

任务 1：请对刘某进行护理评估，提出主要的护理问题，制定有针对性的护理措施，并评估护理措施的有效性。

任务 2：请对刘某进行床旁心电图复查。

任务 3：请对刘某进行卧床患者更换床单护理。

（二）实施条件

类型	基本实施条件	备注
场地	（1）模拟病房；（2）模拟治疗室；（3）处置室	
资源	（1）病床；（2）志愿者（主考学校随机指定）；（3）处置室设有洗手设备、生活垃圾桶、医用垃圾桶；（4）屏风；（5）电源插头	

续表

类型	基本实施条件	备注
用物	（1）心电图设备；（2）无菌棉签；（3）一次性手套；（4）消毒酒精；（5）心电图纸；（6）弯盘；（7）医嘱单；（8）笔；（9）病历本；（10）手消毒剂；（11）盖被（含棉胎）；（12）枕套；（13）一次性中单；（14）大单；（15）卫生纸；（16）刷套	工作服、帽子、口罩、挂表由主考学校准备
考评员	每10名学生配备1名考评员，考评员要求具备中级以上职称	

（三）考核时量

任务1：案例评估与分析30分钟。

任务2：心电图技术20分钟（其中用物准备10分钟，操作10分钟）。

任务3：卧有患者床更换床单35分钟（其中用物准备10分钟，操作25分钟）。

（四）评分标准

任务1：

1. 护理评估

询问患者现在还有无胸痛，有无恶心、呕吐，有无心悸、气促，有无头晕、乏力，有无腹胀、腹痛，有无焦虑不安；听诊患者双肺呼吸音是否为清音；听诊心脏有无杂音，心律是否整齐。

2. 护理问题

（1）活动无耐力：与心肌氧的供需失调有关。

（2）有皮肤完整性受损的危险：与卧床时间长有关系。

（3）焦虑：与发作时的濒死感、监护室的陌生环境及担心预后有关。

3. 护理目标

（1）患者活动能力和耐力逐渐增强。

（2）患者未发生并发症，未出现明显药物副作用。

（3）患者情绪逐渐稳定，能够配合治疗。

4. 护理措施

（1）病情观察：严密监测心率、心律和心功能，观察血压、脉搏、尿量，观察有无呼吸困难、低血压、颈静脉怒张等。

（2）用药护理：观察溶栓药物的不良反应，如过敏反应、低血压、出血等。

（3）生活护理：继续卧床休息，现在可在床上进行肢体活动，可进食半流质食物，宜低钠、低脂、高纤维饮食，饮食物宜清淡、易消化，避免过饱，保持大便通畅。

（4）心理护理：简要解释现在活动没有力气是因为心脏功能还未完全恢复，减轻患者的心理负担，缓解患者的焦虑心情。

5. 护理效果评价

（1）患者活动能力和耐力是否逐渐增强。

（2）患者有无发生并发症，有无发生药物副作用。

（3）患者情绪是否逐渐稳定，能否配合治疗。

任务 2：见模块三　成人护理　表 C–12　心电监护评分标准。

任务 3：见模块四　老年护理　表 L–10　卧有患者床更换床单评分标准。

C–3–6　风湿性心脏病患者的护理

（一）任务描述

申某，男，35 岁，因“劳累后心悸、气短 10 年，间断咯血 1 周”入院，收住心内科。患者 10 年前开始出现劳累后心悸、气短，近 1 周出现咳嗽，咳少量白色泡沫痰，痰中带血丝，动则心慌气短、乏力，夜间不能平卧，无发热、胸痛。体格检查：体温 36.9 ℃，脉搏 102 次/分，呼吸 24 次/分，血压 92/60 mmHg。神志清楚，口唇发绀，心尖搏动向左下移位，心尖区可听到舒张期杂音。诊断：二尖瓣狭窄。

任务 1：请你对申某进行护理评估，提出主要的护理问题，制定有针对性的护理措施，并评估护理措施的有效性。

任务 2：请对申某进行心瓣膜听诊检查。

任务 3：请给申某进行氧气吸入护理。

（二）实施条件

类型	基本实施条件	备注
场地	（1）模拟病房；（2）模拟治疗室；（3）处置室	
资源	（1）病床；（2）志愿者（主考学校随机指定）；（3）处置室设有洗手设备、生活垃圾桶、医用垃圾桶；（4）屏风	
用物	（1）听诊器；（2）氧气筒；（3）氧气表；（4）湿化瓶（内盛蒸馏水或冷开水或 20% ~ 30% 酒精，1/3 ~ 1/2 满）；（5）通气管；（6）一次性双腔鼻导管；（7）无菌纱布 2 块；（8）小药杯盛冷开水；（9）棉签；（10）笔；（11）弯盘；（12）剪刀；（13）扳手；（14）输氧卡；（15）手消毒剂；（16）手电筒；（17）病历本及护理记录单（按需准备）	工作服、帽子、口罩、挂表由主考学校准备
考评员	每 10 名学生配备 1 名考评员，考评员要求具备中级以上职称	

（三）考核时量

任务1：案例评估与分析30分钟。

任务2：心瓣膜听诊14分钟（其中用物准备7分钟，操作7分钟）。

任务3：氧气吸入20分钟（其中用物准备10分钟，操作10分钟）。

（四）评分标准

任务1：

1. 护理评估

询问患者有无风湿热、慢性咽炎、扁桃体炎等链球菌感染史，有无呼吸道感染、心律失常、过度劳累、情绪激动等诱发因素。

2. 护理问题

（1）气体交换受损：与心肺功能不全、肺部疾病导致呼吸面积减小、肺顺应性降低有关。

（2）活动无耐力：与呼吸困难有关。

（3）潜在并发症：心力衰竭、心律失常、血栓栓塞等。

3. 护理目标

（1）患者缺氧逐渐改善。

（2）患者呼吸困难逐渐改善。

（3）患者未出现并发症，或者并发症能被及时发现并处理。

4. 护理措施

（1）病情观察：注意观察咳嗽、咳痰是否加重，痰为白色痰液还是粉红色泡沫痰，观察呼吸困难是否加重，能否平卧，有无端坐呼吸，观察患者发绀是否减轻。

（2）用药护理：吸氧，观察使用青霉素后有无过敏反应，观察使用阿司匹林后有无出血及消化道反应。

（3）生活护理：继续保持半坐卧位休息，限制活动量，给予患者高热量、高蛋白、高维生素、清淡、易消化食物，少量多餐，不能过饱，以免加重呼吸困难。

（4）心理护理：简要解释目前呼吸困难的原因是肺淤血，通过治疗可以缓解呼吸困难，减轻患者的心理负担，缓解患者的焦虑心情。

5. 护理效果评价

（1）患者缺氧是否逐渐改善。

（2）患者呼吸困难是否逐渐改善。

（3）患者是否出现并发症，或者并发症是否能被及时发现并处理。

任务2：见模块三　成人护理　表C–9　心瓣膜听诊评分标准。

任务3：见模块四　老年护理　表L–11　氧气吸入评分标准。

C-3-7 急性胰腺炎患者的护理

（一）任务描述

刘某，男，30 岁，销售员。晚餐时进食偏多，饮半斤白酒，饭后 1 小时出现中上腹持续性疼痛，阵发性加剧，恶心，呕吐胃内容物 4 次，共约 500 mL，伴腹胀。发病 4 小时后来院就诊。体格检查：体温 38.5 ℃，脉搏 100 次/分，呼吸 22 次/分，血压 100/70 mmHg；精神萎靡，表情痛苦；腹软，中上腹压痛明显，无反跳痛。实验室检查：WBC 10.2×10^9/L，N 84%；血淀粉酶 600 U/L，尿淀粉酶 1800 U/L。既往有胆石症病史 6 年，未规律治疗。初步诊断为急性胰腺炎。

任务 1：请对刘某进行护理评估，提出主要的护理问题，制定有针对性的护理措施，并评估护理措施的有效性。

任务 2：请对刘某进行腹部评估。

任务 3：请对刘某进行密闭式静脉输液。

（二）实施条件

类型	基本实施条件	备注
场地	（1）模拟病房；（2）模拟治疗室；（3）处置室	
资源	（1）床单位；（2）志愿者（主考学校随机指定）；（3）屏风或布帘	
用物	密闭式静脉输液用物：（1）一次性密闭式输液器；（2）一次性注射器；（3）输液架（或输液轨道）；（4）剪刀；（5）皮肤消毒剂；（6）无菌棉签；（7）弯盘；（8）一次性止血带；（9）无菌纱布；（10）瓶签；（11）输液溶液；（12）药物；（13）砂轮；（14）输液贴；（15）小枕及一次性垫巾；（16）笔；（17）输液卡；（18）手消毒剂；（19）夹板和绷带（按需准备）；（20）一次性手套；（21）急救盒（按需准备）；（22）病历本及护理记录单（按需准备）	工作服、帽子、口罩、挂表由主考学校准备
考评员	每 10 名学生配备 1 名考评员，考评员要求具备中级以上职称	

（三）考核时量

任务 1：案例评估与分析 30 分钟。

任务 2：腹部评估 30 分钟（其中用物准备 15 分钟，操作 15 分钟）。

任务 3：密闭式静脉输液 30 分钟（其中用物准备 15 分钟，操作 15 分钟）。

（四）评分标准

任务 1：

1. 护理评估

询问患者现在还有无腹痛，有无恶心、呕吐，有无头晕、乏力，有无焦虑不安；触诊患者腹部是否有其他异常体征。

2. 护理问题

（1）疼痛：腹痛，与胰腺及其周围组织炎症、水肿或出血、坏死有关（首优）。

（2）有体液不足的危险：与大量呕吐导致失液有关。

（3）体温过高：与胰腺炎症有关。

（4）知识缺乏：缺乏有关急性胰腺炎的病因和预防知识。

（5）恐惧：与病情的急性发作和严重程度有关。

（6）潜在并发症：低血容量性休克。

3. 护理目标

（1）患者腹痛逐渐缓解。

（2）患者未发生并发症。

（3）患者体温降至正常。

（4）患者了解疾病的相关知识。

（5）患者情绪逐渐稳定，能够配合治疗。

4. 护理措施

（1）病情观察：监测生命体征、神志，观察患者疼痛的性质、部位、程度、时间、伴随症状等，密切观察有无并发症，如尿量减少、脉搏细速等低血容量性休克的表现。降低体温，给予物理降温，必要时给予药物降温，遵医嘱适当应用抗生素。

（2）用药护理：腹痛剧烈时，遵医嘱给予哌替啶等止痛药，禁用吗啡，以防引起 Oddi 括约肌痉挛，加重病情。观察疗效及不良反应，如成瘾性、中枢抑制等。可遵医嘱使用抑制胰液分泌的药物如生长抑素等。

（3）生活护理：患者应绝对卧床休息，禁食禁水，胃肠减压，减轻胰腺的负担，促进组织修复。腹痛时协助取弯腰、前倾坐位或屈膝侧卧位，以缓解疼痛。加强安全护理，以防辗转不安而坠床，周围不要有危险物品。禁食期间肠外给予营养，补充水分及电解质，保证有效血容量。一般 1 周后，腹痛缓解后从少量低脂、低糖饮食开始逐渐恢复正常饮食。

（4）心理护理：讲解疾病的相关知识，增强患者应对能力，鼓励、安慰患者，增强其治疗信心；多巡视，多沟通，增强患者安全感；指导非药物性缓解疼痛的方法：深呼吸、音乐疗法、转移注意力、针灸止痛等。

（5）健康指导：讲解本病的相关知识，指导患者合理地休息与睡眠，建立良好的饮食、生活习惯，积极治疗原发病如胆道疾病，避免诱发因素如暴饮暴食、进食刺激性、产气多及高脂、高蛋白食物等，并告知患者戒烟酒，防止复发。指导患者及家属自我监测病情，如出现腹痛、腹胀、呕吐等及时就诊。

5. 护理效果评价

（1）患者疼痛是否逐渐缓解。

（2）患者有无发生并发症。

（3）患者体温是否降至正常。

（4）患者是否了解疾病的相关知识。

（5）患者情绪是否逐渐稳定，能否配合治疗。

任务 2：见模块三　成人护理　表 C–13　腹部评估评分标准。

任务 3：见模块三　成人护理　表 C–34　密闭式静脉输液评分标准。

C–3–8　肝炎患者的护理

（一）任务描述

张某，女，52 岁。2 年前出现体力下降，不能胜任日常工作和体育活动，同时伴纳差、恶心、厌油等表现，饭量比原来减少一半；半个月来症状有所加重。体格检查：体温 36.5 ℃，脉搏 76 次/分，呼吸 20 次/分，血压 144/90 mmHg。神志清楚，营养欠佳，精神差，皮肤、巩膜轻度黄染，皮肤瘙痒，未见肝掌、蜘蛛痣。腹软，上腹轻压痛，无反跳痛。实验室检查：HBsAg（+），HBeAg（+），HBcAb（+）。既往有乙型肝炎病史 10 年，未规律治疗。诊断：慢性乙型肝炎。

任务 1：请对张某进行护理评估，提出主要的护理问题，制定有针对性的护理措施，并评估护理措施的有效性。

任务 2：请对张某进行腹部评估（肝脏触诊）。

任务 3：请在接触张某前、后，穿、脱隔离衣。

（二）实施条件

类型	基本实施条件	备注
场地	（1）模拟病房；（2）模拟治疗室；（3）处置室	
资源	（1）病床；（2）志愿者（主考学校随机指定）；（3）处置室设有洗手设备、生活垃圾桶、医用垃圾桶；（4）屏风；（5）污衣桶	

续表

类型	基本实施条件	备注
用物	（1）手套；（2）隔离衣；（3）手消毒剂；（4）病历本及护理记录单（按需准备）	工作服、帽子、口罩、挂表由主考学校准备
考评员	每10名学生配备1名考评员，考评员要求具备中级以上职称	

（三）考核时量

任务1：案例评估与分析30分钟。

任务2：腹部评估30分钟（其中用物准备15分钟，操作15分钟）。

任务3：穿、脱隔离衣20分钟（其中用物准备10分钟，操作10分钟）。

（四）评分标准

任务1：

1. 护理评估

询问患者有无恶心、呕吐、头晕、乏力、腹胀、腹痛等表现，询问患者有无紧张、焦虑不安等情绪反应，询问患者的饮食摄入情况，评估患者腹部触诊是否有异常体征。

2. 护理问题

（1）营养失调：低于机体需要量，与纳差、厌油、食量减少有关。

（2）活动无耐力：与体力下降、营养较差有关。

（3）有感染的危险：与营养较差、肝功能减退有关。

（4）有皮肤完整性受损的危险：与营养不良、皮肤瘙痒有关。

（5）潜在并发症：肝硬化、原发性肝癌。

3. 护理目标

（1）患者活动能力和耐力逐渐增强。

（2）患者营养摄入能满足机体需要。

（3）患者不发生感染。

（4）患者皮肤黏膜保持完整。

（5）患者未发生并发症，或者发生并发症时能及时治疗。

4. 护理措施

（1）病情观察：观察患者的饮食摄入情况，定期测量体重，观察消化道症状有无缓解。

（2）饮食护理：讲解饮食摄入的重要性，鼓励患者进食，搭配合理，营养均衡，保证热量和蛋白质摄入，食物清淡、易消化，严禁饮酒，多吃新鲜蔬菜、水果。

（3）用药护理：遵医嘱给予保肝药、抗病毒药、免疫调节药等，观察药物疗效及不良反应，不滥用药物，不使用对肝脏有损害的药物。

（4）生活护理：多卧床休息，防止疲劳过度，协助满足日常生活需求，做好皮肤护理，保持皮肤舒适，避免因干燥而瘙痒，抓破皮肤。

（5）心理护理：解释疾病相关知识，指导患者正确对待疾病，保持稳定、乐观情绪。

（6）健康指导：介绍疾病的发病及传播知识，避免或减少复发因素，如疲劳过度、情绪波动、暴饮暴食、酗酒、不合理用药、不良情绪等。

5. 护理效果评价

（1）活动能力和耐力是否逐渐增强。

（2）营养摄入能否满足机体需要。

（3）有无发生感染。

（4）皮肤黏膜有无损伤。

（5）有无发生并发症。

任务 2：见模块三　成人护理　表 C–13　腹部评估评分标准。

任务 3：见模块三　成人护理　表 C–37　穿、脱隔离衣评分标准。

C–3–9　糖尿病患者的护理

（一）任务描述

冯某，男，77 岁，因“体重下降、口渴、多饮 2 年，加重伴视物模糊、四肢麻木半个月”入院。查随机血糖 22.7 mmol/L。诊断：2 型糖尿病；糖尿病周围神经病变；糖尿病视网膜病变。医嘱：给予监测血糖、控制血糖、防止并发症等治疗。

任务 1：请你对冯某进行护理评估，并提出主要的护理问题，从病情观察、协助治疗、心理护理、人文沟通及健康教育等方面，根据首优护理问题提出有针对性的护理措施，并评估护理措施的有效性。

任务 2：请遵医嘱为冯某进行空腹血糖测定。

任务 3：请遵医嘱为冯某皮下注射普通胰岛素 16 U。

（二）实施条件

类型	基本实施条件	备注
场地	（1）模拟病房；（2）模拟治疗室；（3）处置室	
资源	（1）病床；（2）志愿者（主考学校随机指定）；（3）生活垃圾桶、医用垃圾桶、锐器盒；（4）屏风；（5）皮下注射模型	

续表

类型	基本实施条件	备注
用物	快速血糖测定用物：（1）血糖仪、采血笔及针头、配套试纸；（2）75% 酒精；（3）手消毒剂；（4）无菌棉签；（5）护理记录单；（6）治疗单；（7）笔；（8）弯盘 胰岛素笔的使用用物：（1）治疗盘；（2）75% 酒精；（3）无菌干棉签；（4）胰岛素注射笔（含胰岛素笔芯）；（5）注射针头；（6）注射执行单；（7）笔；（8）弯盘；（9）手消毒剂	
测评专家	每 10 名学生配备 1 名考评员，考评员要求具备中级以上职称	

（三）考核时量

任务 1：案例评估与分析 30 分钟。

任务 2：快速血糖测定 16 分钟（其中用物准备 8 分钟，操作 8 分钟）。

任务 3：胰岛素笔的使用 16 分钟（其中用物准备 8 分钟，操作 8 分钟）。

（四）评分标准

任务 1：

1. 护理评估

询问患者有无糖尿病家族史、病毒感染史，询问患者的生活方式，评估患者口渴程度、每日饮水量、每日尿量，测量体重，检查视力和感知情况。

2. 护理问题

（1）营养失调：低于机体的需要量，与胰岛素不足有关。

（2）有跌倒的危险：与视物模糊有关。

（3）有感染的危险：与高血糖、营养不良、微循环障碍等有关。

（4）潜在并发症：感染、糖尿病足、皮肤破损。

3. 护理目标

（1）营养物质摄入能满足机体需要。

（2）不发生跌倒。

（3）不发生感染，如果发生感染能及时发现。

（4）不出现并发症，或者并发症能被及时发现并处理。

4. 护理措施

（1）病情观察：监测体重、血糖、血脂、血压变化，监测并记录每日摄入的食物和食物摄入量。

（2）饮食护理：讲解饮食治疗的重要性，饮食原则为控制总热量，三大营养物质分配合理，定时、定量进餐，严格控制各种甜食，多食纤维素含量高的食物，避免饮酒。

（3）用药护理：遵医嘱按时、按量用药，教会患者注射胰岛素，观察用药疗效及不良反应。

（4）生活护理：适当增加休息时间，活动时以不疲劳为度。

（5）心理护理：简要解释疾病过程，减轻患者的心理负担，缓解患者的焦虑心情。

5. 护理效果评价

（1）患者营养物质摄入能否满足机体需要。

（2）患者有无发生跌倒。

（3）患者有无感染发生，或者发生感染时是否能及时发现。

（4）患者有无并发症出现，或者并发症是否能被及时发现并处理。

任务 2：见模块三　成人护理　表 C–22　快速血糖测定评分标准。

任务 3：见模块三　成人护理　表 C–23　胰岛素笔的使用评分标准。

C–3–10　甲状腺功能亢进患者的护理

（一）任务描述

刘某，女，47 岁。感疲乏无力、夜间失眠、怕热多汗、易饥多食半年，之后逐渐出现体重下降、眼球突出，经医院门诊检查，诊断为甲状腺功能亢进而入院治疗。体格检查：体温 37.5 ℃，脉搏 112 次/分，呼吸 22 次/分，血压 150/90 mmHg。神志清楚，急性面容，巩膜无黄染，皮肤黏膜无出血点，浅表淋巴结未触及肿大。颈软，双侧甲状腺对称性、弥漫性肿大，腺体表面光滑，眼球突出，心律齐，各瓣膜无病理性杂音。

任务 1：请你对刘某进行护理评估，并提出主要的护理问题，从病情观察、协助治疗、心理护理、人文沟通及健康教育等方面，根据首优护理问题提出有针对性的护理措施，并评估护理措施的有效性。

任务 2：请你对刘某进行甲状腺评估。

任务 3：请你遵医嘱对刘某进行静脉血标本采集。

（二）实施条件

类型	基本实施条件	备注
场地	（1）模拟病房；（2）模拟治疗室；（3）处置室	
资源	（1）病床；（2）屏风；（3）志愿者（主考学校随机指定）；（4）处置室设有洗手设备、注射器和输液器回收桶、生活垃圾桶、医用垃圾桶、锐器盒、止血带浸泡桶、器械浸泡桶	

续表

类型	基本实施条件	备注
用物	（1）手消毒剂；（2）一次性注射器；（3）一次性手套；（4）剪刀；（5）皮肤消毒剂；（6）无菌棉签；（7）弯盘；（8）压脉带；（9）小枕及一次性垫巾；（10）医嘱单；（11）病历本；（12）笔；（13）砂轮；（14）输液贴；（15）采血管	工作服、帽子、口罩、挂表由主考学校准备
考评员	每10名学生配备1名考评员，考评员要求具备中级以上职称	

（三）考核时量

任务1：案例评估与分析30分钟。

任务2：甲状腺评估14分钟（其中用物准备7分钟，操作7分钟）。

任务3：静脉血标本采集25分钟（其中用物准备10分钟，操作15分钟）。

（四）评分标准

任务1：

1. 护理评估

询问患者起病时间，有无疲乏无力、夜间失眠、怕热多汗，有无家族史，是否有过度劳累、情绪激动、感染、创伤等诱发因素，是否长期服药，月经史，手术史。

2. 护理问题

（1）营养失调：低于机体的需要量，与代谢率增高导致代谢量大于摄入量有关。

（2）活动无耐力：与甲状腺功能亢进和肌无力有关。

（3）自我形象紊乱：与眼球突出、甲状腺肿大有关。

（4）潜在并发症：甲状腺危象。

3. 护理目标

（1）患者体重恢复正常。

（2）患者活动耐力逐渐增强。

（3）患者未出现并发症，或者出现并发症时能及时发现并处理。

4. 护理措施

（1）病情观察：注意观察患者精神状态、心率、心律、呼吸、血压及体重的变化，注意有无恶心、呕吐、腹泻等临床表现，注意突眼、甲状腺肿大的程度，警惕甲状腺危象表现，一旦发现，立刻报告医师并协助处理。

（2）用药护理：指导患者按时、按量规则用药，观察用药的疗效及不良反应。

（3）生活护理：适当增加休息时间，活动时以不疲劳为度。给予患者高热量、高蛋白、高维生素、富含矿物质、低纤维素、清淡、易消化食物，避免刺激性食物。做好突眼的护理，常滴眼药水，外出戴墨镜，睡前用眼膏，避免角膜干燥。

（4）心理护理：简要解释疾病过程，减轻患者的心理负担，缓解患者的焦虑心情。减少活动，保证睡眠充分，对于紧张、失眠者，遵医嘱应用镇静剂或安眠药。

5. 护理效果评价

（1）体重是否恢复正常。

（2）活动耐力是否逐渐增强。

（3）是否出现并发症，或者出现并发症时是否能及时发现并处理。

任务 2：见模块三　成人护理　表 C–19　甲状腺评估评分标准。

任务 3：见模块二　儿童护理　表 E–5　静脉血标本采集评分标准。

C–3–11　慢性肺源性心脏病患者的护理

（一）任务描述

刘某，男，67 岁。吸烟 30 余年，慢性咳嗽、咳痰 20 余年，劳累后心慌、气促 5 年。2 天前受凉后咳嗽、咳痰加重，稍事活动即感心悸、气促，夜间不能平卧。体格检查：体温 36.3 ℃，脉搏 90 次/分，血压 130/80 mmHg，呼吸 28 次/分；神志清楚，查体合作，端坐呼吸，口唇发绀；胸廓呈桶状，肋间隙增宽，双肺叩诊过清音，触觉语颤减弱，肺泡呼吸音减弱，肺动脉瓣区第二心音亢进；三尖瓣区可闻及收缩期杂音。血常规：RBC 4.8×10^{12}/L，WBC 10.0×10^{9}/L，N 70%，HGB 166 g/L。X 线胸片：双肺透亮度增加，肺动脉扩张。入院诊断：慢性肺源性心脏病。入院后遵医嘱给予吸氧、抗感染、止咳、祛痰等对症支持治疗。

任务 1：请对刘某进行护理评估，提出主要的护理问题，根据首优护理问题提出有针对性的护理措施，并评估护理措施的有效性。

任务 2：请对刘某进行心瓣膜听诊检查。

任务 3：请给予刘某氧气吸入。

（二）实施条件

类型	基本实施条件	备注
场地	（1）模拟病房；（2）模拟治疗室；（3）处置室	
资源	（1）病床；（2）志愿者（主考学校随机指定）；（3）处置室设有洗手设备、生活垃圾桶、医用垃圾桶；（4）屏风	

续表

类型	基本实施条件	备注
用物	（1）听诊器；（2）氧气筒；（3）氧气表；（4）湿化瓶（内盛蒸馏水或冷开水或20%～30%酒精，1/3～1/2满）；（5）通气管；（6）一次性双腔鼻导管；（7）无菌纱布2块；（8）小药杯盛冷开水；（9）棉签；（10）笔；（11）弯盘；（12）剪刀；（13）扳手；（14）输氧卡；（15）手消毒剂；（16）手电筒；（17）病历本及护理记录单（按需准备）	工作服、帽子、口罩、挂表由主考学校准备
考评员	每10名学生配备1名考评员，考评员要求具备中级以上职称	

（三）考核时量

任务1：案例评估与分析30分钟。

任务2：心瓣膜听诊14分钟（其中用物准备7分钟，操作7分钟）。

任务3：氧气吸入20分钟（其中用物准备10分钟，操作10分钟）。

（四）评分标准

任务1：

1. 护理评估

评估患者有无慢性阻塞性肺病等导致慢性肺源性心脏病的病因，评估患者咳痰的次数、量、颜色、性质、气味、黏稠度及咳嗽情况，评估患者活动后有无心悸、呼吸困难、乏力表现，评估患者的活动耐力，检查患者面部、口唇、甲床有无发绀，检查患者有无三凹征、胸廓前后径是否增大、双肺呼吸音是否增粗及有无啰音、肺动脉瓣心音是否改变、三尖瓣区是否闻及杂音、剑突下有无心脏搏动，评估患者血气分析值的变化，评估患者是否有意识障碍。

2. 护理问题

（1）气体交换受损：与缺氧及二氧化碳潴留、肺血管阻力增加有关。

（2）清理呼吸道无效：与呼吸道感染、痰量增多、痰液黏稠有关。

（3）活动无耐力：与呼吸困难、心肺功能减退有关。

（4）潜在并发症：呼吸衰竭、心力衰竭、酸碱失衡和电解质紊乱。

3. 护理目标

（1）呼吸困难缓解，能进行有效呼吸。

（2）能进行有效咳嗽，维持呼吸道通畅。

（3）活动耐力增强。

（4）未发生并发症，或并发症能被及时发现并得到及时处理。

4. 护理措施

（1）病情观察：观察生命体征、意识状况；观察咳嗽、咳痰情况，如痰液的量、颜色、性质；观察呼吸的频率、节律、深浅度、困难程度；观察有无心悸、气促、胸闷表现及这些表现与活动的关系；定期监测血气分析值的变化，密切观察有无肺性脑病症状。如有异常，及时通知医师并配合处理。

（2）休息与活动：保持环境安静和舒适，避免强光刺激和噪声，卧床休息，减少机体耗氧量。待病情缓解后，鼓励患者适量活动，活动量以不引起疲劳、不加重症状为度。

（3）氧疗护理：低流量、低浓度持续给氧（1 ~ 2 L/min），避免吸入氧浓度过高导致二氧化碳潴留，记录吸氧方式、吸氧浓度及吸氧时间，吸氧过程中，密切观察氧疗效果，监测动脉血气分析结果。

（4）用药护理：遵医嘱给予止咳、祛痰、抗感染药物，必要时遵医嘱给予呼吸兴奋剂，观察药物和疗效不良反应。

（5）预防并发症：保持呼吸道通畅，合理给氧，遵医嘱用药，定期进行血气分析，判断有无呼吸衰竭；观察有无尿少、水肿、腹胀等右心衰竭表现，一旦出现，遵医嘱使用利尿剂、洋地黄和血管扩张药。

（6）心理护理：慢性肺源性心脏病是一种反复发作、进行性加重的疾病，患者日常生活、工作受到影响，常常有不良情绪反应。要多与患者沟通，进行适当引导和安慰，让患者了解疾病过程，提高应对能力，增强自信心，消除顾虑，缓解压力。鼓励家属给予患者关心和支持。

（7）呼吸功能锻炼：病情缓解后，指导患者坚持呼吸功能锻炼，以延缓病程进展，改善呼吸功能，提高生活质量。

5. 护理效果评价

（1）发绀是否减轻，呼吸频率、节律、深度是否正常或呼吸是否平稳。

（2）能否进行有效咳嗽、咳痰，咳嗽、咳痰是否减少，痰是否易咳出。

（3）活动后有无心悸、气促、胸闷等，活动范围是否扩大，活动时间是否延长。

（4）患者是否发生并发症，或发生并发症时能否及时发现和处理。

任务 2：见模块三　成人护理　表 C–9　心瓣膜听诊评分标准。

任务 3：见模块四　老年护理　表 L–11　氧气吸入评分标准。

C–3–12　慢性呼吸衰竭患者的护理

（一）任务描述

方某，女，68 岁。咳嗽、咳痰、气喘 15 年，咳嗽加剧，痰呈黄色、不易咳出 2 天，夜间烦躁不眠，白昼嗜睡。体格检查：体温 38 ℃，脉搏 116 次/分，呼吸 32 次/分，血压 150/85 mmHg。神志恍惚，发绀，皮肤温暖。球结膜充血、水肿，颈静脉怒张，桶状胸，肺底湿啰音。实验室检查：WBC 14.5×10^9/L，动脉血 PaO_2 43 mmHg，$PaCO_2$ 70 mmHg。入院诊断：Ⅱ型呼吸衰竭（急性加重期）。入院后遵医嘱给予吸氧、纠正电解质和酸碱平衡紊乱、抗感染、解痉、平喘、止咳、祛痰等对症支持治疗。

任务 1：请对方某进行护理评估，提出主要的护理问题，制定有针对性的护理措施，并评估护理措施的有效性。

任务 2：请给予方某氧气吸入。

任务 3：请为方某进行密闭式静脉输液。

（二）实施条件

类型	基本实施条件	备注
场地	（1）模拟病房；（2）模拟治疗室；（3）处置室	
资源	（1）病床；（2）志愿者（主考学校随机指定）；（3）处置室设有洗手设备、生活垃圾桶、医用垃圾桶、锐器盒；（4）静脉输液模型；（5）治疗车、治疗盘；（6）屏风	
用物	氧气吸入用物：（1）听诊器；（2）氧气筒；（3）氧气表；（4）湿化瓶（内盛蒸馏水或冷开水或 20% ~ 30% 酒精，1/3 ~ 1/2 满）；（5）通气管；（6）一次性双腔鼻导管；（7）无菌纱布 2 块；（8）小药杯盛冷开水；（9）棉签；（10）笔；（11）弯盘；（12）剪刀；（13）扳手；（14）输氧卡；（15）手消毒剂；（16）手电筒；（17）病历本及护理记录单（按需准备） 密闭式静脉输液用物：（1）一次性密闭式输液器；（2）一次性注射器；（3）输液架（或输液轨道）；（4）剪刀；（5）皮肤消毒剂；（6）无菌棉签；（7）弯盘；（8）一次性止血带；（9）无菌纱布；（10）瓶签；（11）输液溶液；（12）药物；（13）砂轮；（14）输液贴；（15）小枕及一次性垫巾；（16）笔；（17）输液卡；（18）免洗手消毒剂；（19）夹板和绷带（按需准备）；（20）一次性手套；（21）急救盒（按需准备）；（22）病历本及护理记录单（按需准备）	工作服、帽子、口罩、挂表由主考学校准备
考评员	每 10 名学生配备 1 名考评员，考评员要求具备中级以上职称	

（三）考核时量

任务 1：案例评估与分析 30 分钟。

任务 2：氧气吸入 20 分钟（其中用物准备 10 分钟，操作 10 分钟）。

任务 3：密闭式静脉输液 30 分钟（其中用物准备 15 分钟，操作 15 分钟）。

（四）评分标准

任务 1：

1. 护理评估

判断患者是否存在感染、高浓度吸氧、手术、创伤、使用麻醉药等诱因；检查患者面部、口唇、甲床有无发绀，有无三凹征；询问患者有无出汗、胸闷、气短，有无呼吸浅促、点头呼吸、提肩呼吸；评估痰的颜色、性质、黏稠度及咳嗽情况、咳嗽时有无胸痛；听诊患者双肺呼吸音是否增粗及有无啰音；评估血气分析值的变化及诊断意义；评估意识障碍是否会神志淡漠、肌肉震颤、间歇抽搐、昏睡、昏迷等；评估体温是否降至正常；评估发热的类型、程度。

2. 护理问题

（1）气体交换障碍（或气体交换受损）：与呼吸衰竭有关。

（2）清理呼吸道无效：与呼吸功能受损，呼吸道分泌物黏稠、积聚有关。

（3）急性意识障碍：与缺氧和二氧化碳潴留引起的中枢神经系统抑制有关。

（4）潜在并发症：水、电解质紊乱，上消化道出血。

3. 护理目标

（1）患者呼吸困难缓解，能进行有效呼吸，学会呼吸功能训练方法。

（2）能进行有效的咳嗽，排出痰液，保持呼吸道通畅。

（3）神志逐渐清楚。

（4）未发生并发症，或并发症能被及时发现并得到及时处理。

4. 护理措施

（1）病情观察：观察咳嗽、咳痰及呼吸困难的程度，监测动脉血气分析值的变化和水、电解质、酸碱平衡情况，密切观察呼吸困难有无改善，发绀是否减轻，意识障碍是否有好转，是否出现呼吸性酸中毒、高钾血症，是否出现恶心、呕吐、瞳孔缩小等脑水肿、颅内压升高等并发症。

（2）休息与活动：急性加重期应协助患者取半卧位或坐位。患者尽量减少自理活动。室内空气清新、温暖，定时消毒，防止交叉感染。患者烦躁、抽搐、神志恍惚时应加强安全措施，防止发生意外伤害。

（3）氧疗的护理：低流量、低浓度持续给氧（1 ~ 2 L/min），避免吸入氧浓度过高而加重二氧化碳潴留，记录吸氧方式、吸氧浓度及吸氧时间，吸氧过程中，密切观察有无氧疗副作用，若呼吸频率正常、心率减慢、发绀减轻、尿量增多、神志清醒、皮肤转暖，提示组织缺氧改善，氧疗有效。注意用氧安全，保持输氧装置通畅。当患者发绀消失、神志清楚、精神好转、$PaO_2 > 60$ mmHg、$PaCO_2 < 50$ mmHg 时，可考虑终止氧疗。提倡长期家庭氧疗，一般用鼻导管吸氧，低流量、1 ~ 2 L/min，吸氧时间 10 ~ 15 h/d。

（4）用药护理：遵医嘱应用呼吸中枢兴奋剂、抗生素、支气管扩张药和祛痰药，注意观察药物疗效及不良反应。使用呼吸兴奋剂时，静脉滴注速度不宜过快，用药后注意呼吸频率、幅度及神志的变化，若出现恶心、呕吐、烦躁、肌肉抽搐要及时通知医师，严重者立即停药。

（5）预防并发症：定期采血进行血气分析和血生化检查，根据血气分析结果判断酸碱失衡的种类和程度，除通过给氧和改善通气纠正呼吸性酸中毒外，可遵医嘱静脉输入 5% 碳酸氢钠，采取适当补氯、补钾等措施，缓解代谢性碱中毒；观察呕吐物和粪便性质，可遵医嘱服用胃黏膜保护剂，如硫糖铝，以预防和控制上消化道出血，出现黑便时，暂禁食，遵医嘱静脉输入西咪替丁等。

（6）心理护理：向患者解释疾病发生、发展过程，引导患者适应慢性病并以积极的心态对待疾病，发生呼吸困难时应安慰、鼓励、陪伴患者以减轻其焦虑、紧张情绪，帮助患者树立战胜疾病的信心；及时向患者家属通报患者的病情，适当安排家人或关系密切者探视，满足双方对安全、爱与归属等方面的需求，缓解焦虑、恐惧等不良心理反应。

5. 护理效果评价

（1）有无发绀，呼吸频率、深度是否正常或呼吸是否平稳。

（2）痰量是否减少，痰是否易咳出，患者能否进行有效咳嗽、排痰。

（3）神经反射是否正常，能否正确回答智力和定向测试问题。

（4）是否发生并发症，或并发症能被及时发现和处理。

任务 2：见模块四　老年护理　表 L–11　氧气吸入评分标准。

任务 3：见模块三　成人护理　表 C–34　密闭式静脉输液评分标准。

C–3–13　心绞痛患者的护理

（一）任务描述

李某，男，45 岁。发作性胸痛半年，每当急走或骑自行车上坡时感觉左胸压榨样疼痛，停止活动后几分钟可以缓解，近日活动后胸痛发作较以往频繁，时间延迟至 10 分钟以上，且休息不易缓解，故入院治疗。冠状动脉造影示冠状动脉有狭窄。诊断：冠状动脉粥样硬化性心脏病；心绞痛。入院后行吸氧、扩血管、减慢心率、抗凝、调血脂等治疗。现患者入院第 1 天傍晚，因入院情绪紧张而胸痛发作 5 分钟，即刻遵医嘱予以硝酸甘油舌下含服。

任务 1：请对刘某进行护理评估，提出主要的护理问题，制定有针对性的护理措施，并评估护理措施的有效性。

任务 2：请给予李某氧气吸入。

任务 3：请对刘某进行床旁心电图复查。

（二）实施条件

类型	基本实施条件	备注
场地	（1）模拟病房；（2）模拟治疗室；（3）处置室	
资源	（1）病床；（2）志愿者（主考学校随机指定）；（3）处置室设有洗手设备、生活垃圾桶、医用垃圾桶；（4）屏风；（5）电源插头	
用物	氧气吸入用物：（1）听诊器；（2）氧气筒；（3）氧气表；（4）湿化瓶（内盛蒸馏水或冷开水或 20% ~ 30% 酒精，1/3 ~ 1/2 满）；（5）通气管；（6）一次性双腔鼻导管；（7）无菌纱布 2 块；（8）小药杯盛冷开水；（9）棉签；（10）笔；（11）弯盘；（12）剪刀；（13）扳手；（14）输氧卡；（15）手消毒剂；（16）手电筒；（17）病历本及护理记录单（按需准备） 心电图技术用物：（1）心电图设备；（2）无菌棉签；（3）一次性手套；（4）消毒酒精；（5）心电图纸；（6）弯盘；（7）医嘱单；（8）笔；（9）病历本；（10）手消毒剂	工作服、帽子、口罩、挂表由主考学校准备
考评员	每 10 名学生配备 1 名考评员，考评员要求具备中级以上职称	

（三）考核时量

任务 1：案例评估与分析 30 分钟。

任务 2：氧气吸入 20 分钟（其中用物准备 10 分钟，操作 10 分钟）。

任务 3：心电图技术 20 分钟（其中用物准备 10 分钟，操作 10 分钟）。

（四）评分标准

任务 1：

1. 护理评估

询问患者有无高血压、糖尿病、吸烟、高脂血症等，有无过度劳累、情绪激动等诱发因素，现在是否胸痛，胸痛的部位，有无左臂、肩、指等放射性疼痛，有无恶心、呕吐，有无心悸、气促、出冷汗，有无头晕、乏力，有无腹胀、腹痛，疼痛持续时间，休息或含服硝酸甘油后是否能够缓解，听诊患者双肺呼吸音是否为清音，听诊心脏有无杂音、心律是否整齐。

2. 护理问题

（1）急性疼痛：胸痛，与心肌缺血、缺氧有关。

（2）活动无耐力：与心肌氧的供需失调有关。

（3）焦虑：与发作时的濒死感、监护室的陌生环境及担心预后有关。

（4）潜在并发症：心肌梗死。

3. 护理目标

（1）胸痛逐渐减轻或消失。

（2）活动能力和耐力逐渐增强。

（3）情绪逐渐稳定，能够配合治疗。

（4）未发生并发症，未出现明显药物副作用。

4. 护理措施

（1）一般护理：心绞痛发作时，立即停止活动，就地休息、给氧。密切观察病情变化。减少或避免诱因、疼痛缓解后，与患者一起分析引起心绞痛发作的诱因。避免用力排便、精神紧张、进食过饱，以免诱发心绞痛。饮食宜低钠、低脂、低胆固醇、富含维生素 C、清淡、易消化，少量多餐，避免过饱，以免加重心脏负担。多进食新鲜蔬菜、水果，适量摄入粗纤维食物，保持大便通畅。

（2）吸氧护理：鼻导管或面罩吸氧，氧流量 2 ~ 4 L/min，以改善心肌供氧，减轻疼痛。

（3）用药护理：心绞痛发作时给予患者舌下含服硝酸甘油，用药后注意观察胸痛变化，如服药后 3 ~ 5 分钟仍不缓解，可重复使用。连续 3 次不缓解者，要警惕急性冠状动脉综合征，及时报告医师。对于频繁发作心绞痛者，可遵医嘱静脉滴注硝酸甘油，但应控制滴速，告知患者及家属不可擅自调节滴速，以免发生低血压。部分患者用药后出现面部潮红、头晕、头部胀痛、心悸、心动过速等不适，应告知患者是药物的血管扩张作用所致，以解除顾虑。

（4）病情观察：评估心绞痛的部位、性质、程度、持续时间及缓解方式，持续心电监测，描记疼痛发作时心电图，严密监测心率、心律、血压变化，观察患者有无面色苍白、大汗、恶心、呕吐等。

（5）心理护理：安慰患者，解除紧张不安情绪，以减少心肌耗氧。简要解释现在活动没有力气是因为心脏功能还未完全恢复，减轻患者的心理负担，缓解其焦虑心情。

5. 护理效果评价

（1）胸痛在休息或含服硝酸甘油后是否快速缓解，发作频率是否降低，持续时间是否变短，程度是否减轻。

（2）活动能力和耐力是否逐渐增强。

（3）情绪是否逐渐稳定，能否配合治疗。

（4）有无发生并发症，有无发生药物副作用。

任务 2：见模块四　老年护理　表 L-11　氧气吸入评分标准。

任务 3：见模块三　成人护理　表 C-12　心电图技术评分标准。

C–3–14 肝性脑病患者的护理

（一）任务描述

张某，女，59 岁。有乙型肝炎病史，腹胀、水肿、皮肤黏膜出血 2 年。1 周前出现昼夜颠倒。昨天食鸡蛋后出现答非所问情况。体格检查：体温 36 ℃，脉搏 80 次/分，呼吸 18 次/分，血压 100/70 mmHg。嗜睡，对答不切题，定向力差。消瘦，慢性肝病面容，扑翼样震颤（+），腹壁静脉曲张，脾肋下 2 cm，腹部移动性浊音（+），双下肢可见淤斑。入院诊断：肝硬化、肝性脑病。

任务 1：请对张某进行护理评估，并提出主要的护理问题，针对首优护理问题提出有针对性的护理措施，并评估护理措施的有效性。

任务 2：请对张某进行病理反射检查。

任务 3：请你遵医嘱对张某进行静脉血标本采集。

（二）实施条件

类型	基本实施条件	备注
场地	（1）模拟病房；（2）模拟治疗室；（3）处置室	环境符合操作要求
资源	（1）病床；（2）志愿者（主考学校随机指定）；（3）处置室设有洗手设备、注射器和输液器回收桶、生活垃圾桶、医用垃圾桶、锐器盒、止血带浸泡桶、器械浸泡桶；（4）屏风；（5）电源插头	设备完好、准备齐全
用物	病理反射检查用物：（1）笔；（2）纸；（3）棉签；（4）评估记录单；（5）手消毒剂 静脉血标本采集用物：（1）手消毒剂；（2）一次性注射器；（3）一次性手套；（4）剪刀；（5）皮肤消毒剂；（6）无菌棉签；（7）弯盘；（8）压脉带；（9）小枕及一次性垫巾；（10）医嘱单；（11）病历本；（12）笔；（13）砂轮；（14）输液贴	操作者工作服、帽子、口罩、挂表由主考学校准备
考评员	每 10 名学生配备 1 名考评员，考评员要求具备中级以上职称	

（三）考核时量

任务 1：案例评估与分析 30 分钟。

任务 2：病理反射检查 10 分钟（其中用物准备 2 分钟，操作 8 分钟）。

任务 3：静脉血标本采集 25 分钟（其中用物准备 10 分钟，操作 15 分钟）。

（四）评分标准

任务1：

1. 护理评估

（1）健康史：询问有无肝硬化等病史；有无行门体分流术、外科手术；有无上消化道出血、大量排钾利尿、放腹水；有无酗酒、进食高蛋白饮食；有无不恰当地使用镇静安眠药、麻醉药、含氮药物及损肝药物；有无感染、严重创伤、低血糖、尿毒症、便秘等。

（2）身体状况：评估患者意识障碍程度、神经系统表现和脑电图改变。询问患者有无性格改变和行为失常，有无心理或智力测试异常，有无意识模糊、书写障碍、定向障碍，有无扑翼样震颤、病理神经反射，有无昏睡、昏迷、神志不清和幻觉。

（3）辅助检查：评估血氨、脑电图、心理智能测验、CT或MRI检查结果。

（4）心理社会状态：患者处于大脑抑制状态时，需要对家属进行评估。肝性脑病前驱期患者有轻度的精神异常，出现焦虑、欣快、淡漠、昼夜颠倒等表现时，家属往往不能及时发现，甚至责备患者；当确诊后，家属常出现焦虑、恐惧等心理问题和应对能力不足。应评估家属对患者当前所处健康状况的看法、应对能力，是否有照顾者角色困难等。

2. 护理问题

（1）急性意识障碍：与血氨增高对神经系统有毒性作用和影响神经传导有关。

（2）营养失调：低于机体需要量，与肝衰竭、消化吸收障碍及限制蛋白质摄入等有关。

（3）有感染的危险：与长期卧床、营养不良、机体抵抗力下降有关。

3. 护理目标

（1）意识状态逐渐恢复正常。

（2）营养状态得到改善，体重不下降。

（3）未发生感染，或发生感染后得到及时处理。

4. 护理措施

（1）生活护理：以卧床休息为主，昏迷患者应取仰卧位，头偏向一侧，保持呼吸道通畅，专人护理；意识恢复清醒者，加强巡视，去除病房内的不安全因素，及时发现异常，利用电视、报纸、探视者等环境刺激训练患者的定向力；烦跳不安者，加用床栏，必要时用约束带。

（2）病情观察：观察生命体征、瞳孔、尿量、意识及精神状态；观察有无肝性脑病的早期表现，如焦虑、欣快、激动、淡漠、睡眠倒错、不讲卫生、反应较迟钝、行为异常、理解力下降、记忆力减退等，以及扑翼样震颤等征象；监测血氨、肝肾功能、电解质的变化。

（3）药物护理：大量输注葡萄糖后，要密切观察有无低血钾、心力衰竭的发生。乳果糖从小剂量开始，注意观察有无因产气较多，产生腹胀、腹绞痛、恶心、呕吐及电解质紊乱。新霉素长期服用可引起听力或肾损害，服药时间不宜超过 1 个月，用药期间注意监测听力和肾功能。谷氨酸钾、谷氨酸钠对碱中毒者禁用，使用前应先注射维生素 C。水肿明显、腹水、脑水肿者，禁用或慎用谷氨酸钠；肾功能不全、尿少者，禁用或慎用谷氨酸钾。

（4）饮食护理：若热量不足，会增加蛋白质分解，代谢产氨增多而诱发或加重肝性脑病，所以要保证充足的热量，每日供给热量 5.0 ~ 6. 7 kJ。因脂肪可延缓胃排空，尽量减少脂肪类食物，而糖类可促使氨转变为谷氨酰胺，有利于降低血氨，故应以糖类为主要食物。限制蛋白质在 20 g/d 之内，以葡萄糖为主要热量来源，可口服或鼻饲蜂蜜、葡萄糖、果汁、稀饭等，神志清醒后可从 20 g/d 开始逐步恢复蛋白质摄入。蛋白质的摄入量为 1.0 ~ 1.5 g/（kg · d）。以植物蛋白（如大豆蛋白）为主，因植物蛋白含支链氨基酸较多，含蛋氨酸、芳香族氨基酸较少。此外，植物蛋白可提供纤维素，有利于维持结肠的正常菌群及酸化肠道，减少氨的吸收。补充足够的维生素，如维生素 C、维生素 A、维生素 D、维生素 K，不宜用维生素 B，因它使多巴在周围神经处转为多巴胺，影响多巴进入脑组织，影响中枢神经系统正常传导递质。

（5）预防和控制感染：失代偿期患者易发生感染，应密切观察病情以及时发现感染征象，遵医嘱及时、准确地应用有效抗生素。避免大量输液，过多液体可引起低钾血症、高容量性低钠血症、脑水肿等，加重肝性脑病。

（6）心理护理：因病情重、病程长、久治不愈、经济压力重等，患者常出现焦虑、悲观等情绪，护士应本着理解的心态与患者及家属沟通，耐心解释、劝导，减轻其心理负担，增强其战胜疾病的信心；注意分辨患者是因疾病产生了心理问题，还是出现了精神障碍的表现，尊重患者的人格，不嘲笑患者的异常行为，向家属解释病情经过，让其了解本病的特点，给予患者充分的关照和支持。

5. 护理效果评价

（1）性格和行为是否恢复正常，意识是否清楚，智力和心理测试是否正常。

（2）营养状况是否得到改善，体重不下降。

（3）是否发生感染等并发症；发生并发症时是否能及时发现并处理。

任务 2：见模块三　成人护理　表 C–21　病理反射检查评分标准。

任务 3：见模块二　儿童护理　表 E–5　静脉血标本采集评分标准。

C–3–15　急性白血病患者的护理

（一）任务描述

王某，女，29 岁，因“反复发热 1 个月”入院。曾用头孢菌素类药物治疗，体温下降后又回升。体格检查：体温 39.0 ℃，脉搏 98 次/分，呼吸 22 次/分，血压 155/90 mmHg。

贫血貌，未见皮下出血点，全身浅表淋巴结未触及，胸骨下端明显压痛，肝、脾均肋下2 cm，无压痛，未见其他明显异常。

任务1：请对王某进行护理评估，提出主要的护理问题，制定有针对性的护理措施，并评估护理措施的有效性。

任务2：请遵医嘱对王某进行静脉血标本采集。

任务3：请遵医嘱对王某进行密闭式静脉输液。

（二）实施条件

类型	基本实施条件	备注
场地	（1）模拟病房；（2）模拟治疗室；（3）处置室	
资源	（1）床单位；（2）志愿者（主考学校随机指定）；（3）屏风或布帘	
用物	静脉血标本采集用物：（1）手消毒剂；（2）一次性注射器；（3）一次性手套；（4）剪刀；（5）皮肤消毒剂；（6）无菌棉签；（7）弯盘；（8）压脉带；（9）小枕及一次性垫巾；（10）医嘱单；（11）病历本；（12）笔；（13）砂轮；（14）输液贴 密闭式静脉输液用物：（1）一次性密闭式输液器；（2）一次性注射器；（3）输液架（或输液轨道）；（4）剪刀；（5）皮肤消毒剂；（6）无菌棉签；（7）弯盘；（8）一次性止血带；（9）无菌纱布；（10）瓶签；（11）输液溶液；（12）药物；（13）砂轮；（14）输液贴；（15）小枕及一次性垫巾；（16）笔；（17）输液卡；（18）手消毒剂；（19）夹板和绷带（按需准备）；（20）一次性手套；（21）急救盒（按需准备）；（22）病历本及护理记录单（按需准备）	工作服、帽子、口罩、挂表由主考学校准备
考评员	每10名学生配备1名考评员，考评员要求具备中级以上职称	

（三）考核时量

任务1：案例评估与分析30分钟。

任务2：静脉血标本采集25分钟（其中用物准备10分钟，操作15分钟）。

任务3：密闭式静脉输液30分钟（其中用物准备15分钟，操作15分钟）。

（四）评分标准

任务1：

1. 护理评估

详细询问患者有无反复的病毒感染史；是否接触过放射性物质或化学毒物，如苯、油漆、橡胶、染料或亚硝胺类物质；是否用过诱发本病的药物，如氯霉素、保泰松、抗肿瘤药物，如患类风湿关节炎患者经常服用保泰松。了解患者职业、工作与居住环境及家族史；是否患有其他血液系统疾病。评估体温是否降至正常。评估发热的类型、程度。评估口腔、咽喉、肺部及肛周等是否有明显感染灶；有无皮肤淤点和淤斑、鼻出血、牙龈出血、口腔血肿、子宫出血甚至颅内出血；有无脸色、甲床苍白，疲乏无力；骨骼和关节疼痛的部位和范围；肝、脾及淋巴结是否肿大。进行血常规、骨髓细胞学、细胞化学、免疫学、染色体和基因等辅助检查。

2. 护理问题

（1）有受伤的危险：出血，与血小板过低有关。

（2）活动无耐力：与白血病引起的贫血、白血病致代谢率增高、化疗药物的副作用有关。

（3）体温过高：与成熟粒细胞减少、免疫力低下所致的继发感染有关。

（4）恐惧：与病情的急性发作和严重程度有关。

（5）潜在并发症：脑出血，与血小板过低有关。

3. 护理目标

（1）减少或避免出血。

（2）日常活动耐力逐渐恢复。

（3）体温降至正常。

（4）情绪逐渐稳定，能够配合治疗。

（5）未发生并发症。

4. 护理措施

（1）病情观察：密切观察生命体征，口腔、鼻腔、皮肤有无出血，有无咽喉、肺部感染和贫血加重及颅内出血征兆；询问患者进食情况及有无恶心、呕吐，疲乏无力感有无改善；监测尿量、血常规、尿酸和骨髓象变化，发现异常时及时报告医师，并协助处理。

（2）用药护理：化疗时合理使用静脉，采用静脉通道装置：PICC、Venous Access Ports 等；尽量选择外周浅表粗直静脉，输液时，确定针头在静脉内，输注化疗药物前、后均需用生理盐水冲管，拔针后压迫数分钟以避免药液外渗；有静脉炎的血管禁止静脉注射，患处勿受压，尽量避免处于患侧卧位，抬高患肢，使用多磺酸粘多糖乳膏等药物外敷，发疱性化疗药物外渗时，应进行紧急处理：利多卡因局部封闭或冷敷。定期查血象、骨髓象，密切监测骨髓抑制、肝肾损害、脱发及出血性膀胱炎等化疗不良反应。

（3）生活护理：保证休息、活动和睡眠：以休息为主，活动与休息交替。坚持高蛋白、高维生素、高热量饮食，对于恶心、呕吐者，应在停止呕吐后指导患者进行深呼吸和有意识吞咽，以减轻恶心症状，可少量多次进食，并可遵医嘱给予止吐药。同时保证每天饮水量充足。

（4）心理护理：耐心倾听患者的诉说，鼓励患者表达内心的悲伤情感，给予理解和安慰；向患者说明长期情绪低落、焦虑及抑郁等会引起食欲减退、失眠及免疫功能下降，进而加重病情，指导患者进行自我心理调节，如采用娱乐疗法、放松疗法及转移注意力等，尽量保持积极、稳定的情绪状态；向患者及家属说明白血病虽然难治，但目前治疗方法发展快、效果好，应树立信心，同时向患者介绍成功病例，或组织病友进行沟通与交流；寻求患者家属、亲友及社会的支持，为患者创造一个安静、舒适、愉悦的环境，以利于疾病康复。

（5）健康指导：长期接触放射核素或苯类等化学物质的工作者，必须严格遵守劳动保护制度，不可忽略防护措施，应定期查血常规，出现原因不明的发热、骨痛、贫血、出血加重及脾脏迅速增大，应立即就诊，及早治疗。坚持巩固治疗、建立养病生活方式。出院后要安排适宜养病的生活方式，保证休息和营养，注意个人卫生，定期到门诊复查血常规。

5. 护理效果评价

（1）皮肤淤点、淤斑和器官出血是否减少。

（2）日常活动量和时间有无增加，疲乏无力等症状是否减轻。

（3）体温是否降至正常。

（4）情绪是否逐渐稳定，能否配合治疗。

（5）是否发生并发症；并发症能否被及时发现并得到及时处理。

任务 2：见模块二　儿童护理　表 E–5　静脉血标本采集评分标准。

任务 3：见模块三　成人护理　表 C–34　密闭式静脉输液评分标准。

C–3–16　脑梗死患者的护理

（一）任务描述

徐某，男，52 岁，因“反复右上肢无力 3 天，加重伴说话困难半天”入院。3 天前患者无明显诱因反复出现右侧上肢无力，每次持续 6 ~ 7 分钟后即恢复正常。今晨起，右侧肢体无力，不能行走，说话困难，家人发现后急诊入院。体格检查：血压 170/100 mmHg，神志清楚，不能用口语表述、交流，右侧鼻唇沟平坦，口角低垂，口角明显牵向左侧，伸舌时舌尖偏向右侧。右侧上肢肌力 2 级，下肢肌力 3 级，右侧偏身痛、温觉迟钝，入院 30 分钟后脑 CT 报告未见异常。家人介绍说患者既往有高血压、冠状动脉粥样硬化性心脏病、糖尿病病史。

任务 1：请对徐某进行护理评估，提出主要的护理问题，制定有针对性的护理措施，并评估护理措施的有效性。

任务 2：请对徐某进行病理反射检查。

任务 3：请遵医嘱为徐某实施鼻饲操作。

（二）实施条件

类型	基本实施条件	备注
场地	（1）模拟病房；（2）模拟治疗室；（3）处置室	环境符合操作要求
资源	（1）病床；（2）志愿者（主考学校随机指定）；（3）处置室设有洗手设备、生活垃圾桶、医用垃圾桶；（4）屏风；（5）电源插头	设备完好、准备齐全
用物	病理反射检查用物：（1）笔；（2）纸；（3）棉签；（4）评估记录单；（5）手消毒剂 鼻饲用物：（1）治疗盘内备鼻饲包（内有弯盘、20 mL 注射器、胃管、治疗巾、镊子、压舌板、纱布 2 块、止血钳、润滑油）；（2）弯盘；（3）棉签；（4）胶布；（5）别针；（6）听诊器；（7）漱口杯（内盛温开水）；（8）流质饮食（38 ~ 40 ℃）200 mL	操作者工作服、帽子、口罩、挂表由主考学校准备
考评员	每 10 名学生配备 1 名考评员，考评员要求具备中级以上职称	

（三）考核时量

任务 1：案例评估与分析 30 分钟。

任务 2：病理反射检查 10 分钟（其中用物准备 2 分钟，操作 8 分钟）。

任务 3：鼻饲 30 分钟（其中用物准备 15 分钟，操作 15 分钟）。

（四）评分标准

任务 1：

1. 护理评估

（1）健康史：询问患者是否长期摄入高盐、高脂肪饮食，有无烟酒嗜好及高血压、冠状动脉粥样硬化性心脏病、糖尿病的治疗和用药情况，有无家族脑卒中病史等。

（2）身体状况：评估患者有无头痛、呕吐、视盘水肿及瞳孔变化；评估患者意识状态，构音，肢体活动度，偏身痛、温觉及血压等变化。

（3）辅助检查：评估 24 ~ 48 小时或 48 小时以后脑 CT 及脑血管造影、彩色经颅多普勒、血液检查结果。

（4）心理社会状态：评估患者及照顾者对疾病的认识程度、患者经济状况、社区就医环境、家属对患者的关心程度和对疾病治疗的支持情况等。

2. 护理问题

（1）躯体活动障碍：与肢体麻木、偏瘫或平衡能力降低有关。

（2）语言沟通障碍：与大脑语言中枢功能受损有关。

（3）感知紊乱：右侧偏身痛、温觉迟钝，与延髓等部位梗死有关。

（4）焦虑：与突发症状、机体功能障碍、沟通困难、感觉障碍影响工作和生活有关。

（5）潜在并发症：颅内压增高、脑疝等。

3. 护理目标

（1）患者日常生活自理能力逐渐恢复。

（2）患者能采取有效沟通方式表达自己的需要和情感。

（3）患者感知紊乱逐渐缓解。

（4）患者焦虑情绪能得到缓解，能够配合治疗。

（5）患者未发生并发症，或并发症得到及时处理。

4. 护理措施

（1）生活护理：急性期患者绝对卧床休息，取平卧位，避免搬动，以使有较多血液供给脑组织。注意安全，预防意外。头部禁用冰袋或冷敷，以免血管收缩、血流缓慢而使脑血流量减少。

（2）病情观察：观察生命体征、意识状态、瞳孔、肌张力、腱反射的改变，如再次出现偏瘫或原有症状加重，提示梗死灶扩大及合并颅内出血；观察患者头痛、呕吐、视盘水肿及瞳孔变化情况，判断有无脑水肿、颅内压增高征象；观察有无栓子脱落引起的栓塞，如肠系膜上动脉栓塞引起腹痛，下肢静脉栓塞时出现皮肤肿胀、发红及肢体疼痛、功能障碍，发现异常时及时报告医师，并配合处理。

（3）药物护理：应用低分子右旋糖酐时，可出现发热、荨麻疹等过敏反应，应注意观察，必要时须做过敏试验；服用阿司匹林后注意有无黑便；使用抗凝剂和溶栓剂时注意有无全身皮肤黏膜出血，并定时测出凝血时间，还需备维生素 K、硫酸鱼精蛋白等拮抗剂等，以便于出血并发症的处理；甘露醇溶解速度应快，30 分钟内输完。

（4）饮食护理：低盐、低脂饮食，如有吞咽困难、呛咳，可予糊状流质或半流质食物，小口慢慢喂食，必要时给予鼻饲。

（5）心理护理：多与患者沟通，关心、安慰、尊重患者，鼓励患者采用各种方式表达自身感受，避免任何刺激和伤害患者的言行。耐心解答患者和家属提出的问题，鼓励家属主动参与治疗和护理活动，重视患者精神、情绪变化，为患者提供心理、精神和安全上的支持。

（6）康复护理：急性期尽早开始肢体功能锻炼，进行瘫痪肢体关节按摩和被动运动，脑卒中轻到中度的患者，在发病 24 小时后可以进行床边康复、早期离床康复，重症脑卒中患者一般在病情稳定 48 小时后开始康复训练。起坐锻炼：抬头→仰卧起坐→床边坐位，双腿下垂→稳坐 30 ~ 60 分钟→站立；步行锻炼：扶助站立→稳站 15 ~ 30 分钟不疲劳→迈步训练；增进日常生 活自理能力，鼓励患者做力所能及的事情，患肢肌力改善后，训练手的功能。

5. 护理效果评价

（1）患者日常生活自理能力是否逐渐恢复。

（2）患者能否采取有效沟通方式表达自己的需要和情感。

（3）患者感知功能是否逐渐恢复。

（4）患者能否保持乐观情绪，能否配合治疗。

（5）患者是否发生并发症。

任务 2：见模块三　成人护理　表 C–21　病理反射检查评分标准。

任务 3：见模块三　成人护理　表 C–36　鼻饲评分标准。

C–3–17　脑出血患者的护理

（一）任务描述

薛某，男，55 岁，因“头部外伤伴意识丧失 1 小时余”入院，急诊在全麻下行右侧开颅血肿清除术 + 去骨瓣减压术，术毕保留经口气管插管，转入病房进行监护。体格检查：体温 37.1 ℃，脉搏 98 次 / 分，呼吸 22 次 / 分，血压 128/86 mmHg。患者昏迷，硬膜外引流管一根接负压袋，硬膜下引流管一根接引流袋，引出血性液体。遵医嘱予止血、抑酸、抗感染、改善脑代谢等治疗。诊断：急性重型颅脑损伤；脑疝；外伤性蛛网膜下腔出血；右侧颞骨骨折。

任务 1：请对薛某进行护理评估，列出主要的护理问题及预期目标，根据首优护理问题制定有针对性的护理措施，并评估护理措施的有效性。

任务 2：请对薛某进行头颈部评估。

任务 3：请为薛某实施鼻饲操作。

（二）实施条件

类型	基本实施条件	备注
场地	（1）模拟病房；（2）模拟治疗室；（3）处置室	环境符合操作要求
资源	（1）病床；（2）志愿者（主考学校随机指定）；（3）处置室设有洗手设备、生活垃圾桶、医用垃圾桶；（4）屏风	设备完好、准备齐全
用物	头颈部评估用物：（1）瞳孔笔；（2）压舌板或棉签；（3）听诊器；（4）手消毒剂 鼻饲用物：（1）治疗盘内备鼻饲包（内有弯盘、20 mL 注射器、胃管、治疗巾、镊子、压舌板、纱布 2 块、止血钳、润滑油）；（2）弯盘；（3）棉签；（4）胶布；（5）别针；（6）听诊器；（7）漱口杯（内盛温开水）；（8）流质饮食（38 ~ 40 ℃）200 mL	工作服、帽子、口罩、挂表由主考学校准备
考评员	每 10 名学生配备 1 名考评员，考评员要求具备中级以上职称	

（三）考核时量

任务 1：案例评估与分析 30 分钟

任务 2：头颈部评估 30 分钟（其中用物准备 15 分钟，操作 15 分钟）。

任务 3：鼻饲 30 分钟（其中用物准备 15 分钟，操作 15 分钟）。

（四）评分标准

任务 1：

1. 护理评估

评估患者生命体征、意识状态、瞳孔变化（对比两侧瞳孔的大小、形状、对光反射）、神经系统体征、肺部痰鸣音情况、皮肤完整性及引流液的量、色和性状。

2. 护理问题

（1）清理呼吸道无效：与意识障碍致不能自行排痰有关。

（2）急性意识障碍：与脑损伤有关。

（3）营养失调：低于机体需要量，与意识障碍致不能进食、脑损伤后高代谢等有关。

（4）躯体移动障碍：与脑损伤后意识障碍、肢体活动障碍和长期卧床有关。

（5）潜在并发症：颅内出血、脑疝。

3. 护理目标

（1）患者呼吸道保持通畅，呼吸平稳。

（2）患者意识障碍程度减轻。

（3）患者营养状况维持良好。

（4）患者未发生肢体挛缩及功能障碍。

（5）患者未发生并发症或并发症得到及时发现和处理。

4. 护理措施

（1）病情观察：密切观察患者意识、瞳孔、面色、脉搏、呼吸、体温、血氧饱和度，注意呼吸频率、深度及节律变化。观察呼吸道痰液的性质、量及黏稠度。每班听诊肺部有无湿啰音及痰鸣音，以判断有无痰液淤积。

（2）病室：保持室内适宜温度与湿度，室温 18 ~ 20 ℃，湿度 50% ~ 60%，减少尘埃与烟雾刺激，避免诱因，使患者呼吸舒畅，注意保暖。

（3）气道内痰液黏稠者按医嘱气管内滴药，给予雾化吸入，湿化痰液。

（4）定期给予患者翻身、拍背，使呼吸道痰液脱落，便于引流。

（5）机械吸痰，及时清除呼吸道分泌物。

（6）遵医嘱给予抗生素防治呼吸道感染。

5. 护理效果评价

（1）患者呼吸道是否保持通畅。

（2）患者意识障碍程度有无减轻。

（3）患者营养状况是否良好。

（4）患者是否能配合功能锻炼，有无发生肢体挛缩及功能障碍。

（5）患者有无发生并发症或并发症是否得到及时发现和处理。

任务 2：见模块三　成人护理　表 C–18　头颈部评估评分标准。

任务 3：见模块三　成人护理　表 C–36　鼻饲评分标准。

C–3–18　蛛网膜下腔出血患者的护理

（一）任务描述

李某，女，40 岁，因“突发头痛、呕吐 1 小时”入院。1 小时前患者因情绪激动突然出现头痛，呈全头剧烈疼痛，进行性加重，伴有恶心、呕吐，呕吐物为胃内容物，呕吐 4 ~ 5 次，出现一过性右下肢无力，无视物旋转，无抽搐及意识障碍，为求诊治急入我院。体格检查：体温 36.5 ℃，脉搏 76 次 / 分，呼吸 20 次 / 分，血压 150/105 mmHg。神志清楚，精神状态差，言语清晰。头颅 CT 检查示蛛网膜下腔出血，收住我科。发病以来精神差，睡眠差，心情焦虑，未进饮食，无大小便失禁。患者否认外伤史，既往体健，无高血压、心脏病等慢性疾病。

任务 1：请对李某进行护理评估，并提出主要的护理问题，针对首优护理问题提出有针对性的护理措施，并评估护理措施的有效性。

任务 2：请对李某进行病理反射检查。

任务 3：请对李某进行脑膜刺激征检查。

（二）实施条件

类型	基本实施条件	备注
场地	（1）模拟病房；（2）模拟治疗室；（3）处置室	环境符合操作要求
资源	（1）病床；（2）志愿者（主考学校随机指定）；（3）处置室设有洗手设备、生活垃圾桶、医用垃圾桶；（4）屏风；（5）电源插头	设备完好、准备齐全
用物	（1）笔；（2）纸；（3）棉签；（4）评估记录单；（5）手消毒剂	操作者工作服、帽子、口罩、挂表由主考学校准备
考评员	每 10 名学生配备 1 名考评员，考评员要求具备中级以上职称	

（三）考核时量

任务 1：案例评估与分析 30 分钟。

任务 2：病理反射检查 10 分钟（其中用物准备 2 分钟，操作 8 分钟）。

任务 3：脑膜刺激征检查 10 分钟（其中用物准备 5 分钟，操作 5 分钟）。

（四）评分标准

任务 1：

1. 护理评估

（1）健康史：询问患者有无颅内动、静脉畸形病史。

（2）身体状况：询问患者目前还有无头痛及头痛性质，有无恶心、呕吐及呕吐物的量和性状，是否为喷射性呕吐；评估患者精神状态和肢体活动度。

（3）辅助检查：评估 CT 检查结果。

（4）心理社会状态：评估患者焦虑情绪是否缓解，患者及家属对疾病有无认知。

2. 护理问题

（1）急性疼痛：头痛，与脑水肿、颅内压增高、血液刺激有关。

（2）焦虑：与突发疾病，健康受威胁有关。

（3）潜在并发症：再出血、脑疝。

3. 护理目标

（1）患者头痛能够得到缓解，并能及时监测、汇报及处理。

（2）患者焦虑情绪能得到缓解，能够配合治疗。

（3）患者未发生并发症。

4. 护理措施

（1）生活护理：急性期绝对卧床休息 4 ~ 6 周，头部抬高 15° ~ 30°，避免一切可能使患者血压和颅内压增高的因素，包括移动头部、用力咳嗽、用力排便、情绪激动等。

（2）病情观察：严密观察病情变化。监测体温、血压、脉搏、呼吸、神志、瞳孔变化。如出现剧烈头痛、呕吐、抽搐甚至昏迷等，应警惕再出血；如出现意识障碍加深、呼吸和脉搏变慢、瞳孔散大等，提示脑疝形成，应立即通知医师，及时给予抢救处理。

（3）药物护理：根据医嘱给予药物和观察药物疗效。甘露醇应快速静脉滴注，注意观察尿量，记录 24 小时出入量，定期复查电解质；尼莫地平可致皮肤发红、多汗、心动过缓或过速、胃肠不适、血压下降等，应适当控制输液速度，密切观察有无不良反应发生。

（4）饮食护理：给予少渣或流质饮食，多食蔬菜、水果，保持大便通畅，以免发生再出血。发生应激性溃疡者应禁食。有意识障碍及吞咽障碍者予以鼻饲流质饮食。

（5）心理护理：给予心理支持，使患者情绪稳定，安心接受治疗。

5. 护理效果评价

（1）患者头痛是否能够得到缓解，是否能及时监测、汇报及处理。

（2）患者焦虑情绪能否得到缓解，是否能够配合治疗。

（3）患者是否发生并发症。

任务 2：见模块三　成人护理　表 C–21　病理反射检查评分标准。

任务 3：见模块三　成人护理　表 C–20　脑膜刺激征检查评分标准。

C–3–19　过敏性休克患者的护理

（一）任务描述

郑某，男，65 岁。车祸后全身多处软组织挫裂伤，伤口污染严重，经清创、缝合后，医嘱：青霉素静脉滴注，预防伤口感染。护士通过询问得知患者无药物过敏史后，遵医嘱执行青霉素皮肤过敏试验，约 5 分钟后患者突发呼吸困难，进而意识丧失，瘫倒于座椅上，呼之不应。

任务 1：请为郑某进行护理评估，提出主要的护理问题，制定有针对性的护理措施，并评估护理措施的有效性。

任务 2：请对郑某遵医嘱立即注射 0.1% 肾上腺素 1 mL。

任务 3：请对郑某实施单人徒手心肺复苏。

（二）实施条件

类型	基本实施条件	备注
场地	（1）模拟病房；（2）模拟治疗室；（3）处置室	环境符合操作要求
资源	（1）病床（带硬板）；（2）志愿者（主考学校随机指定）；（3）生活垃圾桶、医用垃圾桶、锐器盒；（4）屏风；（5）心肺复苏模型；（6）脚踏凳	设备完好、准备齐全
用物	皮下注射用物：（1）无菌持物钳/镊及持物钳/镊筒；（2）敷料缸（内备无菌纱布数块）；（3）无菌盘；（4）砂轮；（5）药物（遵医嘱）；（6）一次性注射器（根据需要选择合适型号）；（7）弯盘；（8）注射卡和笔；（9）无菌棉签；（10）手消毒剂；（11）皮肤消毒剂；（12）必要时配抢救盒；（13）病历本及护理记录单（按需准备） 心肺复苏用物：（1）人工呼吸膜（纱布）；（2）纱布（清除口腔异物）；（3）弯盘；（4）手电筒；（5）血压计、听诊器；（6）手消毒剂；（7）护理记录单、笔	工作服、帽子、口罩、挂表由主考学校准备
考评员	每 10 名学生配备 1 名考评员，考评员要求具备中级以上职称	

（三）考核时量

任务1：案例评估与分析30分钟。

任务2：皮下注射20分钟（其中用物准备10分钟，操作10分钟）。

任务3：心肺复苏10分钟（其中用物准备5分钟，操作5分钟）。

（四）评分标准

任务1：

1. 护理评估

（1）确认现场环境安全。

（2）迅速判断患者意识，检查呼吸、脉搏：①呼叫患者姓名，轻拍患者肩部，判断意识是否丧失，面部贴近患者的口鼻，感觉有无气体呼出（5秒内完成）；②检查患者有无颈动脉搏动（5 ~ 10秒完成）。

（3）确认患者青霉素过敏性休克致心脏骤停。

2. 护理问题

（1）组织灌注量不足：与青霉素过敏、急性循环功能障碍有关。

（2）气体交换受损：与喉头水肿、支气管痉挛、微循环障碍、缺氧和呼吸形态改变有关。

（3）潜在并发症：吸入性肺炎、多器官功能障碍综合征、感染、胸骨骨折、肋骨骨折等。

3. 护理目标

（1）患者复苏成功，恢复有效循环。

（2）患者心脏功能恢复，组织灌注良好，末梢循环恢复良好。

（3）患者呼吸功能恢复，气道通畅，呼吸平稳。

（4）患者无并发症发生，或发生并发症时能及时发现和处理。

4. 护理措施

（1）一旦确认患者心脏骤停，立即向周围人员呼救，启动应急反应系统，积极就地抢救，立即进行徒手心肺复苏。

（2）徒手心肺复苏只是临时性的抢救措施，应争分夺秒争取更高生命支持措施：当发生心室颤动和无脉性室性心动过速时，应快速电除颤；呼吸未恢复时尽快气管内插管，以人工气囊或呼吸机进行辅助呼吸和给氧。

（3）药物治疗：立即遵医嘱皮下注射肾上腺素，迅速建立静脉通道，遵医嘱及时、准确地给予各种抗过敏性休克抢救药物，必要时遵医嘱使用血管活性药物，改善组织灌注，积极纠正水、电解质和酸碱平衡失调，密切观察药物的治疗效果。

（4）持续心电监护，密切监测意识、瞳孔、生命体征、尿量等。

（5）复苏成功后护理

1）严密监测呼吸、意识、瞳孔、心率、血压、体温的变化，加强对患者病情的观察，动态评估患者病情的变化，如出现异常情况应及时报告医师，并配合对其进行应急处理。

2）加强呼吸道管理，气管内插管患者定时翻身、拍背，及时吸痰，保证呼吸道通畅。

3）严密监测尿量变化，心肺复苏后，应严格记录 24 小时出入量。

4）加强外伤伤口换药，保持局部敷料清洁、干燥，密切观察伤口情况，加强体温监测，预防伤口感染发生。

5）加强基础护理，保障患者安全，防止坠床、压疮等发生，预防意外损伤。

6）进行积极有效的沟通，及时、详细地向患者、家属讲解患者的病情及风险情况，消除其疑惑，使其能够积极配合医护人员的治疗。

（6）心理护理

1）安抚患者，保持患者情绪稳定，使患者配合治疗。

2）与家属沟通，获得理解和支持，鼓励家属及时给予患者关心和安慰。

（7）健康指导：病情稳定后及时给予预防过敏性休克相关知识指导，避免再次接触或使用青霉素类药物；讲解意外损伤后的初步处理和自救知识。

5. 护理效果评价

（1）患者复苏是否成功，是否恢复有效循环。

（2）患者心脏功能是否恢复，组织灌注、末梢循环是否恢复。

（3）患者呼吸功能是否恢复。

（4）患者是否发生并发症，或并发症能被及时发现和处理。

任务 2：见模块二　儿童护理　表 E–4　皮下注射评分标准。

任务 3：见模块三　成人护理　表 C–10　心肺复苏评分标准。

C–3–20　心脏骤停患者的护理

（一）任务描述

王某，女，65 岁，教师。患者患有冠状动脉粥样硬化性心脏病，今日如厕后突然昏倒，由家人急送入院。体格检查：呼之不应，颈动脉搏动未触及，胸廓无起伏。紧急呼救的同时行单人徒手心肺复苏，医嘱：快速建立静脉通道。

任务 1：请为王某进行护理评估，提出主要的护理问题，制定有针对性的护理措施，并评估护理措施的有效性。

任务 2：请对王某实施单人徒手心肺复苏。

任务 3：请对王某快速建立静脉通道，遵医嘱实施静脉输液。

（二）实施条件

类型	基本实施条件	备注
场地	（1）模拟病房；（2）模拟治疗室；（3）处置室	环境符合操作要求
资源	（1）病床（带硬板）；（2）志愿者（主考学校随机指定）；（3）生活垃圾桶、医用垃圾桶、锐器盒；（4）屏风；（5）心肺复苏模型；（6）脚踏凳	设备完好、准备齐全
用物	密闭式静脉输液用物：（1）一次性输液器；（2）棉签；（3）安尔碘；（4）垫枕；（5）治疗巾；（6）压脉带；（7）输液胶贴；（8）输液溶液（遵医嘱准备）；（9）瓶贴；（10）医嘱单；（11）输液卡；（12）笔；（13）止血钳；（14）弯盘；（15）手消毒剂；（16）抢救盒；（17）生活垃圾桶；（18）医用垃圾桶；（19）锐器盒；（20）剪刀 心肺复苏用物：（1）人工呼吸膜（纱布）；（2）纱布（清除口腔异物）；（3）弯盘；（4）手电筒；（5）血压计、听诊器；（6）手消毒剂；（7）护理记录单、笔	工作服、帽子、口罩、挂表由主考学校准备
考评员	每 10 名学生配备 1 名考评员，考评员要求具备中级以上职称	

（三）考核时量

任务 1：案例评估与分析 30 分钟。

任务 2：心肺复苏 10 分钟（其中用物准备 5 分钟，操作 5 分钟）。

任务 3：密闭式静脉输液 30 分钟（其中用物准备 15 分钟，操作 15 分钟）。

（四）评分标准

任务 1：

1. 护理评估

（1）确认现场环境安全。

（2）迅速判断患者意识，检查呼吸、脉搏：①呼叫患者姓名，轻拍患者肩部，判断意识是否丧失，面部贴近患者的口鼻，感觉有无气体呼出（5 秒内完成）；②检查患者有无颈动脉搏动（5 ~ 10 秒完成）。

（3）确认患者冠状动脉粥样硬化性心脏病致心脏骤停。

2. 护理问题

（1）组织灌注量不足：与急性循环功能障碍有关。

（2）气体交换受损：与缺氧和呼吸形态改变有关。

（3）潜在并发症：吸入性肺炎、多器官功能障碍综合征、感染、胸骨骨折、肋骨骨折等。

3. 护理目标

（1）患者心脏功能恢复，组织灌注良好，末梢循环恢复良好。

（2）患者呼吸功能恢复，气道通畅，呼吸平稳。

（3）患者无并发症发生，或发生并发症时能及时发现和处理。

4. 护理措施

（1）一旦确认患者心脏骤停，立即向周围人员呼救，启动应急反应系统，积极就地抢救，立即进行徒手心肺复苏术。

（2）徒手心肺复苏只是临时性的抢救措施，应争分夺秒争取更高生命支持措施：当发生心室颤动和无脉性室性心动过速时，应快速电除颤；呼吸未恢复时尽快气管内插管，以人工气囊或呼吸机进行辅助呼吸和给氧。

（3）药物治疗：立即遵医嘱使用肾上腺素，迅速建立静脉通道，积极纠正水、电解质和酸碱平衡失调，密切观察药物的治疗效果。

（4）持续心电监护，密切监测意识、瞳孔、生命体征、尿量等。

（5）复苏成功后护理

1）严密监测呼吸、意识、瞳孔、心率、血压、体温的变化，加强对患者病情的观察，动态评估患者病情的变化，如出现异常情况应及时报告医师，并配合对其进行应急处理。

2）加强呼吸道管理，气管内插管患者定时翻身、拍背，及时吸痰，保证呼吸道通畅。

3）严密监测尿量变化，心肺复苏后，应严格记录 24 小时出入量。

4）加强外伤伤口换药，保持局部敷料清洁、干燥，密切观察伤口情况，加强体温监测，预防伤口感染发生。

5）加强基础护理，保障患者安全，防止坠床、压疮等发生，预防意外损伤。

6）进行积极有效的沟通，及时、详细地向患者、家属讲解患者的病情及风险情况，降低其疑惑，使其能够积极配合医护人员的治疗。

（6）心理护理

1）安抚、鼓励患者，使患者配合治疗。

2）与家属沟通，获得理解和支持，鼓励家属及时给予患者关心和安慰。

（7）健康指导：病情稳定后及时给予冠心病相关知识指导；讲解意外损伤后的初步处理和自救知识；指导患者劳逸结合，保持情绪稳定。

5. 护理效果评价

（1）患者心脏功能是否恢复，组织灌注、末梢循环是否恢复。

（2）患者呼吸功能是否恢复。

（3）患者是否发生并发症，或并发症能否被及时发现和处理。

任务 2：见模块三 成人护理 表 C-10 心肺复苏评分标准。

任务 3：见模块三 成人护理 表 C-34 密闭式静脉输液评分标准。

C-3-21 淹溺患者的护理

（一）任务描述

王某，女，20 岁。溺水后被他人救起送到医院。体格检查：血压 80/50 mmHg，脉搏 130 次 / 分，呼吸 34 次 / 分。SpO_2 74%，口鼻有大量的泡沫溢出，面色苍白，意识模糊，全身湿冷。

任务 1：请对王某进行护理评估，并提出主要的护理问题，从病情观察、协助治疗、心理护理、人文沟通及健康教育等方面，针对首优护理问题提出有针对性的护理措施，并评估护理措施的有效性。

任务 2：请给王某使用气囊面罩。

任务 3：请对王某进行氧气吸入的护理。

（二）实施条件

类型	基本实施条件	备注
场地	（1）模拟病房；（2）模拟治疗室；（3）处置室	环境符合操作要求
资源	（1）病床；（2）模拟人；（3）处置室备有生活垃圾桶、医用垃圾桶	设备完好、准备齐全
用物	气囊面罩的使用用物：（1）性能完好的气囊面罩（呼吸囊、6 个阀门、氧气面罩、衔接管、储气袋）；（2）氧气装置；（3）氧气连接管；（4）纱布；（5）听诊器；（6）治疗盘；（7）弯盘；（8）护理记录单、笔；（9）手消毒剂 氧气吸入用物：（1）手消毒剂；（2）中心吸氧设备及氧气装置 1 套；（3）一次性双腔鼻导管；（4）小药杯内盛冷开水；（5）无菌棉签；（6）弯盘；（7）无菌纱布；（8）四防标志；（9）医嘱单；（10）病历本；（11）笔；（12）记录本；（13）输氧卡	工作服、帽子、挂表由主考学校准备
考评员	每 10 名学生配备 1 名考评员，考评员要求具备中级以上职称	

（三）考核时量

任务 1：案例评估与分析 30 分钟。

任务 2：气囊面罩的使用 10 分钟（其中用物准备 5 分钟，操作 5 分钟）。

任务 3：氧气吸入 20 分钟（其中用物准备 10 分钟，操作 10 分钟）。

（四）评分标准

任务 1：

1. 护理评估

详细了解淹溺发生的时间、地点和水源性质；评估患者意识、血压、脉搏、呼吸、面色、SpO_2、皮肤颜色及口鼻泡沫溢出情况，有无腹部膨隆；听诊患者双肺有无湿啰音、心脏有无杂音、心律是否整齐；意识清醒时询问有无胸痛、头痛、视觉障碍、腹胀、腹痛、焦虑或恐惧情绪。

2. 护理问题

（1）气体交换受损：与气道不畅，有效肺组织减少有关。

（2）有窒息的危险：与喉头痉挛有关。

（3）焦虑或恐惧：与呼吸困难有关。

3. 护理目标

（1）患者活动能力和耐力逐渐增强。

（2）患者未发生并发症，未出现明显药物副作用。

（3）患者情绪逐渐稳定，能够配合治疗。

4. 护理措施

（1）气道护理：及时清除呕吐物和分泌物，保持呼吸道通畅，必要时协助医师给予气管插管、人工呼吸机辅助呼吸。

（2）病情观察：密切观察患者呼吸、心率变化，无心搏、呼吸者，立即给予心肺复苏及进一步生命支持。连接心电监护，如为心室颤动或无脉性室性心动过速，立即给予除颤；有心搏、呼吸者，给予鼻导管或面罩吸氧，使指氧饱和度在 95% 以上。

（3）生活护理：换下湿衣裤，盖被子保暖，卧床休息。

（4）心理护理：安慰、鼓励患者，消除患者淹溺后的恐惧心理。

5. 护理效果评价

（1）患者活动能力和耐力是否逐渐增强。

（2）患者有无发生并发症，有无发生药物副作用。

（3）患者情绪是否逐渐稳定，能否配合治疗。

任务 2：见模块三　成人护理　表 C–3　气囊面罩的使用评分标准。

任务 3：见模块四　老年护理　表 L–11　氧气吸入评分标准。

C–3–22　上消化道大出血并休克患者的护理

（一）任务描述

张某，男，45 岁，肝硬化病史 5 年。今天中午饮酒后出现恶心、呕血，呕吐鲜血约 1200 mL，呕血后感头晕、乏力、心慌、口渴。体格检查：神志清楚，面色苍白，皮肤湿冷，体温 38.0 ℃，呼吸 21 次 / 分，血压 75/50 mmHg，脉搏 120 次 / 分。胃镜检查示食管 – 胃底静脉曲张、破裂、出血。临床诊断：肝硬化，上消化道大出血，失血性休克。医嘱：给予卧床休息、心电监护、输液、止血等治疗。

任务 1：请对张某进行护理评估，并提出主要的护理问题，从病情观察、协助治疗、心理护理、人文沟通及健康教育等方面，针对首优护理问题提出有针对性的护理措施，并评估护理措施的有效性。

任务 2：请为张某进行心电监护。

任务 3：请为张某进行密闭式静脉输液。

（二）实施条件

类型	基本实施条件	备注
场地	（1）模拟病房；（2）模拟治疗室；（3）处置室	环境符合操作要求
资源	（1）治疗台；（2）病床；（3）志愿者（主考学校随机指定）；（4）生活垃圾桶、医用垃圾桶、锐器盒；（5）静脉输液模型；（6）治疗车、治疗盘；（7）屏风；（8）电源及插线板	设备完好、准备齐全
用物	心电监护用物：（1）心电监护仪及导联线、配套的测血压袖带、SpO_2 传感器；（2）75% 酒精纱布或棉球；（3）止血钳；（4）一次性电极片；（5）清洁纱布；（6）弯盘；（7）医嘱单；（8）记录单；（9）笔；（10）手消毒剂及挂架 密闭式静脉输液用物：（1）一次性密闭式输液器；（2）一次性注射器；（3）输液架（或输液轨道）；（4）剪刀；（5）皮肤消毒剂；（6）无菌棉签；（7）弯盘；（8）一次性止血带；（9）无菌纱布；（10）瓶签；（11）输液溶液；（12）药物；（13）砂轮；（14）输液贴；（15）小枕及一次性垫巾；（16）笔；（17）输液卡；（18）免洗手消毒剂；（19）夹板和绷带（按需准备）；（20）一次性手套；（21）急救盒（按需准备）；（22）病历本及护理记录单（按需准备）	工作服、帽子、口罩、挂表由主考学校准备
考评员	每 10 名学生配备 1 名考评员，考评员要求具备中级以上职称	

（三）考核时量

任务 1：案例评估与分析 30 分钟。

任务 2：心电监护 30 分钟（其中用物准备 15 分钟，操作 15 分钟）。

任务 3：密闭式静脉输液 30 分钟（其中用物准备 15 分钟，操作 15 分钟）。

（四）评分标准

任务1：

1. 护理评估

评估患者肝硬化病史情况，是否存在可能导致呕血的其他疾病；评估患者意识、生命体征、尿量、皮肤色泽及温度；询问患者目前呕血与黑便的次数、量、颜色及性状，有无头晕、眼花、心慌、疲乏无力，有无焦虑、恐惧心理及其他不适。

2. 护理问题

（1）组织灌注量改变：与上消化道大出血有关。

（2）自理缺陷：与医源性限制有关。

（3）焦虑：与担心再次出血、担心预后有关。

（4）体温过高：与体温调节中枢障碍有关。

（5）知识缺乏：缺乏预防出血知识。

3. 护理目标

（1）患者组织灌注量恢复正常，生命体征正常。

（2）患者卧床期间能满足日常生活需求。

（3）患者情绪逐渐稳定，能积极配合治疗。

（4）患者体温恢复正常。

（5）患者能讲述预防出血措施。

4. 护理措施

（1）休息与体位：绝对卧床休息，取中凹卧位。

（2）维持呼吸道通畅：呕吐时患者头偏向一侧，清除口腔血液和呕吐物，以防窒息或误吸，给予吸氧。

（3）饮食护理：暂时禁食，待止血后1～2天再逐渐进高热量、高维生素流质饮食，限制钠和蛋白质摄入，避免粗糙、坚硬、刺激性食物，并注意细嚼慢咽，防止损伤曲张静脉而再次出血。

（4）心理护理：关心体贴患者，解释检查、治疗、护理措施的目的和意义，加强巡视，陪伴患者，清除血迹、污物，以减少对患者的不良刺激。

（5）病情观察：进行心电监护，严密观察生命体征、神志、尿量，观察呕吐物和粪便的性质、颜色及量，观察皮肤黏膜色泽及温度，记录24小时出入水量，监测血象、血清电解质和血气分析值的变化。

（6）用药护理：迅速建立2条静脉通道，遵医嘱快速输液以补充血容量。遵医嘱给予止血药治疗，观察药物止血效果和不良反应。

（7）生活护理：患者卧床期间，协助满足日常生活需求。

5. 护理效果评价

（1）患者组织灌注量是否改善，生命体征是否恢复正常。

（2）患者日常生活需求是否得到满足。

（3）患者情绪是否逐渐稳定，能否积极配合治疗。

（4）患者体温是否恢复正常。

（5）患者是否掌握预防出血的知识。

任务 2：见模块三　成人护理　表 C–11　心电监护评分标准。

任务 3：见模块三　成人护理　表 C–34　密闭式静脉输液评分标准。

C–3–23　噎食患者的护理

（一）任务描述

张爷爷，80 岁，部分自理老人。因家中孩子工作繁忙，缺乏陪伴与照顾而住进养老机构。家属探视日时儿子带来张爷爷喜欢吃的食物，张爷爷边吃边与儿子聊天，突然张爷爷停止说话，双眼圆瞪，双手掐住喉部。体格检查：体温 36.9 ℃，脉搏 76 次/分，呼吸 24 次/分，血压 160/90 mmHg，SpO_2 90%。神志清楚，面色青紫，急性痛苦面容。诊断：噎食。张爷爷的儿子立即呼叫照护者进行急救，经过积极处理，张爷爷恢复了正常。

任务 1：请对张爷爷进行护理评估，并提出主要的护理问题，从病情观察、协助治疗、心理护理、人文沟通及健康教育等方面，针对首优护理问题提出有针对性的护理措施，并评估护理措施的有效性。

任务 2：假如你是张爷爷的照护者，请为张爷爷实施气管异物的急救。

任务 3：急救完成后，请为张爷爷进行氧气吸入。

（二）实施条件

类型	基本实施条件	备注
场地	（1）模拟病房；（2）模拟治疗室；（3）处置室	环境符合操作要求
资源	（1）病床；（2）老年人模型或标准化患者；（3）处置室设有洗手设备、生活垃圾桶、医用垃圾桶；（4）屏风；（5）电源插头	设备完好、准备齐全
用物	（1）手消毒剂；（2）中心吸氧设备及氧气装置 1 套；（3）一次性双腔鼻导管；（4）小药杯内盛冷开水；（5）无菌棉签；（6）弯盘；（7）无菌纱布；（8）四防标志；（9）医嘱单；（10）病历本；（11）笔；（12）记录本；（13）输氧卡；（14）一次性手套；（15）备纱布、弯盘、气管切开包、负压吸引器、急救药品	工作服、帽子、口罩、挂表由主考学校准备
测评专家	每 10 名学生配备 1 名考评员，考评员要求具备中级以上职称	

（三）考核时量

任务 1：案例评估与分析 30 分钟。

任务 2：气管异物的急救 15 分钟（其中用物准备 5 分钟，操作 10 分钟）。

任务 3：氧气吸入 20 分钟（其中用物准备 10 分钟，操作 10 分钟）。

（四）评分标准

任务 1：

1. 护理评估

评估老人是否存在噎食的危险因素；噎食急救处理后还有无呛咳、面色青紫、急性痛苦面容；是否有恐惧心理。

2. 护理问题

（1）有窒息的危险：与食物进入气管有关。

（2）气体交换受损：与食物阻塞气管有关。

（3）知识缺乏：缺乏气管、支气管异物防治知识。

（4）潜在并发症：肺炎、肺不张、肺气肿等。

3. 护理目标

（1）老人气管内食物及时排除。

（2）老人血氧饱和度恢复正常。

（3）老人获得气管、支气管异物防治知识。

（4）老人未发生并发症，或并发症被及时发现和处理。

4. 护理措施

（1）密切观察老人神志、面色、呼吸变化并给予氧气吸入。

（2）向老人及家属进行健康宣教，告诉其海姆立克急救法的操作目的及流程，减轻老人及家属的焦虑情绪，取得配合。

（3）评估老人神志情况。对于清醒老人，施救者站在老人身后，嘱老人身体前倾，最后予海姆立克急救法急救；对于昏迷老人，予去枕仰卧位，施救者两腿分开，跪于老人大腿两侧，双手叠放于上腹部进行急救。

（4）预防噎食：提醒老人进食时应细嚼慢咽；不能自主进食者，将食物做成小块，煮烂，喂食时确认一口完全吞咽下后再喂第二口，避免快速喂食；尽量避免吃汤圆、年糕、果冻、水饺等滑溜或黏性大的食物。

（5）准备好气管切开包、负压吸引器、急救药品等。

5. 护理效果评价

（1）老人噎食情况是否迅速缓解。

（2）老人血氧饱和度是否恢复正常。

（3）老人是否获得气管、支气管异物防治知识。

（4）老人是否发生并发症，或并发症是否被及时发现并处理。

任务 2：见模块三　成人护理　表 C-4　气管异物的急救评分标准。

任务 3：见模块四　老年护理　表 L-11　氧气吸入评分标准。

C-3-24　腹外疝患者的护理

（一）任务描述

张某，男，55 岁，发现右侧腹股沟肿物 2 年。患者于 2 年前出现右侧腹股沟可复性肿块，并逐渐增大。近 1 月来肿块增大明显，伴下腹坠胀不适而入院。患者担心病情，紧张焦虑面容。体格检查：腹平坦、柔软，右侧腹股沟可见 3 cm × 4 cm 椭圆形肿块，表面光滑，质软，取平卧位时肿块可完全消失，压内环肿块不再出现。肿物透光试验阴性。临床诊断：右侧腹股沟可复性斜疝。医嘱要求完善术前准备，拟行右侧腹股沟斜疝无张力修补术，术前 30 分钟给予阿托品 0.5 mg 肌内注射。

任务 1：请对张某进行护理评估，提出主要的护理问题，制定有针对性的护理措施，并评估护理措施的有效性。

任务 2：请为张某执行术前医嘱：阿托品 0.5 mg 肌内注射。

任务 3：请配合手术实施，术前行外科洗手（免刷手消毒方法）、穿无菌手术衣、戴无菌手套操作。

（二）实施条件

类型	基本实施条件	备注
场地	（1）模拟病房；（2）模拟治疗室；（3）处置室；（4）模拟手术室	环境符合操作要求
资源	（1）病床；（2）志愿者（主考学校随机指定）；（3）生活垃圾桶、医用垃圾桶、锐器盒；（4）屏风；（5）肌内注射模型；（6）洗手设施：洗手池、非手触式水龙头、流动水、洗手流程图	设备完好、准备齐全
用物	肌内注射用物：（1）无菌持物钳/镊及持物钳/镊筒；（2）敷料缸（内备无菌纱布数块）；（3）无菌盘；（4）砂轮；（5）药物（遵医嘱）；（6）一次性注射器（根据需要选择合适型号）；（7）弯盘；（8）注射卡和笔；（9）无菌棉签；（10）手消毒剂；（11）皮肤消毒剂；（12）必要时配抢救盒；（13）锐器盒；（14）生活垃圾桶及医用垃圾桶；（15）病历本及护理记录单（按需准备） 外科洗手、穿无菌手术衣、戴无菌手套用物：（1）洗手液；（2）外科手消毒剂（在有效期内）；（3）干手纸/毛巾；（4）收纳筐；（5）计时装置；（6）无菌手术衣（无破损）；（7）无菌手套（型号正确）	工作服、帽子、口罩、挂表、洗手衣裤由主考学校准备
考评员	每 10 名学生配备 1 名考评员，考评员要求具备中级以上职称	

（三）考核时量

任务 1：案例评估与分析 30 分钟。

任务 2：肌内注射 20 分钟（其中用物准备 10 分钟，操作 10 分钟）。

任务 3：外科洗手、穿无菌手术衣、戴无菌手套 24 分钟（其中用物准备 12 分钟，操作 12 分钟）。

（四）评分标准

任务 1：

1. 护理评估

询问患者职业，是否长期负重或进行重体力劳动，平时体质状况等；有无慢性咳嗽、便秘，排尿困难等腹内压增高因素存在；有无腹痛、腹胀、恶心、呕吐等症状。询问患者紧张焦虑的原因，对手术治疗有无思想顾虑。

2. 护理问题

（1）舒适度的改变：下腹坠胀，与右侧腹股沟疝块突出有关。

（2）知识缺乏：缺乏腹外疝成因、预防腹内压力升高及术前准备的相关知识。

（3）焦虑：与疝块突出引起不适、担心手术及治疗效果有关。

3. 护理目标

（1）患者病情稳定，腹部坠胀感减轻或消失。

（2）患者能表述预防腹内压力升高、术前准备的相关知识。

（3）患者焦虑减轻，情绪稳定，积极配合术前准备。

4. 护理措施

（1）休息与活动：建议患者术前多卧床休息，离床活动时使用疝带压迫住疝环口，减轻下腹坠胀感，避免疝嵌顿。

（2）病情观察：密切观察患者有无腹痛、腹胀、恶心、呕吐等症状，若出现明显腹痛，伴疝块突然增大、紧张发硬、触痛、不能回纳，应高度警惕嵌顿疝，立即报告医师，配合紧急处理。

（3）术前准备：消除、控制引起腹内压升高的因素，如咳嗽、便秘、排尿困难等，注意保暖，保持大便通畅，吸烟者应于术前 2 周戒烟；配合做好一般术前准备，如皮肤准备、药物过敏试验、术前用药等。

（4）心理护理：积极沟通，了解患者顾虑，向患者解释造成腹外疝的原因和诱发因素、讲述手术治疗的必要性和配合要点，减轻患者心理负担，帮助缓解焦虑情绪。

5. 护理效果评价

（1）患者舒适度是否提升，腹部坠胀有无减轻。

（2）患者能否正确表述预防腹内压力升高、术前准备等的相关知识。

（3）患者情绪是否逐渐稳定，能否积极配合治疗。

任务 2：见模块三　成人护理　表 C-32　肌内注射评分标准。

任务 3：见模块三　成人护理　表 C-25　外科洗手、穿无菌手术衣、戴无菌手套评分标准。

C-3-25　痔患者的护理

（一）任务描述

李某，男，40 岁，因“排便后肛门肿物脱出，无法回纳，伴剧烈疼痛”而就诊。患者自诉约 1 年前始，感排便后肛门外有肿物脱出，可自行回纳，伴大便带血，鲜红色，量少，且时感肛周皮肤瘙痒不适。2 日前排便后肛门肿物增大，无法回纳，伴疼痛，剧烈难忍，门诊以混合痔并嵌顿收入院治疗。患者惧怕排便，诉平日喜饮酒，好食辣。医嘱给予对症处理，减轻局部水肿，减轻疼痛，手法还纳，做好肠道准备，择期手术治疗。

任务 1：请对李某进行护理评估，提出主要的护理问题，制定有针对性的护理措施，并评估护理措施的有效性。

任务 2：请为李某执行术前医嘱：大量不保留灌肠。

任务 3：请配合手术实施，术前执行外科洗手（免刷手消毒方法）、穿无菌手术衣、戴无菌手套操作。

（二）实施条件

类型	基本实施条件	备注
场地	（1）模拟病房；（2）模拟治疗室；（3）处置室；（4）模拟手术室	环境符合操作要求
资源	（1）病床；（2）志愿者（主考学校随机指定）；（3）灌肠模型；（4）屏风；（5）生活垃圾桶、医用垃圾桶；（6）输液架；（7）洗手设施：洗手池、非手触式水龙头、流动水、洗手流程图	设备完好、准备齐全
用物	一次性灌肠包；（2）灌肠液：根据医嘱准备；（3）弯盘；（4）水温计；（5）手消毒剂；（6）便盆；（7）便盆巾；（8）医嘱执行单 外科洗手、穿无菌手术衣、戴无菌手套用物：（1）洗手液；（2）外科手消毒剂（在有效期内）；（3）干手纸/毛巾；（4）收纳筐；（5）计时装置；（6）无菌手术衣（无破损）；（7）无菌手套（型号正确）	工作服、帽子、口罩、挂表、洗手衣裤由主考学校准备
考评员	每 10 名学生配备 1 名考评员，考评员要求具备中级以上职称	

（三）考核时量

任务 1：案例评估与分析 30 分钟。

任务 2：大量不保留灌肠。

任务 3：外科洗手、穿无菌手术衣、戴无菌手套 24 分钟（其中用物准备 12 分钟，操作 12 分钟）。

（四）评分标准

任务 1：

1. 护理评估

评估患者是否有腹内压力增高的因素，如久坐、久站、长期重体力劳动、便秘、前列腺增生等；是否有长期饮酒及食用辛辣刺激性食物等痔的诱发因素；评估患者目前痔块、疼痛、便秘、便血、瘙痒等情况；评估患者术前有无紧张、焦虑。

2. 护理问题

（1）急性疼痛：与混合痔并嵌顿有关。

（2）便秘：与排便出血、疼痛、不良饮食、排便习惯有关。

（3）知识缺乏：缺乏痔的治疗、护理和预防术后复发的康复知识。

3. 护理目标

（1）患者疼痛减轻或消失。

（2）患者能养成良好的饮食、排便习惯，保持大便通畅。

（3）患者能积极配合治疗，准确表达治疗、护理配合要点及术后康复的相关知识。

4. 护理措施

（1）饮食护理：鼓励患者多饮水，多食新鲜蔬菜、水果和富含膳食纤维的食物，避免饮酒，忌食辛辣刺激性食物。

（2）减轻疼痛，保持大便通畅：遵医嘱肛管内纳入消炎止痛栓、肛门坐浴，减轻局部肿胀、疼痛、瘙痒症状；及时还纳痔块；养成良好的排便习惯，防止便秘，必要时遵医嘱给予缓泻剂。

（3）病情观察：观察疼痛的症状有无加重，痔块、便血等情况。

（4）术前准备：术前 1 日进流质饮食，术日晨禁食；排空大便，必要时遵医嘱清洁灌肠；配合做好其他术前准备，如皮肤准备、药物过敏试验、术前用药等。

（5）心理护理：积极沟通，了解患者心理状况，帮助缓解焦虑情绪。

（6）健康指导：指导患者：①避免久坐、久站，适当运动；②保持良好的饮食习惯，不饮酒，少吃辛辣刺激性食物；③养成良好的排便习惯，保持大便通畅，保持肛周卫生。

5. 护理效果评价

（1）患者疼痛是否减轻或消失。

（2）患者是否能养成良好的饮食、排便习惯，保持大便通畅。

（3）患者是否能积极配合治疗，准确表达治疗、护理配合要点及术后康复的相关知识。

任务 2：见模块三　成人护理　表 C–38　大量不保留灌肠（成人）。

任务 3：见模块三　成人护理　表 C–25　外科洗手、穿无菌手术衣、戴无菌手套评分标准。

C–3–26　机械性肠梗阻患者的护理

（一）任务描述

王某，男，72 岁，因“腹痛，腹胀，呕吐，肛门停止排气、排便 2 天”入院。既往曾于 5 年前行胃大部切除术。体格检查：精神差，营养中等，心肺无异常，腹膨隆，可见肠型，全腹轻度压痛，无反跳痛、肌紧张，叩诊鼓音，肠鸣音亢进，偶可闻气过水声。立位腹平片：可见多个液平面。入院诊断：急性肠梗阻。医嘱要求严格禁食、胃肠减压，经静脉补充水分、电解质，维持体液平衡，口腔护理 2 次 / 日，保持口腔清洁，密切观察病情变化，做好术前准备，必要时手术治疗。

任务 1：请对王某进行护理评估，提出主要的护理问题，制定有针对性的护理措施，并评估护理措施的有效性。

任务 2：请为王某执行治疗医嘱：胃肠减压。

任务 3：请为王某进行口腔护理。

（二）实施条件

类型	基本实施条件	备注
场地	（1）模拟病房；（2）模拟治疗室；（3）处置室	环境符合操作要求
资源	（1）病床；（2）志愿者（主考学校随机指定）；（3）生活垃圾桶、医用垃圾桶、锐器盒	设备完好、准备齐全

续表

类型	基本实施条件	备注
用物	胃肠减压用物：（1）治疗盘；（2）治疗碗2个，内盛生理盐水或凉开水；（3）治疗巾；（4）石蜡油棉球；（5）弯盘；（6）胃管；（7）50 mL注射器；（8）纱布；（9）胶布；（10）胃管标识及管道防滑脱标识；（11）胃肠减压器；（12）镊子；（13）止血钳；（14）压舌板；（15）听诊器；（16）无菌手套；（17）医嘱、护理记录单 口腔护理用物：（1）口腔护理盘（治疗碗2个、无菌棉球若干、止血钳2把、纱布2块）；（2）一次性压舌板；（3）手电筒；（4）治疗巾；（5）弯盘；（6）口腔护理液；（7）一次性手套；（8）无菌棉签、剪刀；（9）病历本；（10）笔；（11）漱口杯；（12）吸管；（13）开口器（按需准备）；（14）外用药物（按需准备）；（15）护理记录单	工作服、帽子、口罩、挂表由主考学校准备
考评员	每10名学生配备1名考评员，考评员要求具备中级以上职称	

（三）考核时量

任务1：案例评估与分析30分钟。

任务2：胃肠减压30分钟（其中用物准备15分钟，操作15分钟）。

任务3：口腔护理30分钟（其中用物准备10分钟，操作20分钟）。

（四）评分标准

任务1：

1. 护理评估

询问患者胃大部切除手术史情况，有无其他腹部疾病史、手术史、外伤史；发病前有无感染、饮食不当、过度劳累及饱餐后剧烈活动等诱因。评估患者目前腹痛，腹胀，呕吐，肛门排气、排便情况及腹部检查情况。评估患者目前心理状态，有无焦虑或恐惧，了解患者的家庭、社会支持情况。

2. 护理问题

（1）急性疼痛：与肠管痉挛、肠壁缺血、肠道蠕动增强有关。

（2）体液不足：与频繁呕吐、肠腔积液、禁饮食、胃肠减压等有关。

（3）知识缺乏：缺乏疾病的治疗、护理、手术配合相关知识。

（4）潜在并发症：肠坏死、腹膜炎、感染性休克、肠瘘等。

3. 护理目标

（1）患者病情稳定，腹痛症状逐渐减轻或消失。

（2）患者症状缓解，体液平衡得以维持。

（3）患者能说出治疗、护理、手术配合相关的重要知识。

（4）患者的并发症得到有效的预防，或发生并发症时能及时发现和处理。

4. 护理措施

（1）一般护理：①休息与活动：患者卧床休息，给予半卧位，以减轻腹胀对呼吸、循环系统的影响；②禁食、胃肠减压：严格禁食、禁饮，密切观察、记录胃液的性质和量。

（2）病情观察：密切观察患者意识、生命体征、腹痛、呕吐、腹胀及肛门排气、排便情况，有无腹膜刺激征等，高度警惕绞窄性肠梗阻的发生。

（3）对症护理：①呕吐：嘱患者坐起或头偏向一侧，避免误吸引起肺炎或窒息，及时清除呕吐物，给予漱口，保持口腔清洁，认真记录；②疼痛：病情观察期间禁用吗啡类止痛剂，以免掩盖病情；③维持体液平衡：遵医嘱静脉输液，维持水、电解质、酸碱平衡。

（4）术前准备：遵医嘱做好备皮、配血、过敏试验、补足液体等术前常规准备。

（5）心理护理：积极沟通，耐心解释，给予安慰，稳定患者情绪，向患者和家属介绍有关肠梗阻的知识，讲述治疗措施、必要时手术治疗的必要性和重要性，减少不必要的紧张和担忧，使之积极配合治疗和护理。

（6）健康指导：①注意适当休息和活动，避免饭后剧烈活动和腹部受凉；②注意饮食卫生，不可暴饮暴食，忌食不易消化和刺激性食物；③保持大便通畅，预防便秘的发生。

5. 护理效果评价

（1）患者疼痛是否减轻或消失。

（2）患者体液是否维持平衡，生命体征是否稳定。

（3）患者能否正确表述治疗、护理、手术配合相关的重要知识。

（4）患者是否发生并发症，或发生并发症时是否能及时发现和处理。

任务 2：见模块三　成人护理　表 C–14　胃肠减压评分标准。

任务 3：见模块四　老年护理　表 L–8　口腔护理评分标准。

C–3–27　前列腺增生患者的护理

（一）任务描述

李某，男，67 岁，因“排尿困难”入院。诊断为前列腺增生症，完善术前准备后在硬膜外麻醉下行经尿道前列腺电切术，术中出血 100 mL，术后回病房，麻醉已清醒。体格检查：体温 36.5 ℃，脉搏 82 次/分，呼吸 20 次/分，血压 144/98 mmHg。膀胱冲洗液呈淡红色。遵医嘱给予止血、抗感染、补液、膀胱冲洗等支持治疗。现术后第 4 日，患者床上大便后，引流出的尿液呈红色血性，颜色明显加深，导尿管引流不畅，患者情绪明显紧张，诉下腹部疼痛。

任务 1：请对李某进行护理评估，并提出主要的护理问题，从病情观察、协助治疗、心理护理、人文沟通及健康教育等方面，针对首优护理问题提出有针对性的护理措施，并评估护理措施的有效性。

任务 2：请对李某进行留置导尿护理。

任务 3：请对李某进行膀胱冲洗护理。

（二）实施条件

类型	基本实施条件	备注
场地	（1）模拟病房；（2）模拟治疗室；（3）处置室	环境符合操作要求
资源	（1）病床；（2）志愿者（主考学校随机指定）；（3）处置室设有洗手设备、生活垃圾桶、医用垃圾桶；（4）屏风；（5）电源插头	设备完好、准备齐全
用物	留置导尿用物：（1）无菌导尿包（内装止血钳 2 把、弯盘、治疗碗、1 个小药杯内置棉球数个、1 个空小药杯、石蜡油棉球瓶、有盖标本瓶、纱布数块、孔巾 1 块）；（2）留置导尿管 2 根；（3）集尿袋 1 个；（4）无菌手套 2 副；（5）皮肤消毒剂；（6）会阴消毒包（内装治疗碗、弯盘、止血钳 1 把、棉球数个）；（7）无菌持物钳及筒；（8）生理盐水及 2 个注射器；（9）一次性垫布；（10）大浴巾；（11）便盆及便盆巾；（12）病历本及护理记录单（按需准备）；（13）导尿管标识贴；（14）手消毒剂 膀胱冲洗用物：（1）治疗盘；（2）无菌膀胱冲洗装置；（3）一次性无菌治疗巾；（4）无菌治疗碗；（5）冲洗液；（6）无菌手套；（7）棉签；（8）碘伏；（9）空针；（10）膀胱冲洗标签；（11）换药盘（内装消毒棉球）；（12）一次性留置导尿包；（13）手消毒剂；（14）医嘱单；（15）病历本；（16）笔	操作者工作服、帽子、口罩、挂表由主考学校准备
考评员	每 10 名学生配备 1 名考评员，考评员要求具备中级以上职称	

（三）考核时量

任务 1：案例评估与分析 30 分钟。

任务 2：留置导尿 30 分钟（其中用物准备 10 分钟，操作 20 分钟）。

任务 3：膀胱冲洗 20 分钟（其中用物准备 10 分钟，操作 10 分钟）。

（四）评分标准

任务 1：

1. 护理评估

评估患者有无便秘、咳嗽等导致腹内压增高的因素；评估患者生命体征，特别是血压情况，以判断血压是否已控制在正常范围；评估膀胱引流管是否通畅及膀胱冲洗液的颜色、量及性状，前列腺窝出血是否已控制；评估患者下腹部疼痛是否缓解；评估患者是否有经尿道电切综合征、膀胱痉挛、尿失禁、尿道狭窄等术后并发症；评估患者情绪紧张状态是否改善。

2. 护理问题

（1）急性疼痛：与术后前列腺窝出血导致引流不畅有关。

（2）焦虑：与出血、担心预后有关。

（3）知识缺乏：缺乏术后护理相关知识。

（4）潜在并发症：组织灌注量不足、下肢静脉血栓形成、感染。

3. 护理目标

（1）保持导尿管引流通畅，患者疼痛明显缓解。

（2）患者疼痛减轻，出血停止，情绪稳定。

（3）患者了解术后护理相关知识，能够配合治疗。

（4）患者未发生并发症，或发生并发症时能及时发现并处理。

4. 护理措施

（1）减轻疼痛：①加快膀胱冲洗速度，保持引流通畅：可采取挤捏导尿管、施行高压冲洗、调整导尿管位置等方法，如无效，可用注射器吸取无菌生理盐水进行反复抽吸冲洗，直至引流通畅；②往冲洗液里加入解痉药物；③按摩腹部、热敷会阴部可有效减轻疼痛。

（2）遵医嘱止血：①术后早期禁止灌肠或肛门排气，术后保持排便通畅，避免用力排便、腹压增高引起出血；②前列腺窝出血时用气囊导尿管牵拉、压迫前列腺窝止血，同时持续膀胱冲洗或配合间断人工冲洗，避免血块形成堵塞导尿管，导尿管引流不畅可致膀胱腔及前列腺窝过度扩张，加重出血；③遵医嘱正确给予止血药物治疗或输血。

（3）做好引流管和膀胱冲洗的护理：①妥善固定导尿管：将导尿管牵拉并固定于大腿内侧，稍加牵引，以利于止血，防止坐起或肢体活动致气囊移位，影响压迫止血效果；②保持引流通畅：防止导尿管折叠、扭曲、受压、堵塞；③保持会阴部清洁：用苯扎溴安棉球消毒尿道外口，每日 2 次；④冲洗液温度：控制在 25 ~ 30 ℃，预防膀胱痉挛；冲洗速度：色深则快，色浅则慢；确保冲洗通畅并观察、记录。

（4）给予术后护理知识宣教：①生活护理：继续卧床休息，可在床上进行肢体活动，可进食半流质食物，宜低钠、低脂、高纤维饮食，食物清淡、易消化，避免过饱，保持大便通畅；②管道护理知识：注意翻身、体位，以免牵拉引流管引起疼痛。

（5）心理护理：简要解释疾病过程，减轻患者的心理负担，缓解其焦虑心情。

（6）预防并发症：及时采取有效的止血措施，防止失血过多引起组织灌注量不足的发生；鼓励患者进行床上活动，预防下肢静脉血栓的形成；保持引流通畅，预防上行性感染的发生。

5. 护理效果评价

（1）患者疼痛是否明显缓解。

（2）患者是否情绪逐渐稳定，能否积极配合治疗和护理。

（3）患者是否了解术后管道护理、饮食、活动、体位等相关知识。

（4）患者住院期间是否发生并发症。

任务 2：见模块一　母婴护理　表 M-8　留置导尿评分标准。

任务 3：见模块三　成人护理　表 C-17　膀胱冲洗评分标准。

C-3-28　结肠癌患者的护理

（一）任务描述

李某，女，56 岁。因患直肠癌行 Miles 手术后 10 天。体格检查：体温 36.8 ℃，脉搏 78 次/分，呼吸 20 次/分，血压 120/60 mmHg。患者面容消瘦，体重较术前减轻 3 kg，嘱其进食高热量、高蛋白、高维生素、低脂的半流质饮食，并加强营养状况的监测及结肠造口的护理，患者因担心结肠造口影响今后的生活及工作而心情焦虑。

任务 1：请对李某进行护理评估，提出主要的护理问题，制定有针对性的护理措施，并评估护理措施的有效性。

任务 2：请对李某进行周围静脉血标本采集。

任务 3：请对李某进行结肠造口护理。

（二）实施条件

类型	基本实施条件	备注
场地	（1）模拟病房；（2）模拟治疗室；（3）处置室	
资源	（1）病床；（2）模拟人；（3）处置室设有洗手设备、生活垃圾桶、医用垃圾桶；（4）屏风	

续表

类型	基本实施条件	备注
用物	肠造口护理用物：（1）治疗碗2个；（2）镊子2把；（3）弯盘；（4）治疗巾；（5）造口测量板；（6）造口袋1套（底板、袋）；（7）剪刀；（8）纱布；（9）棉球若干；（10）无菌生理盐水；（11）无菌手套；（12）医嘱单；（13）记录单；（14）笔；（15）手消毒剂。必要时备护肤粉、皮肤保护膜、防漏膏或防漏条、一次性引流袋 静脉血标本采集用物：（1）注射盘（内装皮肤消毒剂、无菌棉签、注射小垫枕、一次性垫巾）；（2）真空采血针；（3）真空采血管；（4）一次性手套；（5）一次性止血带；（6）化验单、笔；（7）弯盘；（8）锐器盒；（9）手消毒剂；（10）病历本及护理记录单（按需准备）	工作服、帽子、口罩、挂表由主考学校准备
考评员	每10名学生配备1名考评员，考评员要求具备中级以上职称	

（三）考核时量

任务1：案例评估与分析30分钟。

任务2：静脉血标本采集25分钟（其中用物准备10分钟，操作15分钟）。

任务3：肠造口护理20分钟（其中用物准备10分钟，操作10分钟）。

（四）评分标准

任务1：

1. 护理评估

评估患者生命体征是否平稳，营养状况是否得以维持或改善，造口是否有缺血、坏死或狭窄，造口周围皮肤是否糜烂；了解造口患者的术后心理适应程度，询问患者是否掌握造口护理措施。

2. 护理问题

（1）营养失调：低于机体需要量。

（2）自我形象紊乱：与行肠造口后排便方式改变有关。

（3）焦虑：与对癌症治疗缺乏信心及担心肠造口影响生活、工作有关。

3. 护理目标

（1）患者营养状况得以维持或改善。

（2）患者能适应新的排便方式，并自我认可。

（3）患者情绪逐渐稳定，焦虑减轻，能够配合治疗。

4. 护理措施

（1）病情观察：严密监测生命体征及营养状况，观察肠造口的活力、高度、形状与大小，观察造口肠黏膜的血液循环，注意有无肠段回缩、出血、坏死等。

（2）生活护理：嘱其进食高热量、高蛋白、高维生素、少渣的饮食，多饮水，禁食粗纤维、有刺激性气味、辛辣的食物。

（3）造口护理：①一件式造口袋操作流程：取袋→观察并清洁皮肤（用生理盐水）→剪切造口袋底板（大于造口直径 2 mm）→粘贴→扣好造口袋尾夹；②保持造口皮肤清洁、干燥，长期使用者可先使用皮肤保护膜，如造口周围出现皮肤破溃、皮肤发红可使用溃疡粉；③指导患者进行结肠灌洗。

（4）心理护理：鼓励患者诉说真实感受，组织讲座及病友联谊会以提高患者信心，进行造口换药时维护患者尊严，保护患者隐私，引导患者对现状的自我认同，取得家属的理解及支持，以缓解患者焦虑心情。

5. 护理效果评价

（1）患者营养状况是否得以维持或改善。

（2）患者是否正视造口，是否对今后的工作、生活充满信心，能否有效调节不良情绪。

（3）患者情绪是否稳定，食欲、睡眠是否受影响。

任务 2：见模块二　儿童护理　表 E–5　静脉血标本采集评分标准。

任务 3：见模块三　成人护理　表 C–15　肠造口护理评分标准。

C–3–29　颅脑外伤患者的护理

（一）任务描述

谭某，男，25 岁，因“车祸致颅脑外伤”入院。体格检查：体温 36.4 ℃，脉搏 96 次/分，呼吸 22 次/分，血压 130/85 mmHg。GCS 评分 5 分，右侧瞳孔 6 mm，左侧瞳孔 3 mm。CT 示右额颞顶枕部硬膜下血肿。诊断：硬膜下血肿。行颅内血肿清除术和气管切开术后，麻醉尚未清醒，听诊喉中可闻及痰鸣音，气管切开伤口处纱布有渗湿。医嘱：①吸痰，prn；②气管切开护理，qd。

任务 1：请对谭某进行护理评估，并提出主要的护理问题，从病情观察、协助治疗、心理护理、人文沟通及健康教育等方面，针对首优护理问题提出有针对性的护理措施，并评估护理措施的有效性。

任务 2：请对谭某进行电动吸引器吸痰。

任务 3：请对谭某进行气管切开护理。

（二）实施条件

类型	基本实施条件	备注
场地	（1）模拟病房；（2）模拟治疗室；（3）处置室	

续表

类型	基本实施条件	备注
资源	（1）病床；（2）志愿者（主考学校随机指定）；（3）多功能护理人；（4）处置室设有洗手设备、生活垃圾桶、医用垃圾桶；（5）电源插头；（6）床头挂盛有消毒液的消毒瓶	
用物	电动吸引器吸痰用物：（1）电动吸引器；（2）电插板；（3）一次性吸痰管；（4）敷料缸内盛无菌生理盐水；（5）弯盘；（6）治疗巾；（7）病历本及护理记录单（按需准备）；（8）听诊器；（9）手消毒剂 气管切开的护理用物：（1）气管切开护理盘：开口纱布、无菌盐水纱布、无菌治疗碗（内置碘伏棉球）、血管钳、镊子、弯盘；（2）无菌手套；（3）薄膜手套；（4）手电筒；（5）护理记录单、笔；（6）手消毒剂	工作服、帽子、口罩、挂表由主考学校准备
考评员	每10名学生配备1名考评员，考评员要求具备中级以上职称	

（三）考核时量

任务1：案例评估与分析30分钟。

任务2：吸痰25分钟（其中用物准备10分钟，操作15分钟）。

任务3：气管切开的护理20分钟（其中用物准备10分钟，操作10分钟）。

（四）评分标准

任务1：

1. 护理评估

检查患者瞳孔大小、对光反射，意识情况，生命体征的变化，气管切开处敷料情况。

2. 护理问题

（1）潜在并发症：脑疝。

（2）意识障碍：与颅内血肿、颅内压增高有关。

（3）自理能力缺陷：与脑损伤后意识和肢体功能障碍有关。

3. 护理目标

（1）患者未出现并发症或并发症得到及时发现和处理。

（2）患者的意识障碍程度有所减轻。

（3）患者生活需要得到满足。

4. 护理措施

（1）严密监测患者意识、瞳孔、生命体征的变化，定时进行GCS评分，并及时做好记录。

（2）吸氧，保持患者呼吸道通畅，及时清理口腔、鼻腔分泌物及呕吐物，抬高患者头部15°～30°，头偏向一侧。

（3）遵医嘱给予脱水、降颅压药物治疗，快速静脉滴注甘露醇，密切观察尿量、药物的作用及不良反应。

（4）护理操作时动作轻柔，尽量减少头部震动。

5. 护理效果评价

（1）患者是否出现脑疝。

（2）患者痰鸣音是否消失，痰液是否得到及时清理，血氧饱和度是否正常。

（3）患者意识障碍程度是否有所减轻。

任务 2：见模块四　成人护理　表 C-39　电动吸引器吸痰（经鼻腔）评分标准。

任务 3：见模块三　成人护理　表 C-8　气管切开的护理评分标准。

C-3-30　颅脑外伤患者的护理

（一）任务描述

李某，男，35 岁，5 天前因“车祸致头部外伤”急诊入院。入院诊断：颅骨骨折。现患者仍呈昏迷状态，已做气管切开，为保持呼吸道通畅、预防感染，遵医嘱给予雾化吸入、吸痰，并做好口腔护理，每日 2 次。

任务 1：请对李某进行护理评估，并提出主要的护理问题，从病情观察、协助治疗、心理护理、人文沟通及健康教育等方面，针对首优护理问题提出有针对性的护理措施，并评估护理措施的有效性。

任务 2：请遵医嘱为患者进行口腔护理。

任务 3：请遵医嘱为患者进行气管切开护理。

（二）实施条件

类型	基本实施条件	备注
场地	（1）模拟病房；（2）模拟治疗室；（3）处置室	
资源	（1）病床；（2）志愿者（主考学校随机指定）；（3）生活垃圾桶、医用垃圾桶；（4）屏风	
用物	口腔护理用物：（1）口腔护理盘（治疗碗 2 个、无菌棉球若干、止血钳 2 把、纱布 2 块）；（2）一次性压舌板；（3）手电筒；（4）治疗巾；（5）弯盘；（6）口腔护理液；（7）一次性手套；（8）无菌棉签、剪刀；（9）笔；（10）漱口杯；（11）吸管；（12）开口器（按需准备）；（13）外用药物（按需准备）；（14）病历本及护理记录单（按需准备） 气管切开的护理用物：（1）气管切开护理盘：开口纱布、无菌盐水纱布、无菌治疗碗（内置碘伏棉球）、血管钳、镊子、弯盘；（2）无菌手套；（3）薄膜手套；（4）手电筒；（5）护理记录单、笔；（6）手消毒剂	
考评员	每 10 名学生配备 1 名考评员，考评员要求具备中级以上职称	

（三）考核时量

任务 1：案例评估与分析 30 分钟。

任务 2：口腔护理 30 分钟（其中用物准备 10 分钟，操作 20 分钟）。

任务 3：气管切开的护理 20 分钟（其中用物准备 10 分钟，操作 10 分钟）。

（四）评分标准

任务 1：

1. 护理评估

评估患者的一般情况如姓名、年龄、性别、生命体征、血氧饱和度等；昏迷的程度，对刺激的反应；病史，颅脑外伤的部位、程度；伤口或气管切口皮肤情况；套管固定情况，松紧度，是否通畅；分泌物的性质、颜色和量；伤口敷料情况；口腔状况等。

2. 护理问题

（1）清理呼吸道无效：与脑损伤后意识障碍有关。

（2）意识障碍：与脑损伤、颅内压增高有关。

（3）营养失调：低于机体需要量。

（4）有感染的危险：与开放性的头部外伤有关。

（5）潜在并发症：颅内出血、颅内压增高、颅内低压综合征、颅内感染。

3. 护理目标

（1）患者呼吸道通畅，导管固定正常，能维持有效的气体交换。

（2）患者病情好转，意识逐渐恢复。

（3）营养摄入能满足患者生命活动及疾病康复的需求。

（4）患者体温正常，无感染的症状和体征。

（5）患者住院期间未发生潜在并发症。

4. 护理措施

（1）病情观察：严密监测呼吸、血氧饱和度，观察气管套管的固定情况、皮肤切口的情况、伤口敷料情况，观察血压、脉搏、尿量，观察有无呼吸困难、缺氧、痰鸣音等。

（2）一般护理：患者处于安静、整洁、温湿度适宜的病室，病室定期消毒。

（3）气管套管护理：气管套管以 2 条系带固定于颈部。松紧适宜，预防套管气囊破裂及滑脱。气管套管覆盖 2 ~ 4 层湿纱布，定时检测气囊内压力，以免持续压迫造成气管黏膜缺血、坏死。嘱患者及家属不要随意触碰气管套管，以免套管移位，伤口感染。

（4）吸痰的护理：及时清除气道分泌物，吸痰时，动作轻柔、迅速，严格执行无菌操作，吸痰前后给予患者高流量吸氧，吸痰过程中密切观察患者的病情、生命体征、血氧饱和度等。

（5）心理护理及健康教育：与家属沟通并解释疾病情况、发展过程，减轻其焦虑的心情。

5. 护理效果评价

（1）患者是否能维持有效的气体交换。

（2）患者意识是否逐渐恢复。

（3）营养摄入是否满足患者生命活动及疾病康复的需求。

（4）患者有无感染的症状和体征。

（5）患者有无潜在并发症。

任务 2：见模块四　老年护理　表 L–8　口腔护理评分标准。

任务 3：见模块三　成人护理　表 C–8　气管切开的护理评分标准。

C–3–31　胆石症患者的护理

（一）任务描述

王某，女，41 岁，因“突发上腹部疼痛 2 天，伴寒战、高热 1 天”入院。2 天前无明显诱因突发上腹部疼痛，持续性痛，阵发性加剧，向右肩及右后背部放射，既往有右上腹疼痛发作史。体格检查：体温 39 ℃，脉搏 96 次/分，呼吸 20 次/分，血压 120/80 mmHg。腹平坦，腹式呼吸减弱。右上腹压痛、反跳痛、肌紧张。肝区叩击痛阳性。Murphy 征（+）。白细胞 20×10^9/L，中性粒细胞 95%。B 超提示肝内胆管扩张，胆总管直径 2.2 cm。胆囊壁增厚，胆囊内有强回声光团。诊断为急性胆囊结石性胆囊炎，拟行胆囊切除及胆总管探查术，术后 T 管引流。

任务 1：请对患者进行护理评估，提出主要的护理问题，制定有针对性的护理措施，并评估护理措施的有效性。

任务 2：请你为患者进行腹部评估。

任务 3：手术后请你为患者进行 T 管引流护理。

（二）实施条件

类型	基本实施条件	备注
场地	（1）模拟病房；（2）模拟治疗室；（3）处置室	
资源	（1）床单位；（2）志愿者（主考学校随机指定）；（3）治疗车、治疗盘；（4）医用垃圾桶、生活垃圾桶；（5）屏风或布帘；（6）T 管引流模型	

续表

类型	基本实施条件	备注
用物	T管引流护理用物：（1）无菌引流袋及接口；（2）治疗巾；（3）棉签；（4）碘伏；（5）无菌手套；（6）弯盘；（7）血管钳；（8）护理记录单、笔；（9）标签；（10）手消毒剂	工作服、帽子、口罩、挂表由主考学校准备
考评员	每10名学生配备1名考评员，考评员要求具备中级以上职称	

（三）考核时量

任务1：案例评估与分析30分钟。

任务2：腹部评估30分钟（其中用物准备15分钟，操作15分钟）。

任务3：T管引流护理20分钟（其中用物准备10分钟，操作10分钟）。

（四）评分标准

任务1：

1. 护理评估

询问患者现在还有无腹痛，腹痛的部位、程度、性质，有无恶心、呕吐，有无腹胀、腹泻，有无皮肤、巩膜黄染，有无大便、尿液颜色异常，有无皮肤瘙痒，有无肝大、肝区压痛和叩痛，触诊胆囊是否肿大，有无腹膜刺激征。

2. 护理问题

（1）疼痛：与胆囊结石突然嵌顿、胆石排空受阻致胆囊强烈收缩有关。

（2）体温过高：与胆囊结石梗阻导致急性胆囊炎有关。

（3）潜在并发症：胆囊穿孔、出血、胆漏等。

3. 护理目标

（1）患者腹痛减轻或消失。

（2）患者体温恢复正常。

（3）患者未发生并发症。

4. 护理措施

（1）疼痛护理：评估疼痛的程度，观察疼痛的部位、性质、发作时间、诱因及缓解的相关因素，评估疼痛与饮食、体位、睡眠的关系，为进一步治疗和护理提供依据。对诊断明确且剧烈疼痛者，遵医嘱予消炎利胆、解痉止痛药物，以缓解疼痛，常用哌替啶、阿托品等，禁用吗啡，因其能使Oddi括约肌痉挛，加重胆道梗阻。

（2）维持正常体温：①降温：根据体温升高的程度，采用温水擦浴、冰敷等物理降温方法，必要时使用药物降温；②控制感染：联合应用足量、有效的抗生素，有效控制感染，使体温恢复正常。

（3）病情观察：严密监测生命体征，观察腹部体征变化。若出现寒战、高热、腹痛程度加重、腹痛范围扩大，应考虑病情加重，及时报告医师并配合处理。

（4）改善和维持营养状况：对于非手术治疗的患者，根据病情决定饮食种类，病情较轻者可予低脂、清淡饮食；病情严重者需禁食和（或）胃肠减压。不能经口进食或进食不足者，可经肠外营养途径补充和改善营养状况。拟行急诊手术的患者应禁食，经静脉补充足够的水、电解质、热量和维生素等，维持水、电解质及酸碱平衡。

（5）心理护理：简要解释疾病过程，减轻患者的心理负担。

5. 护理效果评价

（1）患者腹痛是否减轻或消失。

（2）患者体温是否恢复正常。

（3）患者有无发生并发症。

任务 2：见模块三　成人护理　表 C-13　腹部评估评分标准。

任务 3：见模块三　成人护理　表 C-16　T 管引流护理评分标准。

C-3-32　乳腺癌患者的护理

（一）任务描述

高某，女，45 岁。3 个月前无意中发现左侧乳房有一小指头大小的无痛性肿块，近 1 个月来肿块逐渐增大，甚为忧虑，故来院就诊。门诊拟左乳腺肿物收住入院。体格检查：左侧乳房外上象限可见局限性凹陷，双侧乳头不对称，左侧乳头略向下凹陷（近期出现），无疼痛和乳头溢液。左侧乳房可扪及 1 个 3 cm × 2 cm 大小的肿块，质地较硬，边界欠清楚，表面不光滑，活动度尚可，与胸肌无粘连；左侧腋窝可触及 2 个 1.5 cm × 1.5 cm 大小的淋巴结，活动度良好，无粘连。临床诊断为乳腺癌。医嘱要求完善术前准备，拟第 3 日行乳腺癌改良根治术。

任务 1：请对高某进行护理评估，提出主要的护理问题，制定有针对性的护理措施，并评估护理措施的有效性。

任务 2：请为高某进行术前留置导尿。

任务 3：请正确识别常用手术器械并配合手术实施。

（二）实施条件

类型	基本实施条件	备注
场地	（1）模拟病房；（2）模拟治疗室；（3）处置室；（4）模拟手术间	
资源	（1）病床；（2）志愿者（主考学校随机指定）；（3）生活垃圾桶、医用垃圾桶；（4）屏风；（5）器械台车；（6）多功能护理人	

续表

类型	基本实施条件	备注
用物	常用手术器械识别、使用与传递用物：（1）无菌器械包；（2）缝针；（3）丝线；（4）手术刀片；（5）敷料；（6）无菌手术衣（无破损）；（7）无菌手套（型号正确） 留置导尿用物：（1）无菌导尿包（内装止血钳2把、弯盘、治疗碗、1个小药杯内置棉球数个、1个空小药杯、石蜡油棉球瓶、有盖标本瓶、纱布数块、孔巾1块）；（2）留置导尿管2根；（3）集尿袋1个；（4）无菌手套2副；（5）皮肤消毒剂；（6）会阴消毒包（内装治疗碗、弯盘、止血钳1把、棉球数个）；（7）无菌持物钳及筒；（8）生理盐水及2个注射器；（9）一次性垫布；（10）大浴巾；（11）便盆及便盆巾；（12）病历本及护理记录单（按需准备）；（13）导尿管标识贴；（14）手消毒剂	工作服、帽子、口罩、挂表、洗手衣裤由主考学校准备
考评员	每10名学生配备1名考评员，考评员要求具备中级以上职称	

（三）考核时量

任务1：案例评估与分析30分钟。

任务2：留置导尿30分钟（其中用物准备10分钟，操作20分钟）。

任务3：常用手术器械识别、使用与传递30分钟（其中用物准备10分钟，操作20分钟）。

（四）评分标准

任务1：

1. 护理评估

评估患者有无乳腺良性疾病，如乳腺小叶有上皮高度增生或不典型增生；评估患者月经史、婚育史、家族史；评估患者年龄、生活环境及生活方式，是否长期高脂饮食、肥胖，平时体质状况等；评估患者紧张焦虑的原因，了解其顾虑所在。

2. 护理问题

（1）焦虑/恐惧：与担心疾病预后及术后乳房外形改变有关。

（2）知识缺乏：缺乏有关术后患肢功能锻炼的知识。

3. 护理目标

（1）患者焦虑减轻，情绪稳定，积极配合治疗。

（2）患者知晓术前配合、乳房自查的相关知识。

4. 护理措施

（1）心理护理：了解和关心患者，鼓励患者表达对疾病和手术的顾虑与担心，有针对性地进行心理护理。向患者和家属解释手术的必要性和重要性，请曾接受过类似手术且已痊愈者现身说法，帮助患者度过心理调适期。告诉患者行乳房重建的可能，鼓励其树立战胜疾病的信心。对已婚患者，应同时对其丈夫进行心理辅导，使之逐渐接受妻子手术后身体形象的改变，鼓励夫妻双方坦诚相待，取得丈夫的理解、关心和支持。

（2）术前准备：做好术前常规检查和准备。除常规备皮外，应同时做好供皮区的皮肤准备。

（3）健康指导：告知术前准备的配合要点及乳房自查知识。乳房自查知识：自查时间最好选在每次月经周期的第 7 ~ 10 天或月经结束后 2 ~ 3 天。①视诊：站在镜前取各种姿势（两臂放松、垂于身体两侧，向前弯腰或双手上举、置于头后），观察双侧乳房的大小和外形是否对称；有无局限性隆起、凹陷或皮肤橘皮样改变；有无乳头回缩或抬高等。②触诊：平卧或侧卧，肩下垫软薄枕或将手臂置于头下进行触诊。一侧手的示指、中指和环指并拢，用指腹在对侧乳房上进行环形触摸，要有一定的压力。从乳房外上象限开始检查，检查顺序为外上、外下、内下、内上象限，然后检查乳头、乳晕，最后检查腋窝有无肿块，乳头有无溢液。若发现肿块和乳头溢液，及时到医院做进一步检查。

5. 护理效果评价

（1）患者情绪是否逐渐稳定，能否积极配合治疗。

（2）患者能否正确表述术前配合、健侧乳房自查等相关知识。

任务 2：见模块一　母婴护理　表 M–8　留置导尿评分标准。

任务 3：见模块三　成人护理　表 C–26　常用手术器械识别、使用与传递评分标准。

C–3–33　阑尾炎患者的护理

（一）任务描述

张某，男，30 岁，5 天前因“突发转移性右下腹痛伴恶心、呕吐 4 小时”入院。入院后体格检查：体温 39.2 ℃，脉搏 85 次/分，呼吸 21 次/分，血压 120/75 mmHg。一般情况可，腹部平软，麦氏点压痛明显，无反跳痛。血常规：白细胞 8.5×10^9/L，中性粒细胞 87%。B 超检查提示阑尾炎。患者 4 天前急诊行阑尾切除术，手术顺利。现患者手术伤口无明显不适。临床诊断：急性阑尾炎术后。

任务一：请对张某进行护理评估，并提出主要的护理问题。

任务二：请执行无菌技术操作。

任务三：请你为张某腹部手术切口更换敷料。

（二）实施条件

类型	基本实施条件	备注
场地	（1）模拟病房；（2）模拟治疗室	
资源	（1）病床；（2）志愿者（主考学校随机指定）；（3）生活垃圾桶、医用垃圾桶	
用物	无菌技术用物：（1）无菌持物钳及筒；（2）无菌敷料缸（内备纱布数块）；（3）无菌巾包（2 块无菌巾）；（4）无菌治疗碗包；（5）有盖方盒（内盛血管钳）；（6）无菌棉签；（7）消毒液；（8）无菌溶液；（9）无菌手套；（10）清洁治疗盘；（11）弯盘；（12）便签、笔；（13）急救盒（按需准备）；（14）病历本及护理记录单（按需准备） 换药用物：（1）换药盘：2 只换药碗，2 把镊子，适量的碘伏棉球和生理盐水棉球，纱布若干；（2）胶布；（3）护理记录单、笔；（4）手消毒剂	工作服、帽子、口罩、挂表由主考学校准备
考评员	每 10 名学生配备 1 名考评员，考评员要求具备中级以上职称	

（三）考核时量

任务 1：案例评估与分析 30 分钟。

任务 2：无菌技术 20 分钟（其中用物准备 10 分钟，操作 10 分钟）。

任务 3：换药 30 分钟（其中用物准备 15 分钟，操作 15 分钟）。

（四）评分标准

任务 1：

1. 护理评估

了解患者现在是否还有腹痛，是否还有恶心、呕吐；手术伤口部位是否有明显疼痛；有无腹胀、便秘等。

2. 护理问题

（1）疼痛：与阑尾炎症刺激壁腹膜有关。

（2）体温过高：与急性阑尾炎症有关。

（3）术后潜在并发症：出血、切口感染、粪瘘、腹腔脓肿等。

3. 护理目标

（1）患者腹痛得到缓解。

（2）患者恶心、呕吐缓解，食欲增强。

（3）患者未发生术后并发症。

4. 护理措施

（1）术后采取半坐卧位。

（2）术后 6 小时给予流质饮食，肛门排气后可给予半流质饮食，至术后 5 ~ 6 日转成软质普食。勿进食过多易产气食物。

（3）鼓励患者早期下床活动。

（4）监测患者基本生命体征。

（5）观察患者手术切口及腹部体征变化，保持伤口敷料干燥、清洁，及时换药。

5. 护理效果评价

（1）患者腹痛是否缓解，腹部手术切口愈合是否良好。

（2）患者恶心、呕吐是否缓解，术后进食情况是否良好。

（3）患者有无发生手术后的并发症。

任务 2：见模块三　成人护理　表 C–31　无菌技术评分标准。

任务 3：见模块三　成人护理　表 C–27　换药评分标准。

C–3–34　外伤患者踝关节包扎的护理

（一）任务描述

吴某，男，14 岁，某中学八年级学生。主诉：打篮球致右足踝扭伤半日，现肿胀、疼痛。体格检查：右足踝肿胀明显，拒按，行走困难。问诊：有扭伤史，右足踝转动受限。辅助检查：右足踝部 X 线正侧位片：未见骨折影像。医嘱：右足踝部绷带包扎固定后，暂抬高、制动，24 小时后扭伤部位湿热敷，减轻局部组织肿胀、疼痛。

任务 1：请对吴某进行护理评估，提出主要的护理问题，制定有针对性的护理措施，并评估护理措施的有效性。

任务 2：请为吴某测量生命体征。

任务 3：请为吴某执行右踝部绷带包扎。

（二）实施条件

类型	基本实施条件	备注
场地	（1）模拟小手术室；（2）模拟治疗室；（3）处置室	
资源	（1）治疗床；（2）志愿者（主考学校随机指定）；（3）治疗车；（4）医用垃圾桶、生活垃圾桶；（5）屏风	

续表

类型	基本实施条件	备注
用物	四肢绷带包扎用物：（1）弹力绷带卷；（2）剪刀；（3）纱布；（4）胶布；（5）医嘱单；（6）治疗单；（7）笔；（8）手消毒剂；（9）支腿架 生命体征测量用物：（1）治疗盘：内备清洁、干燥的容器，放已消毒的体温计（水银柱甩至35 ℃以下）；（2）盛有消毒液的容器；（3）血压计；（4）听诊器；（5）表（有秒针）；（6）弯盘；（7）记录本和笔；（8）手消毒剂；（9）一次性袖带垫巾；（10）干棉球；（11）卫生纸；（12）润滑油；（13）病历本及护理记录单（按需准备）	工作服、帽子、口罩、挂表由主考学校准备
考评员	每10名学生配备1名考评员，考评员要求具备中级以上职称	

（三）考核时量

任务1：案例评估与分析30分钟。

任务2：生命体征测量30分钟（其中用物准备15分钟，操作15分钟）。

任务3：四肢绷带包扎20分钟（其中用物准备10分钟，操作10分钟）。

（四）评分标准

任务1：

1. 护理评估

评估患者一般情况：姓名、性别、年龄、职业特点和运动爱好等；有无饮酒，日常饮食结构；受伤的原因、部位和时间，受伤时的体位和环境，外力作用的方式、方向与性质，伤后患者功能障碍及伤情发展情况、急救处理经过等；既往健康情况、手术史、药物过敏史等；患者的症状、体征及辅助检查情况；心理和社会支持状况等情况。

2. 护理问题

（1）疼痛：与踝关节软组织损伤、肌痉挛和水肿有关。

（2）躯体活动障碍：与关节扭伤及疼痛有关。

（3）知识缺乏：缺乏伤后肢体活动及功能锻炼的相关知识。

（4）有周围血管或神经功能障碍的危险：与软组织损伤或固定不当有关。

3. 护理目标

（1）患者自述疼痛逐渐缓解或消失。

（2）患者得到良好的健康照护，生活自理能力提高。

（3）患者能说出伤后肢体活动及功能锻炼的相关要求。

（4）患者保持肢体感觉、运动和血液循环情况良好，未发生相关并发症。

4. 护理措施

（1）心理护理：做好解释与安慰，消除患者的精神紧张或心理负担。

（2）疼痛护理：遵医嘱给予局部关节绷带包扎外固定，维持受伤关节的功能位，抬高伤肢、暂制动，注意保持局部绷带清洁，疼痛剧烈时，遵医嘱给予药物止痛。

（3）适时进行冷、热敷及理疗：受伤关节早期可冷敷，以减轻局部组织渗血和肿胀。24 小时后可热敷，以促进积血和水肿的吸收，促进损伤组织的修复。后期必要时配合理疗或使用中药洗剂、擦剂。

（4）预防并发症的发生：受伤初期，固定后注意观察伤肢远端皮肤色泽、温度、感觉和足趾活动情况，触摸足部动脉搏动并与健侧相比较。如有异常，及时与医师联系。

（5）提高自理能力：当患者生活自理性活动有障碍时，采取有效帮助，并给予伤肢活动指导和功能训练，促进康复。

5. 护理效果评价

（1）患者疼痛是否逐渐缓解或消失。

（2）患者是否得到良好的健康照护，生活自理能力提高。

（3）患者能否说出伤后肢体活动及功能锻炼的相关要求。

（4）患者是否发生并发症，或发生并发症时是否能及时发现和处理。

任务 2：见模块三　成人护理　表 C–29　生命体征测量评分标准。

任务 3：见模块三　成人护理　表 C–28　四肢绷带包扎评分标准。

C–3–35　外伤患者腕关节包扎的护理

（一）任务描述

张某，男，36 岁，因“右腕部疼痛伴活动受限 1 小时”急诊入院。患者 1 小时前洗澡时不慎摔倒，右腕部着地，当即出现右腕部疼痛伴活动受限。体格检查：患者痛苦表情，右腕部肿胀、淤青，活动受限。辅助检查：右腕部未见骨折影像。诊断：右腕部软组织挫伤。医嘱：测量生命体征；右腕部绷带包扎固定。

任务 1：请对张某进行护理评估，提出主要的护理问题，制定有针对性的护理措施，并评估护理措施的有效性。

任务 2：请为张某测量生命体征。

任务 3：请为张某执行右腕部绷带包扎。

（二）实施条件

类型	基本实施条件	备注
场地	（1）模拟小手术室；（2）模拟治疗室；（3）处置室	

续表

类型	基本实施条件	备注
资源	（1）治疗床；（2）志愿者（主考学校随机指定，伤口已经遮盖无菌敷料）；（3）治疗车；（4）医用垃圾桶、生活垃圾桶；（5）屏风	
用物	四肢绷带包扎用物：（1）弹力绷带卷；（2）剪刀；（3）纱布；（4）胶布；（5）医嘱单；（6）治疗单；（7）笔；（8）手消毒剂；（9）三角巾、夹板（按需准备） 生命体征测量用物：（1）治疗盘：内备清洁、干燥的容器，放已消毒的体温计（水银柱甩至 35 ℃以下）；（2）盛有消毒液的容器；（3）血压计；（4）听诊器；（5）表（有秒针）；（6）弯盘；（7）记录本和笔；（8）手消毒剂；（9）一次性袖带垫巾；（10）干棉球；（11）卫生纸；（12）润滑油；（13）病历本及护理记录单（按需准备）	工作服、帽子、口罩、挂表由主考学校准备
考评员	每 10 名学生配备 1 名考评员，考评员要求具备中级以上职称	

（三）考核时量

任务 1：案例评估与分析 30 分钟。

任务 2：生命体征测量 30 分钟（其中用物准备 15 分钟，操作 15 分钟）。

任务 3：四肢绷带包扎 20 分钟（其中用物准备 10 分钟，操作 10 分钟）。

（四）评分标准

任务 1：

1. 护理评估

评估患者一般情况：姓名、性别、年龄、职业特点和运动爱好等；有无饮酒，日常饮食结构；受伤的原因、部位和时间，受伤时的体位和环境，外力作用的方式、方向与性质，伤后患者功能障碍及伤情发展情况、急救处理经过等；既往健康情况、手术史、药物过敏史等；患者的症状、体征及辅助检查情况；心理和社会支持状况等情况。

2. 护理问题

（1）疼痛：与腕关节软组织损伤、肌痉挛和水肿有关。

（2）躯体活动障碍：与关节扭伤及疼痛有关。

（3）知识缺乏：缺乏伤后肢体活动及功能锻炼的相关知识。

（4）有周围血管或神经功能障碍的危险：与软组织损伤或固定不当有关。

3. 护理目标

（1）患者自述疼痛逐渐缓解或消失。

（2）患者得到良好的健康照护，生活自理能力提高。

（3）患者能说出伤后肢体活动及功能锻炼的相关要求。

（4）患者保持肢体感觉、运动和血液循环情况良好，未发生相关并发症。

4. 护理措施

（1）心理护理：做好解释与安慰，消除患者的精神紧张或心理负担。

（2）疼痛护理：遵医嘱给予局部关节绷带包扎外固定，维持受伤关节的功能位，抬高伤肢、暂制动，注意保持局部绷带清洁，疼痛剧烈时，遵医嘱给予药物止痛。

（3）适时的冷、热敷及理疗：受伤局部早期可冷敷，以减轻局部组织渗血和肿胀。24 小时后可热敷，以促进积血和水肿的吸收，促进损伤组织的修复。后期必要时配合理疗或使用中药洗剂、擦剂。

（4）预防并发症的发生：受伤初期，固定后注意观察伤肢远端皮肤色泽、温度、感觉和手指活动情况，触摸桡动脉搏动并与健侧相比较。如有异常，及时与医师联系。

（5）提高自理能力：当患者生活自理性活动有障碍时，采取有效帮助，并给予伤肢活动指导和功能训练，促进康复。

5. 护理效果评价

（1）患者疼痛是否逐渐缓解或消失。

（2）患者是否得到良好的健康照护，生活自理能力提高。

（3）患者能否说出伤后肢体活动及功能锻炼的相关要求。

（4）患者是否发生并发症，或发生并发症时是否能及时发现和处理。

任务 2：见模块三　成人护理　表 C–29　生命体征测量评分标准。

任务 3：见模块三　成人护理　表 C–28　四肢绷带包扎评分标准。

C–3–36　外伤患者踝关节包扎的护理

（一）任务描述

张某，男，34 岁。某工厂工人。主诉：剧烈运动不慎致左足踝扭伤半日，现肿胀、疼痛、不能行走，活动后加重，左外踝关节处有皮肤擦伤，已在诊所进行简单消毒。体格检查：左足踝肿胀明显，拒按，行走困难；左外踝关节有一 2 cm × 3 cm 皮肤擦伤，可见干燥血痂，无活动性出血。问诊：有扭伤史，左足踝转动受限。辅助检查：左足踝部 X 线正侧位片：左足踝关节各骨质未见异常。医嘱：左足踝部绷带包扎固定后，暂抬高、制动，24 小时后扭伤部位湿热敷，减轻局部组织肿胀、疼痛。

任务 1：请对张某进行护理评估，提出主要的护理问题，制定有针对性的护理措施，并评估护理措施的有效性。

任务 2：请为张某伤口换药。

任务 3：请为张某执行左踝部绷带包扎。

（二）实施条件

类型	基本实施条件	备注
场地	（1）模拟小手术室；（2）模拟治疗室；（3）处置室	
资源	（1）治疗床；（2）志愿者（主考学校随机指定）；（3）治疗车、治疗盘；（4）医用垃圾桶、生活垃圾桶；（5）屏风	
用物	四肢绷带包扎用物：（1）弹力绷带卷；（2）剪刀；（3）纱布；（4）胶布；（5）医嘱单；（6）治疗单；（7）笔；（8）手消毒剂；（9）支腿架 换药用物：（1）换药盘：2 只换药碗，2 把镊子，适量的碘伏棉球和生理盐水棉球，纱布若干；（2）胶布；（3）护理记录单、笔；（4）手消毒剂	工作服、帽子、口罩、挂表由主考学校准备
考评员	每 10 名学生配备 1 名考评员，考评员要求具备中级以上职称	

（三）考核时量

任务 1：案例评估与分析 30 分钟。

任务 2：换药 30 分钟（其中用物准备 15 分钟，操作 15 分钟）。

任务 3：四肢绷带包扎 20 分钟（其中用物准备 10 分钟，操作 10 分钟）。

（四）评分标准

任务 1：

1. 护理评估

评估患者一般情况：姓名、性别、年龄、职业特点和运动爱好等；有无饮酒，日常饮食结构；受伤的原因、部位和时间，受伤时的体位和环境，外力作用的方式、方向与性质，伤后患者功能障碍及伤情发展情况、急救处理经过等；既往健康情况、手术史、药物过敏史等；患者的症状、体征及辅助检查情况；心理和社会支持状况等情况。

2. 护理问题

（1）疼痛：与踝关节软组织损伤、肌痉挛和水肿有关。

（2）躯体活动障碍：与关节扭伤及疼痛有关。

（3）知识缺乏：缺乏伤后肢体活动及功能锻炼的相关知识。

（4）有周围血管或神经功能障碍的危险：与软组织损伤或固定不当有关。

3. 护理目标

（1）患者自述疼痛逐渐缓解或消失。

（2）患者得到良好的健康照护，生活自理能力提高。

（3）患者能说出伤后肢体活动及功能锻炼的相关要求。

（4）患者保持肢体感觉、运动和血液循环情况良好，未发生相关并发症。

4. 护理措施

（1）心理护理：做好解释与安慰，消除患者的精神紧张或心理负担。

（2）疼痛护理：遵医嘱给予局部关节绷带包扎外固定，维持受伤关节的功能位，抬高伤肢、暂制动，注意保持局部绷带清洁，疼痛剧烈时，遵医嘱给予药物止痛。

（3）适时的冷、热敷及理疗：受伤关节早期可冷敷，以减轻局部组织渗血和肿胀。24 小时后可热敷，以促进积血和水肿的吸收，促进损伤组织的修复。后期必要时配合理疗或使用中药洗剂、擦剂。

（4）预防并发症的发生：受伤初期，固定后注意观察伤肢远端皮肤色泽、温度、感觉和足趾活动情况，触摸足部动脉搏动并与健侧相比较。如有异常，及时与医师联系。

（5）保持伤口清洁、干燥，按时换药，避免伤口感染。

（6）提高自理能力：当患者生活自理性活动有障碍时，采取有效帮助，并给予伤肢活动指导和功能训练，促进康复。

5. 护理效果评价

（1）患者疼痛是否逐渐缓解或消失。

（2）患者是否得到良好的健康照护，生活自理能力提高。

（3）患者能否说出伤后肢体活动及功能锻炼的相关要求。

（4）患者是否发生并发症，或发生并发症时是否能及时发现和处理。

任务 2：见模块三　成人护理　表 C–27　换药评分标准。

任务 3：见模块三　成人护理　表 C–28　四肢绷带包扎评分标准。

C–3–37　结肠癌患者术后的护理

（一）任务描述

姚某，男，62 岁。因患直肠癌行 Miles 手术后 7 天。体格检查：体温 36.8 ℃，脉搏 78 次/分，呼吸 20 次/分，血压 110/67 mmHg。患者一般情况可，嘱其进行口腔护理及结肠造口的护理，患者因担心结肠造口影响今后的生活及工作而心情焦虑。

任务 1：请对姚某进行护理评估，提出主要的护理问题，制定有针对性的护理措施，并评估护理措施的有效性。

任务 2：请对姚某进行口腔护理。

任务 3：请指导姚某进行结肠造口护理。

（二）实施条件

类型	基本实施条件	备注
场地	（1）模拟病房；（2）模拟治疗室；（3）处置室	
资源	（1）病床；（2）模拟人；（3）处置室设有洗手设备、生活垃圾桶、医用垃圾桶；（4）屏风	
用物	肠造口护理用物：（1）治疗碗 2 个；（2）镊子 2 把；（3）弯盘；（4）治疗巾；（5）造口测量板；（6）造口袋 1 套（底板、袋）；（7）剪刀；（8）纱布；（9）棉球若干；（10）无菌生理盐水；（11）无菌手套；（12）医嘱单；（13）记录单；（14）笔；（15）手消毒剂。必要时备皮肤护肤粉、皮肤保护膜、防漏膏或防漏条、一次性引流袋 口腔护理用物：（1）口腔护理盘（治疗碗 2 个、无菌棉球若干、止血钳 2 把、纱布 2 块）；（2）一次性压舌板；（3）手电筒；（4）治疗巾；（5）弯盘；（6）口腔护理液；（7）一次性手套；（8）无菌棉签、剪刀；（9）病历本；（10）笔；（11）漱口杯；（12）吸管；（13）开口器（按需准备）；（14）外用药物（按需准备）；（15）护理记录单	工作服、帽子、口罩、挂表由主考学校准备
考评员	每 10 名学生配备 1 名考评员，考评员要求具备中级以上职称	

（三）考核时量

任务 1：案例评估与分析 30 分钟。

任务 2：口腔护理 30 分钟（其中用物准备 10 分钟，操作 20 分钟）。

任务 3：肠造口护理 20 分钟（其中用物准备 10 分钟，操作 10 分钟）。

（四）评分标准

任务 1：

1. 护理评估

患者生命体征是否平稳；营养状况是否得以维持或改善；造口是否有缺血坏死或狭窄；造口周围皮肤是否糜烂；了解造口患者的术后心理适应程度；询问是否掌握造口护理措施。

2. 护理问题

（1）营养失调：低于机体需要量，与癌肿慢性消耗及手术创伤有关。

（2）自我形象紊乱：与行肠造口后排便方式改变有关。

（3）焦虑：与对癌症治疗缺乏信心及担心结肠造口影响生活、工作有关。

3. 护理目标

（1）患者营养状况得以维持或改善。

（2）患者能适应新的排便方式，并自我认可。

（3）患者情绪逐渐稳定，焦虑减轻，能够配合治疗。

4. 护理措施

（1）病情观察：严密监测生命体征及营养状况，观察肠造口的活力、高度及形状与大小，观察造瘘口肠黏膜的血液循环，注意有无肠段回缩、出血、坏死等。

（2）生活护理：嘱其进食高热量、高蛋白、高维生素、少渣的熟食，多饮水，禁食粗纤维、有刺激性气味、辛辣的食物。

（3）造口护理：①一件式造口袋操作流程：取袋—观察并清洁皮肤（用生理盐水）—剪切造口袋底板（大于造口直径 2 mm）—粘贴—扣好造口袋尾夹。②保持造口皮肤清洁、干燥，长期使用者可先使用皮肤保护膜，如造口周围出现皮肤破溃、发红可使用溃疡粉。③指导患者进行结肠灌洗。

（4）心理护理：鼓励患者诉说真实感受，组织讲座及病友联谊会以提高患者信心，进行造口换药时维护患者尊严，保护患者隐私，引导患者对现状的自我认同，取得家属的理解及支持，以缓解焦虑心情。

5. 护理效果评价

（1）患者营养状况是否得以维持或改善。

（2）患者是否正视造口，对今后的工作、生活充满信心，能有效调节不良情绪。

（3）患者情绪是否稳定，食欲、睡眠是否受影响。

任务 2：见模块四　老年护理　表 L–8　口腔护理评分标准。

任务 3：见模块三　成人护理　表 C–15　肠造口护理评分标准。

C–3–38　颅脑外伤患者术前的护理

（一）任务描述

李某，男，40 岁，因“车祸致颅脑外伤半小时”入院。体格检查：体温 37 ℃，脉搏 76 次/分，呼吸 20 次/分，血压 147/104 mmHg。患者被动体位，GCS 评分 5 分，右侧瞳孔 6 mm，左侧瞳孔 3 mm。CT 示左额颞叶脑挫裂伤、蛛网膜下腔出血。诊断：外伤性蛛网膜下腔出血。需马上行颅内血肿清除术，嘱其进行脑膜刺激征检查。

任务 1：请对李某进行护理评估，并提出主要的护理问题，从病情观察、协助治疗、心理护理、人文沟通及健康教育等方面，针对首优护理问题提出有针对性的护理措施，并评估护理措施的有效性。

任务 2：请对李某进行脑膜刺激征检查。

任务 3：请配合手术实施，术前执行外科洗手（免刷手消毒方法）、穿无菌手术衣、戴无菌手套操作。

（二）实施条件

类型	基本实施条件	备注
场地	（1）模拟病房；（2）模拟治疗室；（3）处置室	
资源	（1）病床；（2）志愿者（主考学校随机指定）；（3）多功能护理人；（4）处置室设有洗手设备、生活垃圾桶、医用垃圾桶；（5）电源插头；（6）洗手设施：洗手池、非手触式水龙头、流动水、洗手流程图	
用物	脑膜刺激征检查用物：（1）笔；（2）纸；（3）棉签；（4）评估记录单；（5）手消毒剂 外科洗手、穿无菌手术衣、戴无菌手套用物：（1）洗手液；（2）外科手消毒剂（在有效期内）；（3）干手纸/毛巾；（4）收纳筐；（5）计时装置；（6）无菌手术衣（无破损）；（7）无菌手套（型号正确）	工作服、帽子、口罩、挂表由主考学校准备
考评员	每10名学生配备1名考评员，考评员要求具备中级以上职称	

（三）考核时量

任务1：案例评估与分析30分钟。

任务2：脑膜刺激征检查10分钟（其中用物准备5分钟，操作5分钟）。

任务3：外科洗手、穿无菌手术衣、戴无菌手套24分钟（其中用物准备12分钟，操作12分钟）。

（四）评分标准

任务1：

1. 护理评估

检查患者瞳孔大小、对光反射，意识情况，生命体征的变化。

2. 护理问题

（1）潜在并发症：脑疝。

（2）意识障碍：与颅内血肿、颅内压增高有关。

（3）自理能力缺陷：与脑损伤后的意识和肢体功能障碍有关。

3. 护理目标

（1）患者未出现并发症或并发症得到及时发现和处理。

（2）患者的意识障碍程度有所减轻。

（3）患者生活需要得到满足。

4. 护理措施

（1）严密监测患者意识、瞳孔、生命体征的变化，定时进行GCS评分，并及时做好记录。

（2）吸氧，保持患者呼吸道通畅，及时清理口腔、鼻腔分泌物及呕吐物，抬高患者头部 15° ~ 30°，头偏向一侧。

（3）遵医嘱给予脱水、降颅压药物治疗，快速静滴甘露醇，密切观察药物的作用及不良反应。

（4）护理操作时动作轻柔，尽量减少头部振动。

5. 护理效果评价

（1）患者是否出现脑疝。

（2）患者痰鸣音是否消失，痰液是否得到及时清理，血氧饱和度是否正常。

（3）患者意识障碍程度是否有所缓解。

任务 2：见模块三　成人护理　表 C–20　脑膜刺激征检查评分标准。

任务 3：见模块三　成人护理　表 C–25　外科洗手、穿无菌手术衣、戴无菌手套评分标准。

模块四　老年护理

L–4–1　老年高血压患者的护理

（一）任务描述

余某，男，62 岁。高血压病史 10 余年，吸烟史 20 余年。身体肥胖，间断服降压药，血压波动在（170 ~ 140）/（100 ~ 90）mmHg。半个月来工作劳累，近日剧烈头痛，头晕，血压 190/110 mmHg，家属遂于急诊送入院。入院诊断：高血压。遵医嘱静脉滴注硝苯地平 10 mg tid，卡托普利（国产）25 mg tid。经过 7 天治疗，症状消失，血压为 130/90 mmHg。

任务 1：请你对余某进行护理评估，提出主要的护理问题，制定有针对性的护理措施，并评估护理措施的有效性。

任务 2：请协助余某口服降压药。

任务 3：请为余某进行跌倒的预防评估。

（二）实施条件

类型	基本实施条件	备注
场地	（1）模拟病房；（2）模拟治疗室；（3）处置室	
资源	（1）病床；（2）志愿者（主考学校随机指定）；（3）处置室设有洗手设备、生活垃圾桶、医用垃圾桶；（4）屏风	

续表

类型	基本实施条件	备注
用物	（1）记录本和笔；（2）口服药；（3）温开水；（4）药杯；（5）手消毒剂；（6）评估表	工作服、帽子、口罩、挂表由主考学校准备
考评员	每10名学生配备1名考评员，考评员要求具备中级以上职称	

（三）考核时量

任务1：案例评估与分析30分钟。

任务2：口服给药16分钟（其中用物准备8分钟，操作8分钟）。

任务3：老年人跌倒的预防20分钟（其中用物准备5分钟，操作15分钟）。

（四）评分标准

任务1：

1. 护理评估

询问患者有无高血压家族史；询问生活习惯和饮食习惯；询问有无肥胖；询问用药情况；询问有无精神应激，如长期精神压力大、工作过度劳累、情绪激动等诱发因素。

2. 护理问题

（1）疼痛：头痛，与血压升高有关。

（2）有受伤的危险：与头晕有关。

（3）知识缺乏：缺乏高血压的危害和自我保健知识。

3. 护理目标

（1）患者血压控制在适宜的范围内，头痛减轻。

（2）无意外发生。

（3）保健知识增强，能坚持合理用药。

4. 护理措施

（1）病情观察：评估患者头痛程度、持续时间，是否伴有眼花、耳鸣等症状。观察患者血压改变，每天监测血压。预防高血压急症等并发症的发生。

（2）用药护理：遵医嘱用药，降低血压。观察硝苯地平有无血压快速下降、心跳加速、面红等，观察卡托普利有无咳嗽发生。告知用药依从性的重要性，坚持规律服药。

（3）生活护理：住院期间卧床休息，减少活动量，做好患者翻身活动；保持病房安静，做到“四轻”；合理膳食，适当补充蛋白质，多吃蔬菜，减少钠盐摄入，减少脂肪摄入。

（4）心理护理：简要叙述头痛发生的原因，减轻患者的心理负担，缓解焦虑心情。

5. 护理效果评价

（1）头痛消失。

（2）未发生跌倒坠床等意外。

（3）高血压保健意识增强，合理规律用药。

任务 2：见模块三　成人护理　表 C–30　口服给药评分标准。

任务 3：见模块四　老年护理　表 L–2　老年人跌倒的预防评分标准。

L–4–2　帕金森病患者的护理

（一）任务描述

陈某，男，65 岁。右侧肢体抖动、僵硬 5 年，累及左侧 3 年，门诊以帕金森病收入院。患者 5 年前无明显诱因出现右上肢远端不自主抖动，以安静状态下明显，紧张激动时加重，平静放松后减轻，睡后消失；伴右侧肢体活动不利、僵硬。症状逐渐加重，波及左下肢。无站立头晕、吞咽困难、饮水呛咳、大小便失禁、平衡障碍。口服美多巴可减轻上述症状，药效逐新减退，药量逐新增加，药物峰期可出现肢体不自主扭动表现，现口服美多巴 250 mg tid。一天之中上述症状波动明显。因病情影响，老人近期食欲较差。

任务 1：请你对陈某进行护理评估，提出主要的护理问题，制定有针对性的护理措施，并评估护理措施的有效性。

任务 2：请协助陈某服用口服药物。

任务 3：请给予陈某饮食照护。

（二）实施条件

类型	基本实施条件	备注
场地	（1）模拟病房；（2）模拟治疗室；（3）处置室	
资源	（1）病床；（2）志愿者（主考学校随机指定）；（3）处置室设有洗手设备、生活垃圾桶、医用垃圾桶；（4）屏风	
用物	（1）记录本和笔；（2）口服药；（3）温开水；（4）药杯；（5）手消毒剂；（6）餐具；（7）餐桌板；（8）治疗巾；（9）毛巾；（10）盆内盛温水；（11）汤勺；（12）米饭及菜；（13）水杯内盛温水	工作服、帽子、口罩、挂表由主考学校准备
考评员	每 10 名学生配备 1 名考评员，考评员要求具备中级以上职称	

（三）考核时量

任务 1：案例评估与分析 30 分钟。

任务 2：口服给药 16 分钟（其中用物准备 8 分钟，操作 8 分钟）。

任务 3：老年人饮食照护 30 分钟（其中用物准备 10 分钟，操作 20 分钟）。

（四）评分标准

任务 1：

1. 护理评估

询问患者发病前有无心脑血管疾病、脑外伤、中毒、脑肿瘤等病史；评估生活环境、家族史等特点；评估疾病随年龄增长有无明显变化及用药效果等。

2. 护理问题

（1）躯体活动障碍：与黑质病变、锥体外系功能障碍所致的震颤、肌强直、体位不稳、随意运动异常有关。

（2）长期自尊低下：与震颤、流延、面肌强直等身体形象改变和言语障碍、生活依赖他人有关。

3. 护理目标

（1）患者生活依赖性逐渐减弱。

（2）患者能够调整心态，乐观面对生活。

4. 护理措施

（1）日常生活护理：下肢行动不便、起坐困难者，配备高位坐厕、高脚椅、手杖、床铺护栏、室内或走道扶手等辅助设施；保证床的高度适中；将呼叫器置于床边，生活日用品，如茶杯、毛巾、纸巾、便器、手杖等固定放置于患者伸手可及处，以方便取用。

（2）饮食护理：给予高热量、高维生素、高纤维素、低盐、低脂、适量优质蛋白质的易消化饮食，鼓励患者多食新鲜蔬菜、水果，补充水分，保持大便通畅；高蛋白饮食能降低左旋多巴类药物的疗效，故不宜盲目给予过多蛋白质；槟榔为拟胆碱能食物，能降低抗胆碱能药物的疗效，应避免食用。

（3）安全护理：①上肢震颤未能控制、日常生活动作笨拙者，谨防烧伤、烫伤，如避免自行使用液化气炉灶，不自己倒开水；端碗持筷困难者，准备大把手的餐具，选用不易打碎的不锈钢饭碗、水杯和汤勺。②有幻觉、错觉、欣快、抑郁、精神错乱、意识模糊或智能障碍者，应专人陪护，保管好药物，按时服药，每次送药到口。③严格交接班，禁止患者自行使用锐利器械和危险品；智能障碍者，安置在有严密监控的病区，避免发生自伤、坠床、坠楼、走失、伤人等意外。

（4）皮肤护理：因震颤和不自主运动，患者出汗多，易刺激皮肤，有不舒适感，皮肤抵抗力降低，容易导致皮肤破损和继发皮肤感染，应保持皮肤清洁。中晚期患者因运动障碍，卧床时间增多，应勤翻身、勤擦洗，每天 1 ~ 2 次，防止局部皮肤受压，改善全身血液循环，预防压疮。

5. 护理效果评价

（1）患者生活依赖性是否逐渐减弱。

（2）患者是否能够调整心态，乐观面对生活。

任务 2：见模块三　成人护理　表 C–30　口服给药评分标准。

任务 3：见模块四　老年护理　表 L–3　老年人饮食照护评分标准。

L–4–3　阿尔茨海默病患者的护理

（一）任务描述

王某，女，73 岁，已婚，退休教师。8 年前开始出现记忆力下降，经常出门忘记关门，重复买同样的物品。4 年前症状逐渐加重，不知道今天是几号，出门找不到回家路，不认识自己的儿女，不会使用筷子、勺子吃饭，回答问题答非所问，写不出完整的句子，家属送来医院就诊。患者既往体健。诊断为阿尔茨海默病。给予多奈哌齐治疗，MMSE 评分 7 分。近 2 个月，卧床不起，四肢不能自主活动，大小便失禁。

任务 1：请对王某进行护理评估，提出主要的护理问题，制定有针对性的护理措施，并评估护理措施的有效性。

任务 2：请对王某进行压疮的预防。

任务 3：请使用轮椅推王某到户外散步。

（二）实施条件

类型	基本实施条件	备注
场地	（1）模拟病房；（2）模拟治疗室；（3）处置室	
资源	（1）病床；（2）志愿者（主考学校随机指定）；（3）处置室设有洗手设备、生活垃圾桶、医用垃圾桶；（4）屏风；（5）电源插头	
用物	（1）毛巾；（2）浴巾；（3）按摩油/膏/乳；（4）脸盆（口述：内盛 50 ~ 52 ℃的温水）；（5）弯盘；（6）翻身卡/单；（7）记录卡/单；（8）笔；（9）手消毒剂；（10）便盆及便盆布；（11）医用垃圾桶；（12）生活垃圾桶；（13）病历本；（14）必要时备清洁衣裤和（或）床单（口述）；（15）轮椅；（16）治疗车；（17）标准化患者；（18）轮椅；（19）毛毯	工作服、帽子、口罩、挂表由主考学校准备
考评员	每 10 名学生配备 1 名考评员，考评员要求具备中级以上职称	

（三）考核时量

任务 1：案例评估与分析 30 分钟。

任务 2：压疮的预防 20 分钟（其中用物准备 5 分钟，操作 15 分钟）。

任务 3：轮椅的使用 15 分钟（其中用物准备 5 分钟，操作 10 分钟）。

（四）评分标准

任务 1：

1. 护理评估

评估患者生命体征、营养状况、进食情况、睡眠情况及二便是否正常；评估患者的意识是否清晰；观察四肢肌力、肌张力是否正常；评估患者生活自理能力；评估患者认知能力。

2. 护理问题

（1）卫生/穿着/进食/如厕自理缺陷：与痴呆、认知功能严重受损有关。

（2）有皮肤完整性受损的危险：与瘫痪长期卧床有关。

3. 护理目标

（1）患者的基本生活需求得到满足。

（2）患者皮肤干净清洁，保持完整。

4. 护理措施

（1）病情观察：观察生命体征变化，包括体温、脉搏、呼吸及血压情况。体温升高，应注意是否有合并感染的可能。

（2）生活护理：应给予高营养、易消化的软质食物。如患者存在吞咽障碍，可以采用鼻饲或静脉输液的办法补充营养。创造一个安静、舒适的睡眠环境，陪伴安慰患者入睡。协助患者个人卫生，包括洗脸、洗手、刷牙、梳头、洗澡等。定时协助排尿排便，便后用温水清洁皮肤。保持皮肤干净清洁完整，定时给予按摩，每 2 小时翻身 1 次。

（3）运动康复：保持肢体良肢位，协助患者进行肢体的被动和主动运动锻炼，防止肢体畸形和关节挛缩。

（4）心理护理：轻轻抚摸患者，安慰陪伴患者。

（5）健康教育：护理人员使用轮椅推患者户外散步，注意平稳均速推行。上坡道手握椅背把手均匀用力，两臂保持屈曲，身体前倾，平稳向上推行；下坡道采用倒退下坡的方法，叮嘱老年人抓紧轮椅扶手，身体靠近椅背，护理人员握住椅背把手，缓慢倒退行走。上台阶时脚踩踏轮椅后侧的杠杆，抬起前轮，以两后轮为支点，使前轮翘起移上台阶，再以两前轮为支点，双手抬车把带起后轮，平稳地移上台阶；下台阶时采用倒退下台阶的方法，叮嘱老年人抓紧扶手，提起车把，缓慢地将后轮移至台阶下，再以两后轮为支点，稍稍翘起前轮，轻拖轮椅至前轮移到台阶下。上电梯时护理人员在前，轮椅在后，即轮椅以倒退形式进入电梯，及时原地掉头并刹车，老年人和护理人员背对电梯门；下电梯时确认电梯停稳，松开刹车，仍然以倒退形式退出电梯。

5. 护理效果评价

（1）患者基本生活需求是否得到满足。

（2）患者皮肤是否干净清洁，保持完好。

任务 2：见模块四　老年护理　表 L–9　压疮的预防评分标准。

任务 3：见模块四　老年护理　表 L–5　轮椅的使用评分标准。

L–4–4　老年骨折患者的护理

（一）任务描述

王奶奶，女，75 岁。晨练时跌倒，右手掌撑地后腕部剧烈疼痛，不敢活动，遂来院就诊。体格检查：体温 36.5 ℃，脉搏 88 次/分，呼吸 24 次/分，血压 150/85 mmHg。神志清楚，表情痛苦，大汗淋漓。右腕部明显肿胀和畸形，X 线显示桡骨远端向背侧和桡侧移位，诊断为桡骨远端伸直型骨折，入院后给予右腕部骨折复位及石膏绷带固定，遵医嘱给予药物止痛。

任务 1：请对王奶奶进行护理评估，提出主要的护理问题，制定有针对性的护理措施，并评估护理措施的有效性。

任务 2：请对王奶奶进行口腔护理。

任务 3：请对王奶奶进行饮食照护。

（二）实施条件

类型	基本实施条件	备注
场地	（1）模拟病房；（2）模拟治疗室；（3）处置室	
资源	（1）病床（盖被；枕头；一次性中单；大单）（2）志愿者（主考学校随机指定）；（4）处置室设有洗手设备、生活垃圾桶、医用垃圾桶；（5）空调	
用物	口腔护理用物：（1）一次性口腔护理包；（2）一次性压舌板；（3）一次性治疗巾；（4）手电筒；（5）弯盘；（6）口腔护理液（根据口腔情况备用）；（7）一次性手套；（8）无菌棉签；（9）剪刀；（10）笔；（11）漱口杯；（12）吸管；（13）手消毒剂；（14）开口器（按需准备）；（15）外用药物（按需准备）；（16）病历本及护理记录单（按需准备） 老年人饮食照护用物：（1）一次性口腔护理包；（2）水杯内盛温水；（3）餐桌板；（4）餐盘；（5）汤勺；（6）碗及筷；（7）食物；（8）治疗巾；（9）餐巾纸；（10）毛巾；（11）盆内盛温水；（12）病历本；（13）笔；（14）记录单；（15）手消毒剂；（16）治疗车、车下生活垃圾桶及塑料袋、医用垃圾桶及塑料袋	工作服、口罩、由主考学校准备
考评员	每 10 名学生配备 1 名考评员，考评员要求具备中级以上职称	

（三）考核时量

任务 1：案例评估与分析 30 分钟。

任务 2：口腔护理 30 分钟（其中用物准备 10 分钟，操作 20 分钟）。

任务 3：老年人饮食照护 30 分钟（其中用物准备 10 分钟，操作 20 分钟）。

（四）评分标准

任务 1：

1. 护理评估

询问患者有无出现手指肿胀，疼痛有无缓解，有无感觉异常；观察绷带及石膏固定的松紧度，有无神经、血管受压；桡动脉搏动情况。

2. 护理问题

（1）疼痛：与骨折、软组织水肿有关。

（2）肢体活动障碍：与骨折有关。

（3）潜在并发症：肌萎缩、关节僵硬。

3. 护理目标

（1）患者疼痛减轻，舒适度提升。

（2）在护理人员及家属的协助下，患者生活得到保障。

（3）指导患者进行功能锻炼，未出现并发症。

4. 护理措施

（1）疼痛的护理：及时询问患者疼痛情况，鼓励患者听音乐或看电视以分散注意力，也可抬高患肢减轻水肿以缓解疼痛。疼痛严重时，及时遵医嘱予以药物，减少患者的痛苦。护理操作时，动作轻柔，严禁暴力搬动受伤部位。

（2）病情观察：观察患肢端有无剧痛、麻木、皮温降低、皮肤苍白或青紫、脉搏减弱或消失等表现，一旦发现异常及时报告医师并协助处理。患肢骨折采取有效固定后，积极进行功能锻炼，预防肌萎缩、关节僵硬等并发症的发生。

（3）心理护理：向患者及家属解释骨折的愈合是一个循序渐进的过程，指导患者及家属配合医务人员工作，进行正确的功能锻炼。关心、关爱患者，鼓励其表达内心的想法，并予以针对性地指导，减少患者的心理负担。

（4）生活护理：指导患者进食高蛋白、高维生素、高热量、高钙和高铁的饮食，多饮水。多晒太阳增加骨中钙和磷的吸收，促进骨折修复。

5. 护理效果评价

（1）患者疼痛有无减轻。

（2）患者肢体活动障碍有无改善。

（3）患者有无发生并发症。

任务 2：见模块四　老年护理　表 L–8　口腔护理评分标准。

任务 3：见模块四　老年护理　表 L–3　老年人饮食照护评分标准。

L–4–5　肩周炎患者的护理

（一）任务描述

王某，女，77 岁，退休干部，平日在家居住。半年前因受风寒后出现右肩部疼痛不适，活动受限，呈酸痛，右上肢有放射痛及麻木症状，天气阴冷后疼痛麻木明显，休息后稍减轻，其间至当地社区医院治疗，症状时好时坏，反复发作，无发热、寒战，无头痛、头晕，无胸闷、胸痛，无腹痛、腹泻，无恶心、呕吐，无尿急、尿频、尿痛等症状。

任务 1：请对王某进行护理评估，提出主要的护理问题，制定有针对性的护理措施，并评估护理措施的有效性。

任务 2：请对王某进行拔罐。

任务 3：请为王某布置睡眠环境，协助上床睡觉。

（二）实施条件

类型	基本实施条件	备注
场地	（1）模拟病房；（2）模拟治疗室；（3）处置室	
资源	（1）病床；（2）志愿者（主考学校随机指定）；（3）处置室设有洗手设备、生活垃圾桶、医用垃圾桶；（4）屏风；（5）电源插头	
用物	（1）玻璃罐；（2）棉球；（3）95% 酒精；（4）打火机；（5）消毒棉球；（6）软枕或体位垫数个；（7）记录单；（8）笔；（9）免洗洗手液；（10）屏风（必要时备）；（11）纱布；（12）床褥/棉被/毛毯	工作服、帽子、口罩、挂表由主考学校准备
考评员	每 10 名学生配备 1 名考评员，考评员要求具备中级以上职称	

（三）考核时量

任务 1：案例评估与分析 30 分钟。

任务 2：拔罐 25 分钟（其中用物准备 10 分钟，操作 15 分钟）。

任务 3：老年人睡眠照护 20 分钟（其中用物准备 5 分钟，操作 15 分钟）。

（四）评分标准

任务 1：

1. 护理评估

询问患者发病史，诱发因素；疼痛的部位、性质、持续时间；肩部的活动情况。

2. 护理问题

（1）疼痛：与肩关节周围的筋膜发生病变或损伤有关。

（2）肩关节活动受限：与关节囊和软组织的粘连有关。

（3）焦虑：与对疾病的担忧有关。

（4）舒适度改变：与受寒加重疼痛、肌肉损伤及痉挛有关。

（5）睡眠形态改变：与疼痛影响睡眠有关。

3. 护理目标

（1）患者的疼痛减轻。

（2）患者肩关节的活动能力得到明显提升。

（3）患者的焦虑程度减轻。

（4）患者自我感觉舒适度提升。

（5）患者自诉睡眠状态有所改善。

4. 护理措施

（1）心理护理：应当对患者进行知识的宣传，提高患者对疾病的认识，从心理上配合治疗与护理，减轻患者的心理负担，缓解焦虑心情。

（2）生活护理：协助患者穿衣、梳头、系腰带等。关心体贴患者，协助患者解除生活中的困难，鼓励患者主动进行锻炼，尽早恢复生活自理能力。

（3）用药护理：遵医嘱理疗及用药，注意防寒保暖，加强功能锻炼，避免过度劳累及提重物。

（4）饮食护理：加强营养，适当多吃富含钙、磷及具有补益肝肾、滋养经脉的食物，做到合理搭配、对症进食、饮食有度、防止偏食，根据病情需要还可考虑选用药膳、药酒等进行调制。

5. 护理效果评价

（1）患者是否感到疼痛明显减轻或消除。

（2）患者肩关节的活动能力是否得到提升。

（3）患者的焦虑程度是否有所改善。

（4）患者的舒适度是否有所提升。

（5）患者是否睡眠状态有所改善。

任务 2：见模块四　老年护理　表 L–7　拔罐评分标准。

任务 3：见模块四　老年护理　表 L–4　老年人睡眠照护评分标准。

L-4-6　骨质疏松患者的护理

（一）任务描述

张某，男，67 岁。经常感觉脚底无力，像踩了棉花的感觉，周身疼痛不适，5 年前开始驼背，背部成弓形，1 月前不慎摔倒，摔倒后不能自己起身，路过行人拨打 120 送到医院就诊。入院后进行相关检查，影像学检查提示骨质疏松改变，予以改善骨质等对症支持治疗，2 周后患者病情有所好转出院。出院后患者希望学会用助行器行走。临床诊断：骨质疏松。

任务 1：请对张某进行护理评估，并提出主要的护理问题，从病情观察、协助治疗、心理护理、人文沟通及健康教育等方面，针对首优护理问题提出有针对性的护理措施，并评估护理措施的有效性。

任务 2：请你对患者进行助行器的应用训练（双腋杖摆至步、摆过步、四点步、三点步、两点步）。

任务 3：请指导患者进行跌倒的预防。

（二）实施条件

类型	基本实施条件	备注
场地	（1）模拟病房；（2）模拟治疗室	
资源	（1）病床；（2）志愿者（主考学校随机指定）；（3）生活垃圾桶、医用垃圾桶	
用物	（1）腋杖；（2）记录表及笔；（3）评估表	工作服、帽子、口罩、挂表由主考学校准备
考评员	每 10 名学生配备 1 名考评员，考评员要求具备中级以上职称	

（三）考核时量

任务 1：案例评估与分析 30 分钟。

任务 2：助行器的使用 30 分钟（其中用物准备 5 分钟，操作 25 分钟）。

任务 3：老年人跌倒的预防 20 分钟（其中用物准备 5 分钟，操作 15 分钟）。

（四）评分标准

任务 1：

1. 护理评估

询问患者现在还有无身体疼痛，有无心悸、气促，有无头晕、乏力，有无焦虑不安。

2. 护理问题

（1）活动力下降：与体内血钙的供需失调有关。

（2）周身疼痛不适：与单位体积内骨组织量减少，骨质强度下降，抗外力作用下降有关。

（3）驼背：与椎体骨质疏松压缩变形、脊柱前倾有关，背屈加剧，形成驼背。

3. 护理目标

（1）活动能力和耐力逐渐增强。

（2）未发生并发症，未出现骨折等。

4. 护理措施

（1）生活护理：可适当进行肢体活动，可进食富含钙质的饮食，清淡易消化，避免过饱，保持大便通畅。

（2）可服用补充钙质药物。

（3）心理护理：简要解释疾病过程，减轻患者的心理负担，缓解焦虑心情。

5. 护理效果评价

（1）患者活动能力和耐力是否逐渐增强。

（2）患者有无发生并发症。

（3）患者能否配合训练。

任务 2：见模块四　老年护理　表 L–6　助行器的使用评分标准。

任务 3：见模块四　老年护理　表 L–2　老年人跌倒的预防评分标准。

L–4–7　养老机构失能老人的护理

（一）任务描述

张某，男，94 岁，在某养老院生活 20 年。进食、穿衣、如厕、个人卫生需要护理人员协助完成，老人因年纪较大，身体虚弱无力，行动不便，每天大部分时间坐在床上看电视。家人很少来看望老人，老人感到失落和寂寞，情绪低落，感觉就在等死。

任务 1：请你对张某进行护理评估，提出主要的护理问题，制定有针对性的护理措施，并评估护理措施的有效性。

任务 2：今天上午张某要小便时，因动作迟缓，不小心把床单弄脏了。请为张某更换床单。

任务 3：为了丰富张某的生活，请用轮椅推张某出去散步。

（二）实施条件

类型	基本实施条件	备注
场地	（1）模拟病房；（2）模拟治疗室；（3）处置室	
资源	（1）病床；（2）志愿者（主考学校随机指定）；（3）处置室设有洗手设备、生活垃圾桶、医用垃圾桶；（4）屏风；（5）电源插头	
用物	（1）毛巾；（2）浴巾；（3）按摩油/膏/乳；（4）脸盆（口述：内盛 50 ~ 52 ℃的温水）；（5）弯盘；（6）翻身卡/单；（7）记录卡/单；（8）笔；（9）手消毒剂；（10）便盆及便盆布；（11）医用垃圾桶；（12）生活垃圾桶；（13）病历本；（14）必要时备清洁衣裤和（或）床单（口述）；（15）轮椅；（16）治疗车；（17）标准化患者	工作服、帽子、口罩、挂表由主考学校准备
考评员	每 10 名学生配备 1 名考评员，考评员要求具备中级以上职称	

（三）考核时量

任务 1：案例评估与分析 30 分钟。

任务 2：卧有患者床更换床单 35 分钟（其中用物准备 10 分钟，操作 25 分钟）。

任务 3：轮椅的使用 15 分钟（其中用物准备 5 分钟，操作 10 分钟）。

（四）评分标准

任务 1：

1. 护理评估

评估患者生命体征、营养状况、进食情况、睡眠情况及二便是否正常；评估患者四肢肌力、肌张力是否正常；评估患者生活自理能力；评估患者心理状况及家庭支持系统。

2. 护理问题

（1）卫生/穿着/进食/如厕自理缺陷：与年纪较大、身体虚弱无力有关。

（2）躯体移动障碍：与年纪较大、身体虚弱无力有关。

（3）自我认同紊乱：与缺乏家人关爱、抑郁情绪、自我评价过低、无价值感有关。

3. 护理目标

（1）患者在护理人员协助下能完成日常生活，基本生活需求得到满足。

（2）患者在护理人员协助下进行活动，维持肢体功能。

（3）患者抑郁情绪得到缓解，学会采用适当方式排解寂寞。

4. 护理措施

（1）病情观察：监测患者生命体征，观察患者营养状况、心理状态，活动过程密切观察是否出现身体不适。

（2）生活护理：给予高营养、易消化的软质食物，保证营养、水分和电解质的平衡。合理安排作息时间，保证充足的睡眠。护理人员可借助辅助器具，训练患者进食、更衣、如厕、保持个人卫生等日常生活能力，患者不能独立完成时，可以协助完成。

（3）运动康复：按照循序渐进的原则，协助患者进行肢体的被动和主动运动锻炼，防止肢体畸形和关节挛缩。

（4）心理护理：护理人员安慰陪伴患者。根据患者的兴趣、爱好安排一些患者喜欢的活动，鼓励和协助患者参加养老院的活动及到户外散步，活动时要观察患者的表现并询问感受，注意保护患者安全。跟家属沟通，尽量多抽出时间来陪伴患者、问候关怀患者。

（5）健康教育：护理人员用轮椅推患者到户外活动，注意平稳均速推行。上坡道手握椅背把手均匀用力，两臂保持屈曲，身体前倾，平稳向上推行；下坡道采用倒退下坡的方法，叮嘱老年人抓紧轮椅扶手，身体靠近椅背，护理人员握住椅背把手，缓慢倒退行走。上台阶时脚踩踏轮椅后侧的杠杆，抬起前轮，以两后轮为支点，使前轮翘起移上台阶，再以两前轮为支点，双手抬车把带起后轮，平稳地移上台阶；下台阶时采用倒退下台阶的方法，叮嘱老年人抓紧扶手，提起车把，缓慢地将后轮移至台阶下，再以两后轮为支点，稍稍翘起前轮，轻拖轮椅至前轮移到台阶下。上电梯时护理人员在前，轮椅在后，即轮椅以倒退形式进入电梯，及时原地掉头并刹车，老年人和护理人员背对电梯门；下电梯时确认电梯停稳，松开刹车，仍然以倒退形式退出电梯。

5. 护理效果评价

（1）患者基本生活需求是否得到满足。

（2）患者肢体功能是否得以维持。

（3）患者抑郁情绪是否得到缓解，是否学会采用适当方式排解寂寞。

任务 2：见模块四　老年护理　表 L–10　卧有患者床更换床单评分标准。

任务 3：见模块四　老年护理　表 L–5　轮椅的使用评分标准。

L–4–8　老年焦虑症患者的护理

（一）任务描述

胡某，女，83 岁，退休干部。有高血压史，入住当地养老院。1 年前突觉头晕恶心，突然扑倒，失语，昏迷。即送医院急救。经诊断为脑出血，经积极治疗后转危为安，但出现左侧肢体偏瘫。出院后使用轮椅，卧床时间增加，很少出门。近半年时常感到心烦意乱，惊恐不安，总觉得自己要大祸临头。自己也说不清楚担心、恐惧什么，在家每天惶惶不可终日，坐卧不安，总是睡不好觉，出现大汗、心悸、便秘等症状。

任务 1：请对胡某进行护理评估，提出主要的护理问题，制定有针对性的护理措施，并评估护理措施的有效性。

任务 2：请对胡某进行压疮预防。

任务 3：请为胡某布置睡眠环境，协助上床睡觉。

（二）实施条件

类型	基本实施条件	备注
场地	（1）模拟病房；（2）模拟治疗室；（3）处置室	
资源	（1）病床；（2）志愿者（主考学校随机指定）；（3）处置室设有洗手设备、生活垃圾桶、医用垃圾桶、（4）屏风；（5）电源插头	
用物	（1）脸盆（盛装 50 ℃的温水）；（2）小水壶；（3）冷热水；（4）水温计；（5）毛巾、大浴巾；（6）软枕或体位垫数个；（7）记录单；（8）笔；（9）免洗洗手液；（10）屏风（必要时备）；（11）纱布；（12）床褥/棉被/毛毯	工作服、帽子、口罩、挂表由主考学校准备
考评员	每 10 名学生配备 1 名考评员，考评员要求具备中级以上职称	

（三）考核时量

任务 1：案例评估与分析 30 分钟。

任务 2：压疮的预防 20 分钟（其中用物准备 5 分钟，操作 15 分钟）。

任务 3：老年人睡眠照护 20 分钟（其中用物准备 5 分钟，操作 15 分钟）。

（四）评分标准

任务 1：

1. 护理评估

询问患者有无入睡困难、易醒、噩梦或夜惊，有无胸闷、呼吸困难，有无心悸、脉搏加快、血压升高，有无腹胀、腹泻、便秘，有无时常对琐事过多担心或焦虑；听诊患者双肺呼吸是否清音，听诊心脏有无杂音、心律是否整齐。

2. 护理问题

（1）焦虑：与担心、恐惧、不愉快的观念反复出现等有关。

（2）知识缺乏：缺乏减轻焦虑措施的知识。

（3）睡眠形态改变：与焦虑引起的生理、心理症状有关。

（4）个人应对无效：与严重的焦虑、无力应对压力情境有关。

3. 护理目标

（1）患者的紧张、焦虑的情绪减轻或消失。

（2）患者能描述焦虑的常见原因和减轻焦虑的方法。

（3）患者能运用所学习的适应性行为控制或缓解焦虑，应对压力。

（4）患者自诉睡眠状态有所改善。

4. 护理措施

（1）生活护理：①协助照顾个人卫生：严重焦虑、恐惧可能导致患者生活自理能力减退，护士应耐心指导，协助患者做好更衣、沐浴、皮肤等的护理。②加强饮食和排泄的护理。患者可能出现胃肠道不适、食欲减退、腹胀便秘等症状。鼓励老人进食易消化、营养丰富的食物，多吃蔬菜，保持大便通畅。严重便秘者遵医嘱用药。③改善睡眠与活动：鼓励老人做力所能及的事，充实生活。有睡眠障碍者保持环境安静，指导合理作息，严重障碍者遵医嘱用药。

（2）安全护理：对急性惊恐发作的老人，安排专人护理。观察有无自伤、自杀倾向。

（3）心理护理：解释焦虑相关知识；建立良好护患关系；鼓励患者表达自己的焦虑和不愉快感受；帮助老人重新正确认识自己。

（4）用药护理：药物治疗者，遵医嘱用药，注意观察抗焦虑药物的不良反应，如耐受性、依赖性、戒断症状。

5. 护理效果评价

（1）患者是否感到焦虑明显减轻或消除。

（2）患者能否描述焦虑的常见病因和减轻焦虑的方法。

（3）患者能否应用所学习的适应性行为应对压力。

（4）患者是否睡眠状态有所改善。

任务 2：见模块四　老年护理　表 L–9　压疮的预防评分标准。

任务 3：见模块四　老年护理　表 L–4　老年人睡眠照护评分标准。

L–4–9　脑卒中患者的护理

（一）任务描述

刘某，男，75 岁，已婚。既往有高血压、冠心病、糖尿病病史。因“反复左侧肢体麻痹无力 2 天，说话吐字表达困难”入院，诊断为脑梗死，经积极治疗后转康复科，通过一段时间的康复治疗后，患者状况有所好转，但仍存在严重的左侧肢体瘫痪，并伴有一定程度的认知障碍。

任务 1：请对刘某进行护理评估，提出主要的护理问题，制定有针对性的护理措施，并评估护理措施的有效性。

任务 2：请对患者执行口服给药。

任务 3：请对患者进行压疮预防。

（二）实施条件

类型	基本实施条件	备注
场地	（1）模拟病房；（2）模拟治疗室；（3）处置室	
资源	（1）病床；（2）志愿者（主考学校随机指定）；（3）处置室设有洗手设备、生活垃圾桶、医用垃圾桶；（4）屏风；（5）电源插头	
用物	（1）服药本；（2）药车或药盘；（3）小药卡；（4）药杯；（5）药匙（按需准备）；（6）量杯（按需准备）；（7）滴管（按需准备）；（8）研钵（按需准备）；（9）湿纱布（按需准备）；（10）治疗巾；（11）水壶内备温开水；（12）盛小药杯的消毒液浸泡小桶；（13）一次性水杯（按需准备）；（14）吸管（按需准备）；（15）笔；（16）纱布（鼻饲患者准备）；（17）橡胶圈（鼻饲患者准备）；（18）别针（鼻饲患者准备）；（19）注射器（鼻饲患者准备）；（20）手消毒剂	工作服、帽子、口罩、挂表由主考学校准备
考评员	每10名学生配备1名考评员，考评员要求具备中级以上职称	

（三）考核时量

任务1：案例评估与分析30分钟。。

任务2：口服给药16分钟（其中用物准备8分钟，执行8分钟）。

任务3：压疮的预防20分钟（其中用物准备5分钟，操作15分钟）。

（四）评分标准

任务1：

1. 护理评估

询问患者起病的时间、方式，有无明显的头晕、头痛、一侧肢体无力或瘫痪，了解患者的既往病史，是否长期摄入高盐、高脂肪饮食，有无烟酒嗜好，有无家族史。

2. 护理问题

（1）躯体活动障碍：与肢体麻木、偏瘫或平衡能力降低有关。

（2）语言沟通障碍：与大脑语言中枢功能受损有关。

（3）吞咽障碍：与意识障碍或延髓麻痹有关。

（4）焦虑：与突发症状、机体功能障碍有关。

（5）潜在并发症：颅内压增高、脑疝等。

3. 护理目标

（1）日常生活自理能力逐渐恢复。

（2）能采取有效的沟通方式表达自己的需要和情感。

（3）吞咽障碍逐渐缓解。

（4）未发生并发症；或发生并发症能被及时发现，并得到及时处理。

4. 护理措施

（1）一般护理：①鼓励患者独立完成生活自理活动，鼓励用健侧手进食、洗漱等，增进自我照顾的能力和信心。②保持床单位整洁、干燥、无渣屑，防止感觉障碍肢体受压或皮肤的机械性刺激，减少活动空间的障碍物，防止发生跌倒和外伤。③给予低脂、低盐、低胆固醇、高维生素饮食，多食用新鲜蔬菜、水果、谷类、鱼类、豆类，忌辛辣食物，少食多餐；如有吞咽困难、呛咳等症状，给予糊状流食或半流食，缓慢进食，必要时给予鼻饲饮食。

（2）心理护理：多与患者沟通，关心、尊重患者，避免任何刺激和伤害患者的言行，鼓励家属主动参与治疗和护理活动，重视患者精神情绪变化，为患者提供心理、精神和安全上的支持。

（3）用药护理：药物治疗者，遵医嘱用药，注意观察抗血小板凝集药物的不良反应。

5. 护理效果评价

（1）患者日常生活自理能力是否逐渐恢复

（2）患者能否采取有效沟通方式表达自己的需要。

（3）患者吞咽障碍是否逐步缓解。

（4）患者能否保持乐观情绪，配合治疗和护理。

（5）患者有无并发症出现：发生时能否被及时发现，并得到及时处理。

任务 2：见模块四　老年护理　表 L–9 压疮的预防评分标准。

任务 3：见模块三　成人护理　表 C–30 口服给药评分标准。

L–4–10　老年冠状动脉粥样硬化性心脏病患者的护理

（一）任务描述

周某，女，78 岁。有胸闷、胸痛、乏力等临床症状，活动后症状明显，半年后逐渐加重。症状出现 3 年多，于当地人民医院检查后确诊为冠状动脉粥样硬化，三支血管均出现病变，有 7 处不同程度的狭窄甚至堵塞，较为庆幸的是患者平时身体素质较好，在血管闭塞时出现了侧支循环，备用血管的打开也给周女士争取到了治疗时间和治疗机会。后在当地人民医院的指导下采取了搭桥手术，但仅 5 个月的时间，搭桥处再次出现闭塞，同时有心脏扩大的情况出现。周某突然对手术治疗失去了信心，出现焦虑症状，经常睡不好觉。

任务 1：请你对周某进行护理评估，提出主要的护理问题，制定有针对性的护理措施，并评估护理措施的有效性。

任务 2：请协助周某吸氧。

任务 3：请为周某布置睡眠环境并协助睡眠。

（二）实施条件

类型	基本实施条件	备注
场地	（1）模拟病房；（2）模拟治疗室；（3）处置室	
资源	（1）病床；（2）志愿者（主考学校随机指定）；（3）处置室设有洗手设备、生活垃圾桶、医用垃圾桶；（4）屏风	
用物	（1）性能完好的气囊面罩（呼吸囊、6 个阀门、氧气面罩、衔接管、储气袋）；（2）氧气装置；（3）氧气连接管；（4）纱布；（5）听诊器；（6）治疗盘；（7）弯盘；（8）护理记录单、笔；（9）手消毒剂	工作服、帽子、口罩、挂表由主考学校准备
考评员	每 10 名学生配备 1 名考评员，考评员要求具备中级以上职称	

（三）考核时量

任务 1：案例评估与分析 30 分钟。

任务 2：气囊面罩的使用 10 分钟（其中用物准备 5 分钟，操作 5 分钟）。

任务 3：老年人睡眠照护 20 分钟（其中用物准备 5 分钟，操作 15 分钟）。

（四）评分标准

任务 1：

1. 护理评估

询问有无高血压、糖尿病、吸烟、高脂血症；有无过度劳累、情绪激动等诱发因素。

2. 护理问题

（1）急性疼痛：胸痛，与心肌缺血、缺氧有关。

（2）活动无耐力：与心肌氧的供需失调有关。

（3）潜在并发症：心肌梗死。

（4）知识缺乏：缺乏预防心绞痛发作的知识。

3. 护理目标

（1）胸痛逐渐减轻或消失。

（2）活动能力和耐力逐渐增强

（3）未发生并发症或并发症能及时发现并处理。

（4）能复述预防心绞痛发作的知识。

4. 护理措施

（1）休息与活动：心绞痛发作时，立即停止活动，就地休息给氧；密切关注病情变化。

（2）吸氧：改善心肌供氧，减轻疼痛。

（3）饮食护理：饮食宜低钠、低脂、低胆固醇、富含维生素 C、清淡、易消化，少量多餐，避免过饱，以免加重心脏负担，保持大便通畅。

（4）加强病情观察：遵医嘱用药护理，心绞痛发作时给予患者舌下含服硝酸甘油。

（5）心理护理：安慰患者，解除紧张不安情绪，以减少心肌耗氧。

（6）健康指导：指导患者避免各种诱发因素，如情绪激动、过度劳累、饱餐、用力排便、寒冷刺激等，避免神经紧张和长时间工作；规律发作的劳力性心绞痛，进行预防性用药；指导患者积极进行二级预防。

5. 护理效果评价

（1）患者胸口疼痛是否减轻或消失。

（2）患者活动能力和耐力是否逐渐增强。

（3）患者情绪是否逐渐稳定，能否配合治疗。

（4）患者有无并发症发生；或并发症能否被及时发现，并得到及时处理。

任务 2：见模块三　成人护理　表 C-3　气囊面罩的使用评分标准。

任务 3：见模块四　老年护理　表 L-4　老年人睡眠照护评分标准。

L-4-11　老年糖尿病患者的护理

（一）任务描述

郑某，男，74 岁，教师。主诉：发现糖尿病、高血压 10 年余。周身浮肿半年后入院诊断为高血压、糖尿病，给予口服降压药、降糖药，然 1 年前发现尿中泡沫增多，测尿蛋白在（+ ~ ++）之间徘徊，偶有潜血，诊断为糖尿病肾病，给予胰岛素治疗，不久出现视线模糊，双下肢异样感觉，行走如踩在棉花上，心率快、节律不规整，有时候出现间歇。

任务 1：请对郑某进行护理评估，并提出主要的护理问题，从病情观察、协助治疗、心理护理、人文沟通及健康教育等方面，针对首优护理问题提出有针对性的护理措施，并评估护理措施的有效性。

任务 2：请你对郑某进行糖尿病的食谱制定。

任务 3：请指导郑某进行老年人跌倒的预防。

（二）实施条件

类型	基本实施条件	备注
场地	（1）模拟病房；（2）模拟治疗室	
资源	（1）病床；（2）志愿者（主考学校随机指定）；（3）生活垃圾桶、医用垃圾桶	
用物	（1）食材；（2）厨具；（3）计算器；（4）食物交换份表；（5）记录表及笔；（6）病历本；（7）笔；（8）食物秤；（9）桌椅；（10）生活垃圾桶；（11）腋杖；（12）评估表	工作服、帽子、口罩、挂表由主考学校准备
考评员	每 10 名学生配备 1 名考评员，考评员要求具备中级以上职称	

（三）考核时量

任务 1：案例评估与分析 30 分钟。

任务 2：糖尿病患者食谱制定 30 分钟（其中用物准备 15 分钟，操作 15 分钟）。

任务 3：老年人跌倒的预防 20 分钟（其中用物准备 5 分钟，操作 15 分钟）。

（四）评分标准

任务 1：

1. 护理评估

询问患者有无糖尿病家族史、个人生活方式、饮食习惯及吸烟、饮酒史；有无病毒感染、库欣综合征、胰腺炎等病史。

2. 护理问题

（1）营养失调：低于/高于机体需要量，与胰岛素分泌或作用缺陷有关。

（2）有感染的危险：与高血糖、脂代谢紊乱、营养不良、微循环障碍等有关。

（3）潜在并发症：低血糖、糖尿病足、糖尿病酮症酸中毒、高血糖高渗状态。

3. 护理目标

（1）患者体重恢复正常并保持稳定，血糖、血脂正常或维持理想水平。

（2）患者未发生感染；发生感染时能够及时发现，并及时处理。

（3）患者未发生并发症；发生并发症时能及时发现，并及时处理。

4. 护理措施

（1）休息与活动：①有糖尿病急性并发症、明显低血糖症，各种心、肾等器官严重慢性并发症者，应卧床休息。②病情稳定者选择合适运动。③最佳运动时间是餐后 1 小时，运动量为每周至少 150 分钟，每次 30 ~ 40 分钟。④运动强度为活动时患者的心率达到个体 60% 的最大耗氧量（心率 = 170 – 年龄）。

（2）饮食护理：饮食原则为控制总热量，定时、定量进餐，合理加餐，严格限制各种甜食，多食含纤维素高的清淡食物，避免饮酒。糖尿病肾病者，给予优质低蛋白饮食。

（3）病情观察：①监控血糖、血脂、血压、体重。②监控低血糖。③监控急性并发症。

（4）遵医嘱用药。

（5）心理护理：讲解糖尿病的相关知识，增强患者对治疗的信心，有效应对各种问题。

（6）健康指导：①宣传糖尿病的防治知识指导。②向患者及家属解释高血糖对机体的危害，让患者了解终身治疗的重要性。③指导患者及家属掌握糖尿病常见急性并发症的临床表现、观察方法及处理措施。④介绍糖尿病病足的预防和护理知识。⑤指导患者掌握饮食、运动治疗的具体实施。⑥运动中，若出现胸闷、胸痛、视物模糊等立即停止运动。⑦教导患者外出时随身携带识别卡，以便发生紧急情况时及时处理。⑧加强监测指导。

5. 护理效果评价

（1）患者体重是否恢复正常并保持稳定，血糖、血脂是否正常或维持在理想水平。

（2）患者是否采取有效措施，预防感染发生。

（3）患者有无并发症发生；发生并发症能否被及时发现，并得到及时处理。

任务 2：见模块三　成人护理　表 C－24　糖尿病患者食谱制定评分标准。

任务 3：见模块四　老年护理　表 L－2　老年人跌倒的预防评分标准。

L-4-12　老年糖尿病患者的护理

（一）任务描述

李某，女，65 岁，身高 158 cm，体重 65 kg，初中文化水平。1 年前无明显诱因出现多饮、多食、多尿，每日饮水量由 1000 mL 增加到 3000 mL，伴有明显乏力，体重进行性减轻，未予以治疗。近日来院体检，查空腹血糖 15.2 mmol/L，餐后 2 小时血糖 21.2 mmol/L，诊断为 2 型糖尿病，现给予格列美脲片 2 mg qd，阿卡波糖 50 mg tid 治疗。

任务 1：请你对李某进行护理评估，提出主要的护理问题，制定有针对性的护理措施，并评估护理措施的有效性。

任务 2：请为李某进行血糖测定。

任务 3：请协助李某制定合适的食谱。

（二）实施条件

类型	基本实施条件	备注
场地	（1）模拟病房；（2）模拟治疗室；（3）处置室	
资源	（1）病床；（2）志愿者（主考学校随机指定）；（3）处置室设有洗手设备、生活垃圾桶、医用垃圾桶；（4）屏风	
用物	记录本和笔；（2）血糖仪；（3）采血笔及针头；（4）配套试纸；（5）酒精；（6）无菌棉签；（7）手消毒剂；（8）弯盘；（9）食材单；（10）计算器；（11）食物交换份表；（12）草稿纸；（13）食物秤；（14）桌椅	工作服、帽子、口罩、挂表由主考学校准备
考评员	每 10 名学生配备 1 名考评员，考评员要求具备中级以上职称	

（三）考核时量

任务 1：案例评估与分析 30 分钟。

任务 2：快速血糖测定 16 分钟（其中用物准备 8 分钟，操作 8 分钟）。

任务 3：糖尿病患者食谱制定 30 分钟（其中用物准备 15 分钟，操作 15 分钟）。

（四）评分标准

任务 1：

1. 护理评估

询问患者有无糖尿病家族史；询问生活方式、饮食习惯、食量；询问有无诱发因素；询问患者对疾病的认识程度和态度，患病后有无焦虑、恐惧等心理变化；询问营养状况。

2. 护理问题

（1）营养失调：低于机体需要量，与胰岛素抵抗或活性下降所致的三大物质代谢紊乱有关。

（2）潜在并发症：低血糖、乳酸性酸中毒、大血管或微血管病变。

（3）知识缺乏：缺乏糖尿病的预防和自我护理知识。

3. 护理目标

（1）患者多饮、多食、多尿症状得到控制，血糖控制理想或较好。体重恢复或接近正常。

（2）无并发症发生。

（3）糖尿病自我护理知识增强。

4. 护理措施

（1）血糖监测：住院期间观察患者血糖的改变，每天监测血糖5次，即空腹、三餐后2小时及睡前，预防糖尿病并发症的发生，指导患者学会血糖监测。

（2）饮食护理：遵循控制总热量、平衡膳食、规律进餐、多饮水、限制饮酒、持之以恒的原则。放宽主食类食物的限制，减少或禁忌单糖及双糖的食物，限制脂肪摄入，补充蛋白质，多摄入膳食纤维，少食多餐。根据身高、体重、活动水平来制定合适的食谱。

（3）运动锻炼：以有氧运动为主，如散步、慢跑、太极拳等，最佳运动时间为餐后1小时。运动前根据患者病情决定运动方式、时间及运动量；运动不宜空腹进行，防止低血糖发生，运动中注意补充水分，随身携带糖果，出现低血糖症状时停止运动并及时食用。在运动过程中出现胸闷、胸痛等应立即停止运动，及时处理。运动时随身携带糖尿病卡以备急需。运动后做好运动日记，以便观察疗效和不良反应。

（4）用药护理：遵医嘱用药，详细讲解口服降糖药的种类、剂量、给药时间和方法，指导患者正确服用，教会观察药物的不良反应。告知用药依从性的重要性，坚持规律服药。

（5）心理护理：通过真诚沟通了解其顾虑，引导患者正确认识糖尿病，减轻患者的心理负担，增强战胜疾病的信心。

5. 护理效果评价

（1）患者多饮、多食、多尿症状是否得到控制，血糖控制是否理想或较好，体重是否恢复或接近正常。

（2）患者有无并发症发生。

（3）患者糖尿病自我护理知识是否增强。

任务2：见模块三　成人护理　表C–22　快速血糖测定评分标准。

任务3：见模块三　成人护理　表C–24　糖尿病患者食谱制定评分标准。

L–4–13　脑卒中患者的护理

（一）任务描述

冯某，68岁。高血压病史10年、高脂血症病史6年，近日感觉右侧上下肢麻木、无力，今晨起床后突然跌倒，家属扶起后发现患者口眼歪斜，右侧肢体不能活动，立即于急诊入院。入院后体格检查：双侧瞳孔等大等圆、意识清醒、右侧肢体偏瘫。诊断为脑梗死。入院治疗期间，患者表现出焦虑不安的心理。

任务1：请你对冯某进行护理评估，提出主要的护理问题，制定有针对性的护理措施，并评估护理措施的有效性。

任务2：请为冯某进行压疮预防。

任务 3：请为冯某进行饮食照护。

（二）实施条件

类型	基本实施条件	备注
场地	（1）模拟病房；（2）模拟治疗室；（3）处置室	
资源	（1）病床；（2）志愿者（主考学校随机指定）；（3）处置室设有洗手设备、生活垃圾桶、医用垃圾桶；（4）屏风	
用物	（1）记录本和笔；（2）毛巾；（3）浴巾；（4）按摩油/膏/乳；（5）盆内盛温水；（6）弯盘；（7）翻身卡/单；（8）手消毒剂；（9）必要时备清洁衣裤和（或）床单；（10）便盆及便盆布；（11）一次性口腔护理包；（12）水杯内盛温水；（13）餐桌板；（14）餐具；（15）食物；（16）治疗巾；（17）餐巾纸；（18）手消毒剂	工作服、帽子、口罩、挂表由主考学校准备
考评员	每 10 名学生配备 1 名考评员，考评员要求具备中级以上职称	

（三）考核时量

任务 1：案例评估与分析 30 分钟。

任务 2：压疮的预防 20 分钟（其中用物准备 5 分钟，操作 15 分钟）。

任务 3：老年人饮食照护 30 分钟（其中用物准备 10 分钟，操作 20 分钟）。

（四）评分标准

任务 1：

1. 护理评估

询问患者发病前有无高血压、高脂血症、糖尿病、颈动脉狭窄、心脑血管疾病、脑外伤、中毒、脑肿瘤等病史；评估生活环境、家族史等特点；评估疾病随年龄增长有无明显变化等。

2. 护理问题

（1）躯体活动障碍：与运动中枢损害导致肢体偏瘫有关。

（2）有失用综合征的危险：与偏瘫所致长期卧床有关。

（3）焦虑/抑郁：与肢体偏瘫及担心疾病预后有关。

（4）知识缺乏：缺乏疾病治疗、护理、康复和预防复发的相关知识。

3. 护理目标

（1）患者偏瘫肢体落实被动康复运动。

（2）患者生活自理能力提高。

（3）患者无压疮和坠积性肺炎等并发症。

4. 护理措施

（1）一般护理：卧床休息，取平卧位，减少搬动患者。衣着应舒适、宽松，方便穿脱；日常活动如排便时应有人陪，防止跌倒/坠床发生。

（2）病情监测：密切监测意识、瞳孔、生命体征、心电监护、血氧饱和度等的变化。急性期为防止脑部灌注不足，老年脑梗死患者的血压不应降得太低，在 180/105 mmHg 及以下时，可以观察而不用降压药。

（3）用药护理：溶栓、抗凝、抗血小板聚集的药物应注意观察有无出血征象。脱水剂如甘露醇，应注意用药的时间、剂量、速度，注意外周血管的保护及监测肾功能、电解质。

（4）心理护理：注意观察患者的情绪变化，发现心理问题，及时给予安慰、解释、鼓励，消除患者的心理顾虑，尽可能满足患者的需求，树立与疾病长期抗争的信心。

（5）疾病知识指导：讲解疾病病因、临床表现、治疗方式、预后；讲解药物治疗的目的及对不良反应的观察。

（6）康复指导：当患者意识清楚、生命体征稳定、病情稳定 48 小时后即可进行。早期注意肢体功能位置、体位变换、床上运动训练；恢复期注意尽早协助患者下床活动，可借助平行木练习站立、转身，逐步借助助行器练习行走。可联合采用针灸、理疗、按摩等辅助治疗配合训练。

5. 护理效果评价

（1）患者偏瘫肢体落实被动康复运动。

（2）患者生活自理能力提高。

（3）患者无压疮和坠积性肺炎等并发症。

任务 2：见模块四　老年护理　表 L–9　压疮的预防评分标准。

任务 3：见模块四　老年护理　表 L–3　老年人饮食照护评分标准。

L–4–14　慢性阻塞性肺病患者的护理

（一）任务描述

刘某，女，82 岁，因“反复咳嗽、咳痰、喘憋 6 年余，再次加重 1 周”，以慢性阻塞性肺病收治入院。体格检查：体温 38.3 ℃，脉搏 96 次/分，呼吸 25 次/分，血压 138/80 mmHg。神志清楚，精神状态差，轻微喘累，口唇无明显发绀，呼吸稍快，颈静脉无怒张，桶状胸，胸廓对称，可闻及明显哮喘音及湿啰音，无双下肢水肿，无药物过敏史。床旁 ECG：窦性心动过速，房性期前收缩伴差异性传导。胸片：双肺间质性炎症，主动脉迂曲。

任务 1：请对刘某进行护理评估，提出主要的护理问题，制定有针对性的护理措施，并评估护理措施的有效性。

任务 2：刘某经治疗后病情缓解，请为刘某进行叩背排痰。

任务 3：请给予刘某氧气吸入。

（二）实施条件

类型	基本实施条件	备注
场地	（1）模拟病房；（2）模拟治疗室；（3）处置室	
资源	（1）病床；（2）志愿者（主考学校随机指定）；（3）处置室设有洗手设备、生活垃圾桶、医用垃圾桶；（4）屏风	
用物	叩背排痰用物：（1）听诊器；（2）枕头；（3）一次性手套；（4）弯盘；（5）消毒痰盂；（6）手消毒剂；（7）一次性中单；（8）漱口水；（9）超声波雾化吸入器 1 套；（10）水温计；（11）冷蒸馏水；（12）生理盐水；（13）药物；（14）一次性注射器；（15）一次性治疗巾；（16）纱布数块；（17）手电筒；（18）治疗车；（19）锐器盒；（20）笔；（21）病历本及护理记录单（按需准备） 氧气吸入用物：（1）听诊器；（2）氧气筒；（3）氧气表；（4）湿化瓶（内盛蒸馏水或冷开水或 20% ~ 30% 酒精，1/3 ~ 1/2 满）；（5）通气管；（6）一次性双腔鼻导管；（7）无菌纱布 2 块；（8）小药杯盛冷开水；（9）棉签；（10）笔；（11）弯盘；（12）剪刀；（13）扳手；（14）输氧卡；（15）手消毒剂；（16）手电筒；（17）病历本及护理记录单（按需准备）	工作服、帽子、口罩、挂表由主考学校准备
考评员	每 10 名学生配备 1 名考评员，考评员要求具备中级以上职称	

（三）考核时量

任务 1：案例评估与分析 30 分钟。

任务 2：叩背排痰 16 分钟（其中用物准备 8 分钟，操作 8 分钟）。

任务 3：氧气吸入 20 分钟（其中用物准备 10 分钟，操作 10 分钟）。

（四）评分标准

任务 1：

1. 护理评估

判断患者有无意识障碍；检查患者面色、口唇、甲床有无发绀，有无三凹征；询问患者有无烦躁不安、出汗，有无胸闷、气短，活动后是否出现气促加剧；评估痰的颜色、性质、黏稠度及咳嗽情况，咳嗽时有无胸痛；听诊患者双肺呼吸音是否增粗及有无啰音；评估血气分析值的变化；评估体温是否降至正常；评估发热的程度及临床类型。

2. 护理问题

（1）气体交换受损：与气道阻塞、通气不足、分泌物过多和肺泡呼吸面积减少有关。

（2）活动无耐力：与呼吸困难、氧供与氧耗失衡有关。

（3）清理呼吸道无效：与分泌物增多而黏稠、气道湿度减低和无效咳嗽有关。

（4）体温过高：与慢性支气管炎并发感染有关。

3. 护理目标

（1）患者呼吸困难缓解，能进行有效呼吸，学会呼吸功能训练方法。

（2）患者能进行有效的咳嗽，排出痰液，保持呼吸道通畅。

（3）患者体温降至正常范围。

（4）患者活动能力和耐力逐渐增强。

4. 护理措施

（1）观察咳嗽、咳痰及呼吸困难的程度，监测动脉血气分析值的变化和水、电解质、酸碱平衡情况，密切观察呼吸困难有无改善。保持室内空气新鲜，温度、湿度适宜，每日早晚各通风 1 次，每次 15 ~ 30 分钟。取舒适体位，如半坐卧位、高枕卧位等。

（2）评估活动无耐力的相关因素，并尽量消除和减少相关因素；遵医嘱给予持续低流量吸氧（1 ~ 2）L/min，并保持氧气装置通畅，提高动脉血氧分压，防止心肌、脑缺氧，活动后卧床休息，缓慢增加活动量；保证患者充足的休息和睡眠，减少不必要的体力活动；加强巡视，观察患者活动耐力是否增强，并随时解决日常生活需要；外出检查、上厕所专人陪同，保证其安全。

（3）向患者解释排痰的意义，指导进行有效排痰技巧；指导患者根据自身病情，采取适当体位，进行体位引流，促使痰液排出，保持呼吸道通畅。排痰前向患者解释并协助其翻身，空心掌拍背（由外向内，由下向上）；嘱患者多饮水，排痰后做好口腔护理；遵医嘱给予雾化吸入，必要时吸痰；若病情允许，鼓励患者下床活动。

（4）正确记录 24 小时出入量及测量体重变化，及时补充水和电解质；及时采集血标本，测定电解质、血气分析、动脉血氧分压、动脉血二氧化碳分压的变化情况。定时测量体温、脉搏、呼吸、血压、神志的变化，发现异常及时通知医师进行处理。

（5）呼吸功能训练，指导患者进行缩唇呼吸、膈式或腹式呼吸、吸气阻力器的使用等呼吸训练，以加强胸、膈肌的肌力和耐力，改善呼吸功能。缩唇呼吸和腹式呼吸每天训练 3 ~ 4 次，每次重复 8 ~ 10 次，腹式呼吸只能在疾病恢复期或出院前进行训练。

（6）向患者解释疾病发生、发展过程，引导患者适应慢性病并以积极的心态对待疾病，发生呼吸困难时应安慰鼓励患者，陪伴患者以减轻其焦虑、紧张情绪，帮助患者树立战胜疾病的信心。

5. 护理效果评价

（1）患者有无发绀，呼吸频率、深度是否正常或呼吸是否平稳，能否正确进行呼吸功能训练。

（2）患者痰量是否减少，痰是否易咳出，能否进行有效咳嗽、排痰。

（3）患者体温是否降至正常，有无出现并发症。

（4）患者活动后是否出现气促、疲乏，活动能力和耐力是否逐渐增强。

任务 2：见模块三　成人护理　表 C–6　叩背排痰评分标准。

任务 3：见模块四　老年护理　表 L–11　氧气吸入评分标准。

L–4–15　老年抑郁症患者的护理

（一）任务描述

刘某，68 岁。往日热爱象棋、唱歌、广场舞等。近半年变得不爱运动，不爱主动讲话，每次都以简短低弱的言语答复家人。平时能很快完成的家务劳动，也需很长时间才能完成。面部表情变化少，有时双眼凝视，对外界动向常常无动于衷，只有在提及她故去的老伴时，她才眼含泪花，讲起许多事情自己都做不了，想不起怎么做，头脑一片空白。

任务 1：请对刘某进行护理评估，提出主要的护理问题，制定有针对性的护理措施，并评估护理措施的有效性。

任务 2：刘某经治疗后病情缓解，请指导刘某口服药物。

任务 3：请为刘某布置睡眠环境并协助睡眠。

（二）实施条件

类型	基本实施条件	备注
场地	（1）模拟病房；（2）模拟治疗室；（3）处置室	
资源	（1）病床；（2）志愿者（主考学校随机指定）；（3）处置室设有洗手设备；（4）屏风	
用物	（1）记录本和笔；（2）口服药；（3）温开水；（4）药杯；（5）手消毒剂；（6）评估表	工作服、帽子、口罩、挂表由主考学校准备
考评员	每 10 名学生配备 1 名考评员，考评员要求具备中级以上职称	

（三）考核时量

任务 1：案例评估与分析 30 分钟。

任务 2：口服给药 16 分钟（其中用物准备 8 分钟，操作 8 分钟）。

任务 3：老年人睡眠照护 20 分钟（其中用物准备 5 分钟，操作 15 分钟）。

（四）评分标准

任务 1：

1. 护理评估

判断患者有无情绪低落、思维迟缓、意志活动减退的“三低”症状。主要特点是情绪低落、苦恼忧伤、兴趣索然；患者对过去喜欢做的事情缺乏兴趣，不愿见人，整日闷闷不乐，无愉快感。

2. 护理问题

（1）有自伤的危险：与严重抑郁、悲观情绪，自责、自罪观念，无价值感受有关。

（2）睡眠形态紊乱：与不安和激动，充满悲观情绪，入睡困难有关。

（3）思维过程改变：与抑郁情绪影响认知活动和记忆力有关。

（4）社交孤立：与严重抑郁、悲观情绪，社会行为不被接受，社会价值不被接受，健康状况改变有关。

3. 护理目标

（1）患者不会伤害自己。建立和维持营养、水分、排泄、休息和睡眠等方面的适当生理功能。与患者建立良好的护患关系并协助患者建立良好的人际关系。

（2）患者能以言语表述出对于自我、过去的成就和对未来的展望持正向观点。

（3）患者能主动和外人相处。

4. 护理措施

（1）预防患者采取伤害自己的行为。自杀观念与行为是抑郁患者最严重而危险的症状。可出现在疾病的充分发展期，也可出现在疾病的早期与好转期。他们往往事先计划周密，行动隐蔽，甚至伪装病情好转以逃避医务人员与家属的注意，并不惜采取各种手段与途径，以达到自杀的目的。应采取积极治疗措施，尽可能动员患者住院治疗。

首先应与患者建立良好的治疗性人际关系，要密切观察自杀的先兆症状，如焦虑不安、失眠、沉默少语或心情豁然开朗、在出事地点徘徊、忧郁烦躁、拒餐、卧床不起等。其次护理人员不应让患者单独活动，可陪伴患者参加各种团体活动，如各种工疗和娱疗，在与患者的接触中，应能识别这些动向，给予心理上的支持，使他们振作起来，避免意外发生。

安置患者住在护理人员易观察的大房间，设施安全、光线明亮、空气流通、整洁舒适的治疗休养环境。墙壁以明快色彩为主，并且挂壁画及放置适量的鲜花，以利于调动患者积极良好的情绪，焕发对生活的热爱。

严格执行整体护理管理制度，护理人员要有高度的责任感，对有消极意念的患者，要做到心中有数，重点巡视。尤其在夜间、凌晨、午睡、饭前、交接班及节假日等病房人员少的情况下，护理人员特别要注意防范。

要加强对病房设施的安全检查。严格做好药品及危险物品的保管工作，杜绝不安全因素，发药时，应仔细检查口腔，严防藏药或蓄积后一次性吞服。

试体温时，对严重抑郁患者应做到手不离表，严防咬吞体温表。

会客时，应反复向家属交代病情，取得家属的帮助和配合，做好患者的疏导工作。

（2）维持适当的营养、排泄、睡眠、休息活动与个人生活上的照顾。食欲不振、便秘是抑郁患者常出现的肠胃系统方面的问题。应选择患者平常较喜欢的且富含纤维的食物；陪伴患者用餐或少量多餐等都是一些可采取的护理措施。若患者因认为自己没有价值，不值得吃饭时，可让患者从事一些为别人做事的活动，如此可以协助患者接受食物。若患者坚持不吃，或体重持续减轻，则必须采取进一步的护理措施，如喂食、鼻饲、静脉输液等，以维持适当的水分及营养。若水分、活动仍无法解决便秘的问题，则需给予缓泄剂或灌肠以解除患者排便的痛苦。

（3）鼓励患者抒发自己的想法。严重抑郁患者思维过程缓慢，思维量减少，甚至有虚无感。在接触语言反应很少的患者时，应以耐心、缓慢及非语言的方式表达对患者的关心与支持，通过这些活动逐渐引导患者注意外界，同时利用治疗性的沟通技巧，协助患者去表述他的看法。

（4）阻断负向的思考。抑郁患者常对自己或事情保持负向的看法，而这种情形常是不自觉的。护理人员首先应该协助患者确认这些负向的想法并加以取代和减少。其次，可以帮助患者回顾自己的优点、长处、成就来增加正向的看法。此外，要协助患者检视他的认知。

（5）学习新的应对技巧为患者创造和利用各种个人或团体人际接触的机会，以协助患者改善处理问题、人际互动的方式、增强社交的技巧。患者的不适应行为常常为某些周围的人所支持，当患者抑郁时常能得到许多关心与协助，因此护理人员亦要提供适当的教育，协助这些周围的人加强患者适应性的行为反应，忽视不适应行为，从而改变患者应对方式。

任务 2：见模块三　成人护理　表 C–30　口服给药评分标准。

任务 3：见模块四　老年护理　表 L–4　老年人睡眠照护评分标准。

二、评分标准

模块一　母婴护理技能项目评分标准

表 M–1　案例评估与分析评分标准

考核内容		考核点及评分要求		分值	扣分	得分	备注
护理评估<25 分 >	护士<5 分 >	着装	衣服整洁，戴好帽子	3			
		手	修剪指甲，按七步洗手法洗手	2			
	患者<20 分 >	评估	1. 核对床头卡和手腕带	3			
			2. 阅读案例，评估全身和局部情况	12			
			3. 沟通交流	5			
护理方案<75 分 >	护理诊断<15 分 >	准确性	列出 2 ~ 5 个护理诊断	10			
		排序	并重要程度进行排序	5			
	预期目标<10 分 >	规范性	描述规范	5			
		针对性	目标有针对性	5			
	护理措施<40 分 >	科学性	护理措施科学合理	15			
		针对性	能在分析案例的基础上提出有针对性的措施，措施有效，能达到预期目标	25			
	护理效果<10 分 >	有效性	解决了护理问题，护理目标有效达成	10			

表 M–2　四步触诊评分标准

考核内容		考核点及评分要求	分值	扣分	得分	备注
评估及准备<20 分 >	孕妇<8 分 >	1. 核对孕妇信息，了解妊娠情况、心理状态、合作程度	3			
		2. 向孕妇解释检查目的和配合方法	3			
		3. 嘱孕妇排空膀胱	2			
	环境<3 分 >	符合产前检查室要求	3			

续表

考核内容		考核点及评分要求	分值	扣分	得分	备注
评估及准备 <20 分 >	操作者 <5 分 >	1. 着装整洁	2			
		2. 修剪指甲，按七步洗手法洗手	3			
	用物 <4 分 >	用物准备齐全（每少 1 个扣 1 分，最多扣 2 分）；质量符合要求，按操作先后顺序放置	4			
实施 <60 分 >	测量宫高和腹围 <12 分 >	1. 拉上布帘或屏风遮挡	2			
		2. 协助孕妇取平卧位，头部稍垫高，双腿略屈曲、稍分开，暴露腹部	2			
		3. 测量宫高（耻骨联合上缘中点到子宫底的距离），读数准确	3			
		4. 测量腹围（绕腹部最高点测量腹周径），读数准确	3			
		5. 判断宫高、腹围是否与孕周相符（口述）	2			
	第一步手法 <8 分 >	1. 双手置于子宫底部，了解子宫外形并测得宫底高度，然后以两手指腹相对轻推，判断子宫底部的胎儿部分。检查方法正确，动作轻柔	6			
		2. 子宫底部胎儿部分判断正确	2			
	第二步手法 <10 分 >	1. 左右手分别置于腹部左右侧，一手固定，另一手轻轻深按检查，两手交替，分辨胎背及胎儿四肢的位置。检查方法正确，动作轻柔	6			
		2. 胎背与肢体位置判断正确	4			
	第三步手法 <10 分 >	1. 右手拇指与其余四指分开，置于耻骨联合上方并握住胎先露部，进一步查清是胎头还是胎臀，左右推动以确定是否衔接。检查方法正确，动作轻柔	6			
		2. 胎先露部及衔接情况判断正确	4			
	第四步手法 <10 分 >	1. 左右手分别置于胎先露部的两侧，向骨盆入口方向向下深按，再次核对胎先露部的诊断是否正确，并确定胎先露部入盆的程度。检查方法正确，动作轻柔	6			
		2. 核实胎先露部，判定胎先露部入盆程度正确	4			

续表

考核内容		考核点及评分要求	分值	扣分	得分	备注
实施<60 分>	操作后处理<10 分>	1. 协助孕妇穿好衣裤后缓慢坐起，询问感受	3			
		2. 整理用物	2			
		3. 消毒双手	1			
		4. 告知检查结果并记录，进行正确的健康指导，预约下次检查时间	4			
评价<20 分>		1. 语言亲切，沟通有效，孕妇合作，健康指导合适	4			
		2. 态度和蔼，关心体贴孕妇，注意隐私保护	4			
		3. 仪表举止大方得体，关爱孕妇，体现整体护理理念	4			
		4. 操作规范，动作熟练	4			
		5. 在规定时间内完成，每超过 1 分钟扣 1 分，扣满 4 分为止	4			
总分			100			

表 M-3　会阴擦洗评分标准

考核内容		考核点及评分要求	分值	扣分	得分	备注
评估及准备<15 分>	患者<5 分>	1. 核对患者信息	1			
		2. 告知会阴擦洗的目的，解释并取得合作，确认无碘剂过敏	1			
		3. 嘱患者排空膀胱	1			
		4. 评估患者会阴情况：会阴有无红肿，有无伤口及伤口愈合情况，有无留置导尿管；分泌物有无异味	2			
	环境<2 分>	现场环境符合操作要求	2			
	操作者<3 分>	着装整洁，指甲已剪，按七步洗手法洗手	3			
	用物<5 分>	用物准备齐全：（1）一次性无菌会阴垫；（2）一次性手套 1 副；（3）无菌包（内含会阴擦洗盘 1 个，盘内放置消毒弯盘 1 个、治疗碗 1 个、无菌镊子或卵圆钳 2 把、消毒干棉球若干、无菌纱布若干）；（4）0.02% 碘伏溶液；（5）洗手液	5			

续表

考核内容		考核点及评分要求	分值	扣分	得分	备注
实施<70 分>	会阴擦洗<60 分>	1. 协助患者脱去对侧裤脚，将裤脚盖在近侧腿部，对侧腿用盖被遮盖，充分暴露外阴部	5			
		2. 协助患者取屈膝仰卧位，双膝屈曲、向外分开，暴露外阴，屏风遮挡	5			
		3. 臀下垫一次性无菌会阴垫	5			
		4. 打开无菌包，将消毒棉球置于弯盘内，倒入碘伏溶液	5			
		5. 将会阴擦洗盘置于床边，戴一次性手套，将 1 个消毒弯盘置于患者会阴部	5			
		6. 用一把无菌镊子或卵圆钳夹取干净的药液棉球，再用另一把无菌镊子或卵圆钳夹住棉球进行擦洗	5			
		7. 第 1 遍要求由外向内、自上而下、先对侧后近侧，按照阴阜→大腿内侧上 1/3 →大阴唇→小阴唇→会阴及肛门的顺序擦洗	12			
		8. 第 2 遍要求由内向外、自上而下、先对侧后近侧，按照小阴唇→大阴唇→阴阜→大腿内侧上 1/3 →会阴、肛周的顺序擦洗，每擦洗 1 个部位更换 1 个棉球	12			
		9. 第 3 遍顺序同第 2 遍（口述）	6			
	操作后处理<10 分>	1. 撤去用物，协助患者穿好裤子、取舒适体位，整理床单位	4			
		2. 整理用物	3			
		3. 消毒双手	3			
评价<15 分>		1. 操作规范，动作熟练	5			
		2. 态度和蔼，关心体贴患者，注意隐私保护	3			
		3. 语言亲切，沟通有效，患者合作，健康教育合适	2			
		4. 在规定时间内完成，每超过 1 分钟扣 1 分，扣满 5 分为止	5			
总分			100			

表 M–4　暖箱的使用评分标准

考核内容		考核点及评分要求	分值	扣分	得分	备注
评估及准备 <15 分 >	环境 <3 分 >	无阳光直射或对流风，避免靠近火炉或暖气	3			
	用物 <3 分 >	暖箱、蒸馏水、床单、体温计、护理记录单	3			
	患儿 <6 分 >	1. 评估患儿日龄、体重及身体状况	3			
		2. 穿单衣，裹尿布	3			
	操作者 <3 分 >	穿戴整齐，修剪指甲，洗手，戴口罩	3			
操作过程 <65 分 >	入箱前准备 <15 分 >	1. 检查暖箱的性能是否完好，确定暖箱在消毒有效期内	4			
		2. 将适量的蒸馏水加入水槽内至水位指示线	3			
		3. 铺好箱内婴儿床的棉垫、床单（出生体重低于 1000 g 的早产儿，箱内一切用物均需经过高压消毒）	4			
		4. 根据患儿的体重、胎龄将暖箱调温至所需温度预热，箱内湿度一般为 55% ~ 65%	4			
	入箱护理 <15 分 >	1. 核对患儿，清洁患儿皮肤，将患儿裹好尿布后放于箱内	2			
		2. 密切观察患儿面色、呼吸、心率、体温等变化，记录体温和箱温；根据患儿体温合理调节箱温，严禁骤然提高箱温	5			
		3. 各种操作集中进行，尽量少开箱门，以免箱内温度波动	3			
		4. 接触患儿前后需洗手，每日清洁暖箱、更换水槽中蒸馏水，长期使用暖箱者，需每周更换清洁暖箱	5			
	出箱后护理 <20 分 >	1. 检查患儿全身情况，根据室温给患儿穿上适宜的衣物	5			
		2. 患儿出暖箱后应密切注意体温、体重及吸奶等情况	5			
		3. 暖箱消毒	5			
		4. 洗手并记录，整理用物	5			

续表

考核内容		考核点及评分要求	分值	扣分	得分	备注
操作过程<65 分 >	出暖箱条件<15 分 >	1. 患儿情况稳定，体重达 2000 g	5			
		2. 室温 24 ~ 26 ℃时，患儿能保持正常体温	5			
		3. 患儿在暖箱内生活 1 个月以上，体重虽然不到 2000 g，但一般情况良好	5			
评价<20 分 >		1. 准备齐全、有序、合理	6			
		2. 患儿安全，无损伤	6			
		3. 操作规范，动作轻巧，方法准确，患者安全，能掌握相关理论	8			
总分			100			

表 M–5　新生儿沐浴评分标准

考核内容		考核点及评分要求	分值	扣分	得分	备注
评估及准备<20 分 >	新生儿<4 分 >	1. 核对新生儿基本信息并解释操作目的	2			
		2. 沐浴时间选择恰当	2			
	环境<2 分 >	温湿度适宜，门窗已关，湿式清洁治疗车和操作台（口述）	2			
	操作者<4 分 >	1. 着装整洁，未佩戴首饰	2			
		2. 指甲已修剪，口述洗手方法正确	2			
	用物<10 分 >	用物准备齐全（每少 1 个扣 0.5 分，扣满 10 分为止）；逐一对用物进行评估，质量符合要求；按操作先后顺序放置	10			
实施<60 分 >	沐浴前准备<12 分 >	1. 系好围裙，调试水温，在盆底垫大毛巾或防滑垫	2			
		2. 将新生儿抱至散包台，解开包被，再次核对新生儿基本信息	4			
		3. 评估新生儿全身情况，脱新生儿衣裤动作熟练（保留纸尿裤），用大毛巾包裹新生儿全身，口述新生儿皮肤完好，可以沐浴	6			

续表

<table>
<tr><th colspan="2">考核内容</th><th>考核点及评分要求</th><th>分值</th><th>扣分</th><th>得分</th><th>备注</th></tr>
<tr><td rowspan="14">实施
<60 分 ></td><td rowspan="8">沐浴
<32 分 ></td><td>1. 清洗头面部时抱姿正确，新生儿安全</td><td>4</td><td></td><td rowspan="8"></td><td></td></tr>
<tr><td>2. 面部清洗方法及顺序正确，动作轻柔，每清洗 1 个部位更换毛巾 1 角</td><td>5</td><td></td><td></td></tr>
<tr><td>3. 防止水流入耳道方法正确</td><td>2</td><td></td><td></td></tr>
<tr><td>4. 头发清洗方法正确，及时擦干，眼睛和耳朵未进水</td><td>3</td><td></td><td></td></tr>
<tr><td>5. 将新生儿抱回散包台，解开大毛巾，取下纸尿裤</td><td>2</td><td></td><td></td></tr>
<tr><td>6. 清洗躯干时抱姿正确，换手时动作熟练，新生儿安全</td><td>4</td><td></td><td></td></tr>
<tr><td>7. 按顺序擦洗新生儿全身，沐浴液冲洗干净，动作轻柔、熟练，新生儿安全</td><td>10</td><td></td><td></td></tr>
<tr><td>8. 及时将新生儿抱起放于大毛巾中，迅速包裹并拭干水分</td><td>2</td><td></td><td></td></tr>
<tr><td rowspan="6">沐浴后处理
<16 分 ></td><td>1. 新生儿脐部评估及护理方法正确</td><td>3</td><td></td><td rowspan="6"></td><td></td></tr>
<tr><td>2. 新生儿臀部护理动作到位，5% 鞣酸软膏涂抹均匀</td><td>2</td><td></td><td></td></tr>
<tr><td>3. 给新生儿穿衣方法和顺序正确，动作熟练</td><td>3</td><td></td><td></td></tr>
<tr><td>4. 脱去围裙，将新生儿安置妥当，并告知家长沐浴情况及沐浴后的注意事项</td><td>4</td><td></td><td></td></tr>
<tr><td>5. 垃圾初步处理正确</td><td>2</td><td></td><td></td></tr>
<tr><td>6. 及时消毒双手，记录沐浴情况</td><td>2</td><td></td><td></td></tr>
<tr><td colspan="2" rowspan="5">评价
<20 分 ></td><td>1. 新生儿、环境、自身、用物的评估及准备工作到位</td><td>4</td><td></td><td rowspan="5"></td><td></td></tr>
<tr><td>2. 操作规范，手法正确，动作熟练，操作过程中新生儿安全</td><td>4</td><td></td><td></td></tr>
<tr><td>3. 和新生儿家属沟通有效，取得合作</td><td>4</td><td></td><td></td></tr>
<tr><td>4. 态度和蔼，仪表举止大方，关爱新生儿</td><td>4</td><td></td><td></td></tr>
<tr><td>5. 在规定时间内完成，每超过 1 分钟扣 1 分</td><td>4</td><td></td><td></td></tr>
<tr><td colspan="2">总分</td><td></td><td>100</td><td></td><td></td><td></td></tr>
</table>

表 M–6　新生儿抚触评分标准

考核内容		考核点及评分要求	分值	扣分	得分	备注
评估及准备 <20 分 >	新生儿 <5 分 >	1. 核对新生儿基本信息并解释操作目的	2			
		2. 抚触时间选择恰当	3			
	环境 <5 分 >	温湿度适宜，播放轻音乐	5			
	操作者 <5 分 >	1. 着装整洁，未佩戴首饰	2			
		2. 指甲已修剪，消毒双手方法正确	3			
	用物 <5 分 >	用物准备齐全（每少 1 个扣 0.5 分，最多扣 2 分）；逐一对用物进行检查，质量符合要求；按操作先后顺序放置	5			
实施 <60 分 >	抚触前准备 <7 分 >	1. 解开新生儿包被，再次核对信息	2			
		2. 检查新生儿全身情况	2			
		3. 口述沐浴情况	1			
		4. 抱新生儿于浴巾上，取仰卧位，注意保暖	2			
	头面部抚触 <7 分 >	1. 倒适量抚触油于掌心，摩擦均匀，搓暖双手	1			
		2. 按顺序抚触头面部，动作娴熟，避开囟门；情感交流自然	6			
	胸部抚触 <5 分 >	双手交叉进行胸部抚触，力度合适，避开乳头；情感交流自然	5			
	腹部抚触 <8 分 >	双手依次进行腹部抚触，动作娴熟，避开脐部和膀胱；情感交流自然、真切	8			
	上肢抚触 <8 分 >	手臂、手腕、手指、掌心、手背等不同部位抚触方法正确，情感交流自然	8			
	下肢抚触 <8 分 >	大腿、小腿、踝部、足跟、脚趾、脚掌心、足背抚触方法正确，情感交流自然	8			
	背部抚触 <7 分 >	1. 调整新生儿体位为俯卧位，未遮住口鼻	2			
		2. 背部和脊柱抚触方法正确，新生儿舒适	5			
	臀部抚触 <3 分 >	臀部抚触方法正确	3			

续表

考核内容		考核点及评分要求	分值	扣分	得分	备注
实施 <60 分 >	抚触后处理 <7 分 >	1. 检查新生儿皮肤情况（口述：兜好尿布，注意保暖）	2			
		2. 新生儿安置妥当，与家属沟通有效	3			
		3. 医用垃圾初步处理正确	1			
		4. 消毒洗手方法正确，记录及时	1			
评价 <20 分 >		1. 与家属沟通有效，取得合作	4			
		2. 态度和蔼，关爱新生儿，操作过程中与新生儿在情感、语言、目光等方面的交流自然	4			
		3. 仪表举止大方得体，体现整体护理理念	4			
		4. 操作规范，动作熟练	4			
		5. 在规定时间内完成，每超过 1 分钟扣 1 分，扣满 4 分为止	4			
总分			100			

表 M–7　母乳喂养指导评分标准

考核内容		考核点及评分要求	分值	扣分	得分	备注
评估及准备 <20 分 >	产妇及婴儿 <9 分 >	1. 评估产妇对母乳喂养的认识与配合程度	3			
		2. 评估婴儿情况，有无母乳喂养禁忌证	3			
		3. 评估产妇有无母乳喂养禁忌证	3			
	环境 <2 分 >	符合母乳喂养要求	2			
	操作者 <4 分 >	1. 衣帽整洁，佩戴挂表	2			
		2. 洗手 / 消毒手方法正确	2			
	用物 <5 分 >	用物准备齐全（每少 1 个扣 0.5 分，最多扣 2 分）；逐一对用物进行评估，质量符合要求；按操作先后顺序放置	5			
实施 <60 分 >	产妇洗手 <4 分 >	1. 指导产妇洗手	2			
		2. 指导产妇必要时清洁乳头及乳晕	2			

续表

考核内容		考核点及评分要求	分值	扣分	得分	备注
实施 <60 分 >	指导哺乳体位 <6 分 >	根据分娩情况、全身情况及产妇意愿选择合适的哺乳体位	6			
	指导哺乳姿势 <10 分 >	指导哺乳姿势讲述清楚，产妇能理解，姿势合适	10			
	指导正确托乳房 <6 分 >	指导产妇托乳房方法正确，产妇能正确完成	6			
	指导帮助婴儿含接 <10 分 >	指导产妇帮助婴儿含接乳头方法正确，乳房没有堵住婴儿鼻孔	10			
	判断婴儿是否正确含接 <10 分 >	能口述判断婴儿是否正确含接乳头的指征	10			
	哺乳后指导 <6 分 >	1. 交换乳房哺乳时机及哺乳时间指导正确	2			
		2. 指导退出乳头方法正确	2			
		3. 指导排出婴儿胃内空气方法正确	2			
	操作后处理 <8 分 >	1. 指导产妇哺乳后抱婴儿体位正确，产妇能正确完成	2			
		2. 整理床单位，协助产妇取舒适卧位	2			
		3. 整理用物，垃圾初步处理正确	2			
		4. 及时消毒双手，方法正确，记录	2			
评价 <20 分 >		1. 操作规范，动作熟练，指导有效	4			
		2. 在规定时间内完成，每超过 1 分钟扣 1 分，扣满 4 分为止	4			
		3. 着装规范，符合要求	4			
		4. 举止大方，无多余动作	4			
		5. 语言亲切，态度和蔼，关爱患者	2			
		6. 健康指导内容和方式正确	2			
总分			100			

表 M-8　留置导尿评分标准

考核内容		考核点及评分要求	分值	扣分	得分	备注
评估及准备 <20 分 >	患者 <9 分 >	1. 核对医嘱	2			
		2. 评估患者全身情况：年龄、病情、意识状态	3			
		3. 评估患者会阴及膀胱充盈情况	2			
		4. 评估患者心理状况，解释并取得合作，嘱有自理能力的患者自行清洗会阴	2			
	环境 <3 分 >	清洁、宽敞、明亮，关闭门窗、屏风遮挡，符合无菌技术要求，注意保护隐私	3			
	操作者 <3 分 >	1. 着装整洁，戴好口罩、帽子，佩戴挂表	1			
		2. 消毒双手，方法正确	2			
	用物 <5 分 >	用物准备齐全（每少 1 个扣 0.5 分，最多扣 2 分）；逐一对用物进行检查，质量符合要求；按操作先后顺序放置	5			
实施 <60 分 >	初步消毒 <18 分 >	1. 带用物至床旁，核对患者信息，解释操作目的，取得同意；拉上窗帘或屏风遮挡	2			
		2. 了解外阴清洗情况	1			
		3. 体位安置符合操作要求，铺一次性垫巾，协助患者暴露外阴，患者感觉舒适	2			
		4. 打开消毒包方法正确，倒入消毒液量适宜	2			
		5. 戴无菌手套方法正确	2			
		6. 右手持止血钳夹消毒液棉球擦洗：从上至下、从外向内，每个棉球限用 1 次，消毒方向不折返，消毒顺序正确，中间不留空隙，动作轻柔，符合原则，关心患者	7			
		7. 医用垃圾初步处理正确	2			
	再次消毒 <18 分 >	1. 开无菌导尿包无污染，倒入适量消毒液，备好生理盐水、导尿管、无菌注射器、集尿袋	2			
		2. 戴无菌手套方法正确	2			
		3. 铺巾方法正确，无污染，无菌巾与孔巾构成一无菌区	4			
		4. 检查气囊，无漏气	2			

续表

考核内容		考核点及评分要求	分值	扣分	得分	备注
实施<60 分 >	再次消毒<18 分 >	5. 连接导尿管与集尿袋，润滑长度合适	2			
		6. 左手分开并固定小阴唇，右手持血管钳夹棉球消毒，消毒顺序为尿道口、两侧小阴唇内侧、尿道口，每个棉球用 1 次，污棉球及用过的血管钳放弯盘内并移开，消毒符合要求，顺序正确，动作轻柔	6			
	插管与固定<14 分 >	1. 嘱患者深呼吸，插管动作轻柔，插入尿道 4 ~ 6 cm，见尿液流出后再插入 7 ~ 10 cm，用血管钳夹闭导尿管末端。沟通有效	5			
		2. 根据导尿管上注明的气囊容积向气囊注入等量的无菌生理盐水，生理盐水注入方法正确，轻拉导尿管有阻力感，导尿管固定有效	4			
		3. 固定集尿袋，开放导尿管	2			
		4. 及时撤下用物，注意保护隐私和保暖	1			
		5. 集尿袋固定妥当，位置低于膀胱。脱手套。注明置管日期	2			
	导尿后处理<10 分 >	1. 及时撤出浴巾，协助患者穿好裤子及取舒适体位，床单位整洁	2			
		2. 消毒双手，方法正确；取下口罩；记录	3			
		3. 健康指导内容正确，方式合适	3			
		4. 医用垃圾初步处理正确	2			
评价<20 分 >		1. 患者满意	4			
		2. 护患沟通有效，患者合作	4			
		3. 仪表举止大方得体，关爱患者，体现整体护理理念	4			
		4. 操作规范，流程熟练	4			
		5. 在规定时间内完成，每超过 1 分钟扣 1 分，扣满 4 分为止	4			
总分			100			

表 M–9　会阴湿热敷评分标准

考核内容		考核点及评分要求	分值	扣分	得分	备注
评估及准备 <20 分 >	患者 <8 分 >	1. 核对床号、姓名，了解患者会阴伤口水肿面积或血肿大小，检查伤口有无感染，评估患者心理状态及合作程度	3			
		2. 解释会阴湿热敷的目的与配合方法	3			
		3. 协助患者排空膀胱，清洁会阴	2			
	环境 <3 分 >	清洁、安静、温湿度适宜，用布帘或屏风遮挡，保护患者隐私	3			
	操作者 <4 分 >	1. 着装整洁，戴好帽子、口罩	2			
		2. 修剪指甲，按七步洗手法洗手	2			
	用物 <5 分 >	用物准备齐全（每少 1 个扣 0.5 分，扣满 5 分为止）；质量符合要求；按操作先后顺序放置	5			
实施 <60 分 >	再次核对 <2 分 >	再次核对患者姓名并解释，取得合作	2			
	会阴擦洗 <10 分 >	1. 无菌治疗碗（杯）内倒入适量 0.02% 碘伏液，放入大棉签	2			
		2. 协助患者取膀胱截石位暴露会阴	2			
		3. 臀下垫一次性垫巾及治疗巾	2			
		4. 0.02% 碘伏液棉签行会阴擦洗，清洁局部伤口	4			
	湿热敷 <28 分 >	1. 在受敷部位涂凡士林后盖一层无菌纱布	2			
		2. 将 4 ~ 6 块无菌纱布块浸入湿热敷溶液中	2			
		3. 双手各持 1 把镊子将纱布拧至不滴水，展开纱布，敷在患处，覆盖 4 ~ 6 块	10			
		4. 在会阴湿热敷纱布块外面盖棉垫保温	2			
		5. 每隔 3 ~ 5 分钟更换湿热敷纱布 1 次，湿热敷时间为 15 ~ 20 分钟，亦可用热源袋放在棉垫外或用红外线灯照射以维持湿热敷温度（口述）	5			
		6. 湿热敷完毕，移去敷料，擦去皮肤上的凡士林，观察湿热敷处皮肤情况	5			
		7. 更换清洁会阴垫	2			

续表

考核内容		考核点及评分要求	分值	扣分	得分	备注
实施<60 分 >	操作后处理<5 分 >	1. 协助患者穿好衣裤，取舒适体位，整理床单位	2			
		2. 初步处理用物，洗手，取口罩	2			
		3. 记录湿热敷时间和效果	1			
	注意事项（口述）<15 分 >	1. 湿热敷应在会阴擦洗、局部伤口清洁后进行	3			
		2. 湿热敷的温度一般为 41 ~ 48 ℃	3			
		3. 湿热敷面积应是病损范围的 2 倍	3			
		4. 湿热敷过程中应定期检查热源袋是否完好，防止烫伤，对于休克、虚脱、昏迷及术后感觉不灵敏的患者尤应注意	3			
		5. 湿热敷过程中，随时评价湿热敷效果	3			
评价<20 分 >		1. 操作规范，动作熟练	4			
		2. 态度和蔼，关心体贴患者，与患者及其家属沟通有效	4			
		3. 保护患者隐私，患者舒适、安全	4			
		4. 湿热敷溶液温度适宜，皮肤无烫伤	4			
		5. 在规定时间内完成，每超过 1 分钟扣 1 分，扣满 4 分为止	4			
总分			100			

模块二　儿童护理技能项目评分标准

表 E–1　案例评估与分析评分标准

考核内容		考核点及评分要求		分值	扣分	得分	备注
护理评估<25 分 >	护士<5 分 >	着装	衣服整洁，戴好帽子	3			
		手	修剪指甲，按七步洗手法洗手	2			
	患者<20 分 >	评估	1. 核对床头卡和手腕带	3			
			2. 阅读案例，评估全身和局部情况	12			
			3. 沟通交流	5			

续表

<table>
<tr><th colspan="2">考核内容</th><th colspan="2">考核点及评分要求</th><th>分值</th><th>扣分</th><th>得分</th><th>备注</th></tr>
<tr><td rowspan="7">护理
方案
<75 分 ></td><td rowspan="2">护理诊断
<15 分 ></td><td>准确性</td><td>列出 2 ~ 5 个护理诊断</td><td>10</td><td></td><td rowspan="2"></td><td></td></tr>
<tr><td>排序</td><td>根据重要程度进行排序</td><td>5</td><td></td><td></td></tr>
<tr><td rowspan="2">预期目标
<10 分 ></td><td>规范性</td><td>描述规范</td><td>5</td><td></td><td rowspan="2"></td><td></td></tr>
<tr><td>针对性</td><td>目标有针对性</td><td>5</td><td></td><td></td></tr>
<tr><td rowspan="2">护理措施
<40 分 ></td><td>科学性</td><td>护理措施科学合理</td><td>15</td><td></td><td rowspan="2"></td><td></td></tr>
<tr><td>针对性</td><td>能在分析案例的基础上提出有针对性的措施，措施有效，能达到预期目标</td><td>25</td><td></td><td></td></tr>
<tr><td>护理效果
<10 分 ></td><td>有效性</td><td>解决了护理问题，护理目标有效达成</td><td>10</td><td></td><td></td><td></td></tr>
</table>

表 E–2　体格测量评分标准

<table>
<tr><th colspan="2">考核内容</th><th>考核点及评分要求</th><th>分值</th><th>扣分</th><th>得分</th><th>备注</th></tr>
<tr><td rowspan="7">评估及
准备
<20 分 ></td><td rowspan="2">患儿
<6 分 ></td><td>1. 评估个人信息及合作情况</td><td>4</td><td></td><td></td><td></td></tr>
<tr><td>2. 时间选择恰当</td><td>2</td><td></td><td></td><td></td></tr>
<tr><td>环境
<4 分 ></td><td>室内安静、清洁、温暖、光线明亮</td><td>4</td><td></td><td></td><td></td></tr>
<tr><td rowspan="2">操作者
<4 分 ></td><td>1. 着装整洁，端庄大方</td><td>2</td><td></td><td></td><td></td></tr>
<tr><td>2. 修剪指甲，消毒双手方法正确</td><td>2</td><td></td><td></td><td></td></tr>
<tr><td>用物
<6 分 ></td><td>用物准备齐全：（1）电子体重秤；（2）一次性垫巾；（3）软尺；（4）身长测量器；（5）手消毒剂；（6）护理记录单（按需准备）</td><td>6</td><td></td><td></td><td></td></tr>
<tr></tr>
<tr><td rowspan="5">操作过程
<60 分 ></td><td rowspan="2">核对患儿
<4 分 ></td><td>1. 核对患儿信息</td><td>2</td><td></td><td rowspan="2"></td><td></td></tr>
<tr><td>2. 解释体格测量的目的</td><td>2</td><td></td><td></td></tr>
<tr><td rowspan="3">体重测量
<12 分 ></td><td>1. 将电子体重秤接通电源，确认功能正常</td><td>2</td><td></td><td rowspan="3"></td><td></td></tr>
<tr><td>2. 将一次性垫巾铺在体重秤上</td><td>2</td><td></td><td></td></tr>
<tr><td>3. 去除患儿衣服及尿布，将其轻轻放于秤盘上，数值稳定后准确读数并记录</td><td>8</td><td></td><td></td></tr>
</table>

续表

考核内容		考核点及评分要求	分值	扣分	得分	备注
操作过程 <60 分 >	身长测量 <13 分 >	1. 将一次性垫巾铺在测量板上，患儿仰卧于测量板中线上	2			
		2. 将头顶部轻触测量板顶端，头部扶正，双手自然伸平	2			
		3. 左手按住患儿双膝，使双腿伸直，右手推动滑板至两足底，准确读数并记录	9			
	头围测量 <13 分 >	1. 协助患儿取坐位或立位	2			
		2. 左手拇指将软尺零点固定于患儿头部一侧眉弓上缘，右手持软尺紧贴头皮绕枕骨粗隆至另一侧眉弓上缘，回到零点	2			
		3. 准确读出头围数值并记录	9			
	胸围测量 <12 分 >	1. 协助患儿取坐位或立位，两臂自然平放或下垂	2			
		2. 左手将软尺零点固定于患儿一侧乳头下缘，右手持软尺紧贴皮肤，经背部两侧肩胛骨下缘绕胸一周回至零点	2			
		3. 取平静呼吸时吸、呼气的平均数并记录	8			
	操作后处理 <6 分 >	1. 安置妥当，与家长沟通有效	2			
		2. 告知家属测量的结果并对其进行宣教	2			
		3. 整理用物，垃圾分类处理	1			
		4. 洗手	1			
评价 <20 分 >		1. 体格测量有效	5			
		2. 动作轻柔，语言亲切，操作规范	5			
		3. 沟通有效，解释合理	5			
		4. 在规定时间内完成	5			
总分			100			

表 E-3　红臀的护理评分标准

<table>
<tr><th colspan="3">考核内容</th><th>考核点及评分要求</th><th>分值</th><th>扣分</th><th>得分</th><th>备注</th></tr>
<tr><td rowspan="7">评估及准备
<20 分></td><td colspan="2" rowspan="2">患儿
<5 分></td><td>1. 核对患儿基本信息</td><td>2</td><td></td><td></td><td></td></tr>
<tr><td>2. 评估患儿臀部皮肤情况</td><td>3</td><td></td><td></td><td></td></tr>
<tr><td colspan="2">环境
<5 分></td><td>符合红臀的护理要求</td><td>5</td><td></td><td></td><td></td></tr>
<tr><td colspan="2" rowspan="2">操作者
<5 分></td><td>1. 着装整洁，按七步洗手法洗手</td><td>2</td><td></td><td></td><td></td></tr>
<tr><td>2. 手上无饰品，指甲已修剪，消毒双手方法正确</td><td>3</td><td></td><td></td><td></td></tr>
<tr><td colspan="2">用物
<5 分></td><td>用物准备齐全（每少 1 个扣 0.5 分，最多扣 2 分）；逐一对用物进行检查，质量符合要求；按操作先后顺序放置</td><td>5</td><td></td><td></td><td></td></tr>
<tr><td rowspan="14">实施
<60 分></td><td colspan="2" rowspan="3">操作前准备
<7 分></td><td>1. 再次核对患儿基本信息</td><td>3</td><td></td><td></td><td></td></tr>
<tr><td>2. 患儿取仰卧位</td><td>2</td><td></td><td></td><td></td></tr>
<tr><td>3. 解开包被、取下纸尿裤</td><td>2</td><td></td><td></td><td></td></tr>
<tr><td colspan="2" rowspan="2">臀部清洁
<10 分></td><td>1. 轻提患儿双足，用温水从前向后清洗臀部</td><td>5</td><td></td><td></td><td></td></tr>
<tr><td>2. 用小毛巾吸干皮肤水分，将清洁纸尿裤垫于臀下，动作娴熟，情感交流自然</td><td>5</td><td></td><td></td><td></td></tr>
<tr><td rowspan="9">臀部护理
<33 分></td><td rowspan="4">轻度红臀</td><td>1. 红臀部位涂抹鞣酸软膏</td><td>10</td><td></td><td></td><td></td></tr>
<tr><td>2. 环形按摩，动作娴熟，情感交流自然、真切</td><td>8</td><td></td><td></td><td></td></tr>
<tr><td>3. 兜好松紧适宜、透气的纸尿裤，情感交流自然</td><td>10</td><td></td><td></td><td></td></tr>
<tr><td>4. 纸尿裤 2 小时更换 1 次（口述）</td><td>5</td><td></td><td></td><td></td></tr>
<tr><td rowspan="5">重度红臀</td><td>1. 红臀部位充分暴露在空气中或阳光下，暴露 10 ~ 20 分钟，每天 2 ~ 3 次（口述）</td><td>7</td><td></td><td></td><td></td></tr>
<tr><td>2. 暴露期间注意保暖（口述）</td><td>5</td><td></td><td></td><td></td></tr>
<tr><td>3. 放射状涂抹鞣酸软膏，动作娴熟，情感交流自然、真切</td><td>8</td><td></td><td></td><td></td></tr>
<tr><td>4. 兜好松紧适宜、透气的纸尿裤，情感交流自然</td><td>8</td><td></td><td></td><td></td></tr>
<tr><td>5. 根据需要及时更换纸尿裤（口述）</td><td>5</td><td></td><td></td><td></td></tr>
</table>

续表

考核内容		考核点及评分要求	分值	扣分	得分	备注
实施 <60 分 >	护理后处理 <10 分 >	1. 帮助患儿穿好衣物	2			
		2. 患儿安置妥当，与家属沟通有效	4			
		3. 整理用物，医用垃圾初步处理正确	2			
		4. 洗手 / 消毒手方法正确，记录及时	2			
评价 <20 分 >		1. 与家属沟通有效	4			
		2. 态度和蔼，关爱患儿，操作过程中与患儿在情感、语言、目光等方面的交流自然	4			
		3. 仪表举止大方得体，体现整体护理理念	4			
		4. 操作规范，动作熟练	4			
		5. 在规定时间内完成，每超过 1 分钟扣 1 分，扣满 4 分为止	4			
总分			100			

表 E–4　皮下注射评分标准

考核内容		考核点及评分要求	分值	扣分	得分	备注
评估及准备 <20 分 >	患者 <9 分 >	1. 核对医嘱、注射卡	2			
		2. 评估患者全身情况：年龄、病情、意识状态、用药史、过敏史、家族史等	3			
		3. 评估患者局部情况，选择合适注射部位：无红肿、硬结、瘢痕等情况，肢体活动度良好	2			
		4. 评估患者心理状况，解释并取得合作	2			
	环境 <2 分 >	符合注射环境要求，保护隐私	2			
	操作者 <4 分 >	1. 衣帽整洁，佩戴挂表	2			
		2. 洗手 / 消毒手方法正确，戴口罩	2			
	用物 <5 分 >	用物准备齐全（每少 1 个扣 0.5 分，扣满 5 分为止）；逐一对用物进行评估，质量符合要求；摆放有序，符合操作原则	5			

续表

考核内容		考核点及评分要求	分值	扣分	得分	备注
实施 <60 分>	备药 <13 分>	1. 核对注射卡、药物	2			
		2. 规范抽吸药液，剂量准确，无污染，无浪费	4			
		3. 再次核对并签名	2			
		4. 请他人核对并签名	2			
		5. 医用垃圾初步处理正确	1			
		6. 及时消毒双手，方法正确；取下口罩	2			
	注射 <40 分>	1. 带用物至患者床旁，核对床号、姓名，并解释	2			
		2. 协助患者取合适体位	3			
		3. 及时消毒双手，方法正确，戴口罩	2			
		4. 注射部位选择合适，定位方法正确并能口述	6			
		5. 注射部位皮肤消毒符合要求（消毒 2 遍，消毒范围不小于 5 cm，待干）	4			
		6. 注射前查对，排尽注射器内的空气，备干棉签	3			
		7. 持针方法正确，绷紧皮肤，进针角度、深度合适，回抽无回血，注射一次成功	8			
		8. 缓慢推药并口述，询问患者感受	4			
		9. 注射完毕快速拔针并按压	2			
		10. 及时处理注射器和针头	2			
		11. 再次核对、记录	2			
		12. 及时消毒双手，取下口罩	2			
	注射后处理 <7 分>	1. 整理床单位，帮助患者取舒适体位	1			
		2. 健康教育内容、方式合适	2			
		3. 医用垃圾初步处理正确	2			
		4. 巡视病房，听取患者主诉，及时发现并处理用药后反应	2			

续表

考核内容	考核点及评分要求	分值	扣分	得分	备注
评价 <20 分 >	1. 遵守原则和规范，无菌观念强，做到“五个准确”	4			
	2. 动作轻柔，运用无痛注射技术	4			
	3. 护患沟通良好，健康教育有效	4			
	4. 仪表举止端庄，关爱患者	4			
	5. 在规定时间内完成，每超过 1 分钟扣 1 分，扣满 4 分为止	4			
总分		100			

表 E-5　静脉血标本采集评分标准

考核内容		考核点及评分要求	分值	扣分	得分	备注
评估及准备 <20 分 >	患者 <10 分 >	1. 核对医嘱、检验单	2			
		2. 评估患者全身情况：病情、意识、检查项目、采血前的用药情况、是否进餐	3			
		3. 评估患者局部情况：注射部位皮肤有无瘢痕、硬结、炎症；静脉充盈度及管壁弹性；肢体活动情况。若一侧肢体有静脉输液，应在对侧肢体采血	3			
		4. 评估患者心理状况，解释并取得合作	2			
	环境 <<2 分 >	环境清洁、干燥、明亮，符合注射要求	2			
	自身 <3 分 >	1. 着装整洁，端庄大方	1			
		2. 消毒手方法正确，戴口罩	2			
实施 <60 分 >	用物 <5 分 >	用物准备齐全（每少 1 个或准备错误 1 个扣 0.5 分，最多扣 2 分）；逐一对用物进行检查，质量符合要求；摆放有序，符合操作原则	5			
	采集前准备 <11 分 >	1. 标本容器标签粘贴正确，核对检验单及标本容器	4			
		2. 核对患者，解释合理，患者体位合适，选择血管正确	4			
		3. 备好一次性止血带、小枕及一次性垫巾	3			

续表

考核内容		考核点及评分要求	分值	扣分	得分	备注
实施 <60 分>	采集过程 <40 分>	1. 正确消毒双手，戴手套及口罩，扎一次性止血带，注射部位皮肤消毒符合要求（消毒 2 遍，消毒范围不小于 5 cm，中间不留缝隙，待干），嘱患者握拳	8			
		2. 穿刺前查对，备干棉签	4			
		3. 正确持采血针，绷紧皮肤，持针方法正确（针头斜面向上，与皮肤呈 15° ~ 30° 角刺入静脉内），见回血后抽取所需血量	10			
		4. 根据检验目的的不同将标本注入不同标本容器内	4			
		5. 松一次性止血带，松拳，采血完毕快速拔针，按压得当，沟通到位	8			
		6. 正确处理采血针及其他医用垃圾	4			
		7. 再次核对检验单，将真空采血管上的条码粘贴在检验单上	2			
	操作后处理 <9 分>	1. 脱手套，消毒双手，取下口罩	2			
		2. 记录，健康指导内容合理	3			
		3. 将标本送检，按规定对物品进行分类处理	4			
评价 <20 分>		1. 患者满意，穿刺部位皮肤无肿胀、疼痛	4			
		2. 操作规范，流程熟练，严格遵守查对制度和无菌技术操作原则	4			
		3. 仪表举止大方得体，关爱患者，体现整体护理理念	4			
		4. 护患沟通有效，患者合作，并知道静脉血标本采集的目的和意义	4			
		5. 在规定时间内完成，每超过 1 分钟扣 1 分，扣满 4 分为止	4			
总分			100			

表 E–6　雾化吸入评分标准

考核内容		考核点及评分要求	分值	扣分	得分	备注
评估及准备 <20 分 >	患者 <9 分 >	1. 核对医嘱	2			
		2. 评估患者全身情况：病情、意识状态、肢体活动能力、治疗情况、用药史、过敏史	2			
		3. 评估患者局部情况：呼吸道是否通畅，面部及口腔黏膜有无感染、溃疡等	3			
		4. 评估患者心理状况，解释并取得合作	2			
	环境 <2 分 >	环境清洁、安静，光线、温湿度适宜	2			
	操作者 <4 分 >	1. 着装整洁	2			
		2. 洗手方法正确，戴口罩	2			
	用物 <5 分 >	用物准备齐全（每少 1 个扣 0.5 分，最多扣 2 分）；逐一对用物进行检查，质量符合要求；摆放有序，符合操作原则	5			
实施 <60 分 >	雾化吸入前准备 <15 分 >	1. 检查雾化器各部件是否完好，有无松动、脱落等异常情况	3			
		2. 连接雾化器各部件	3			
		3. 水槽内加冷蒸馏水，水量要求浸没雾化罐底部的透声膜	3			
		4. 核对医嘱、治疗卡（单）、药物，将药物用生理盐水稀释至 30 ~ 50 mL 加入雾化罐内，将雾化罐放入水槽，盖紧水槽盖	6			
	雾化吸入 <25 分 >	1. 携用物至床旁，核对患者床号、姓名、手腕带并解释操作目的	3			
		2. 协助患者取舒适卧位，颌下铺巾	3			
		3. 接通电源，打开电源开关，调整定时开关至所需时间，打开雾化开关，调节雾量	6			
		4. 二次核对	2			
		5. 将口含嘴放入患者口中（也可使用面罩罩住患者口鼻部）	4			
		6. 指导患者闭口深呼吸，告知患者或家属注意事项	5			
		7. 再次核对	2			

续表

考核内容		考核点及评分要求	分值	扣分	得分	备注
实施<60 分 >	雾化吸入结束<5 分 >	1. 雾化吸入完毕（口述），取下口含嘴或面罩	2			
		2. 先关雾化开关，再关电源开关	3			
	操作后处理<15 分 >	1. 清洁患者面部，取下治疗巾	3			
		2. 协助患者取舒适卧位，整理床单位，进行健康指导	4			
		3. 分类处置用物，放掉水槽内的水并擦干水槽，将口含嘴、雾化罐、螺纹管浸泡于消毒液内 1 小时，将口含嘴用温开水冲洗，再洗净晾干备用（口述）	4			
		4. 洗净双手，取下口罩，记录	4			
评价<20 分 >		1. 患者满意，呼吸道通畅，感觉舒适	4			
		2. 操作规范，流程熟练	4			
		3. 护患沟通良好，健康指导有效	4			
		4. 仪表举止大方得体，关爱患者	4			
		5. 在规定时间内完成，每超过 1 分钟扣 1 分，扣满 4 分为止	4			
总分			100			

模块三　成人护理技能项目评分标准

表 C–1　案例评估与分析评分标准

考核内容		考核点及评分要求		分值	扣分	得分	备注
护理评估<25 分 >	护士<5 分 >	着装	衣服整洁，戴好帽子	3			
		手	修剪指甲，按七步洗手法洗手	2			
	患者<20 分 >	评估	1. 核对床头卡和手腕带	3			
			2. 阅读案例，评估全身和局部情况	12			
			3. 沟通交流	5			

续表

考核内容		考核点及评分要求		分值	扣分	得分	备注
护理方案 <75 分 >	护理诊断 <15 分 >	准确性	列出 2 ~ 5 个护理诊断	10			
		排序	按重要程度进行排序	5			
	预期目标 <10 分 >	规范性	描述规范	5			
		针对性	目标有针对性	5			
	护理措施 <40 分 >	科学性	护理措施科学合理	15			
		针对性	能在分析案例的基础上提出有针对性的措施，措施有效，能达到预期目标	25			
	护理效果 <10 分 >	有效性	解决了护理问题，护理目标有效达成	10			
总分				100			

表 C–2　肺部评估评分标准

考核内容		考核点及评分要求	分值	扣分	得分	备注
评估及准备 <20 分 >	患者 <9 分 >	1. 检查前告知患者检查内容及目的，取得患者同意	5			
		2. 患者取坐位或卧位（检查者立于患者右侧）；充分暴露患者检查部位，注意保暖	4			
	环境 <2 分 >	评估环境，保护患者隐私	2			
	操作者 <4 分 >	1. 着装整洁，穿工作服，戴口罩、帽子，洗手（可口述）	2			
		2. 为女性患者检查时，男性检查者需口述要求女性医务人员陪同（女性检查者直接得分）	2			
	用物 <5 分 >	逐一检查用物，质量符合要求；用物准备齐全（每少 1 个扣 1 分，最多扣 5 分）	5			
实施 <70 分 >	视诊 <10 分 >	1. 呼吸运动类型：胸 / 腹式呼吸（1 分）	1			
		2. 呼吸频率：次 / 分（1 分），口述未见浅快及深大呼吸（2 分）	3			
		3. 呼吸节律均匀、整齐（2 分），口述无潮式呼吸，无间停呼吸，无叹气样呼吸，无抑制性呼吸（每项 1 分）	6			

续表

考核内容		考核点及评分要求	分值	扣分	得分	备注
实施<70 分 >	触诊<20 分 >	1. 胸廓扩张度检查手法正确（6 分），报告结果：胸廓扩张度双侧对称（2 分）	8			
		2. 前胸语音震颤（位置正确 1 分，手法正确 4 分），报告结果（1 分）；背部语音震颤（位置正确 1 分，手法正确 4 分），报告结果（1 分）	12			
	叩诊<20 分 >	叩诊锁骨中线肺下界（手法、位置正确 6 分），叩诊腋中线肺下界（手法、位置正确 6 分），叩诊肩胛线肺下界（手法、位置正确 6 分），报告结果（2 分）	20			
	听诊<15 分 >	肺部呼吸音及啰音：听诊前胸，从肺尖开始，沿锁骨中线和腋前线逐一肋间向下听诊，左右对比（5 分）；听诊侧胸，从腋窝开始，逐渐下听至肺下界，左右对比（5 分）；听诊背部（肩胛间区和肩胛下区）（3 分）。每处听诊至少 1 ~ 2 个呼吸周期（1 分），报告结果（1 分）	15			
	检查完毕后整理<5 分 >	1. 检查完成后为患者整理衣物、被褥	2			
		2. 协助患者取舒适体位并交代注意事项	1			
		3. 告知患者及家属检查结果及下一步处理意见	1			
		4. 整理用物，消毒双手，并记录结果	1			
评价<10 分 >		1. 态度和蔼，护患沟通有效，患者合作	2			
		2. 操作规范，手法轻柔，操作过程中无过多改变患者体位，以免造成患者不适，注意患者感受	2			
		3. 注意保护患者隐私，解释合理	2			
		4. 在规定时间内完成，每超过 1 分钟扣 1 分，扣满 4 分为止	4			
总分			100			

表 C-3 气囊面罩的使用评分标准

考核内容		考核点及评分要求	分值	扣分	得分	备注
评估及准备 <20 分 >	患者 <10 分 >	1. 评估患者病情、意识、呼吸	5			
		2. 呼救	3			
		3. 计时	2			
	环境 <2 分 >	现场环境安全，符合操作要求	2			
	操作者 <3 分 >	着装整洁	3			
	用物 <5 分 >	用物准备齐全（每少 1 个扣 0.5 分，最多扣 3 分）	5			
实施 <60 分 >	操作前准备 <6 分 >	1. 携用物至床旁，核对患者，向患者及其家属解释并取得合作	2			
		2. 正确连接气囊面罩各部件	2			
		3. 连接氧气	1			
		4. 将床头推离墙面 1 m，撤床头板	1			
	安置体位 <3 分 >	1. 安置患者于去枕仰卧位	1			
		2. 解开衣领和裤腰带	1			
		3. 掀开被子，暴露胸部	1			
	放置气囊面罩 <2 分 >	将气囊面罩放置于患者头侧	2			
	清理呼吸道 <5 分 >	1. 检查颈部有无损伤	2			
		2. 检查口鼻腔，清除口鼻分泌物及异物	2			
		3. 有活动性义齿者，取出活动性义齿（口述）	1			
	开放气道 <4 分 >	选择合适的方法开放气道	4			
	固定面罩 <8 分 >	1. 将气囊面罩放置于患者头侧	2			
		2. 调节氧流量为 8 ~ 10 L/min	1			
		3. 固定面罩：一手拇指与示指将氧气面罩紧扣于患者口鼻，保证密闭无漏气。中指、环指、小指放于患者耳垂下下颌角处，将下颌向上托起，保持气道打开（EC 手法）	5			

续表

考核内容		考核点及评分要求	分值	扣分	得分	备注
实施<60 分 >	挤压呼吸囊<12 分 >	1. 另一手规律挤压呼吸囊	6			
		2. 挤压频率：10 ~ 12 次 / 分	2			
		3. 挤压气量：500 ~ 600 mL	2			
		4. 挤压吸呼之比：1 ：（1.5 ~ 2.0）	2			
	通气观察<6 分 >	1. 挤压时观察患者胸廓有无隆起	2			
		2. 单向阀门是否打开	2			
		3. 氧气面罩内是否呈气雾状	2			
	评估有效指征<8 分 >	1. 患者胸廓出现起伏	2			
		2. 面色及口唇、甲床、皮肤色泽转为红润	2			
		3. 听诊有呼吸音	2			
		4. 血氧饱和度改善，维持在 90% 以上（口述）	2			
	操作后处理<6 分 >	1. 抢救成功后，遵医嘱停用呼吸气囊	1			
		2. 协助患者取舒适体位，口述进一步生命支持	1			
		3. 嘱患者绝对卧床休息，不要紧张，向家属介绍病情	1			
		4. 整理用物，医用垃圾分类处理	1			
		5. 气囊面罩正确消毒后备用（口述）	1			
		6. 洗手并记录	1			
评价<20 分 >		1. 使用气囊面罩通气有效	4			
		2. 动作规范，操作熟练，急救意识强	4			
		3. 态度严谨，突发事件处理合适	4			
		4. 沟通有效，解释合理	4			
		5. 在规定时间内完成（每超过 1 分钟扣 1 分，扣满 4 分为止）	4			
总分			100			

表 C-4　气管异物的急救评分标准

考核内容		考核点及评分要求	分值	扣分	得分	备注
评估及准备 <20 分>	患者 <5 分>	评估患者异物接触史、气道梗阻表现	5			
	环境 <5 分>	现场环境安全、宽敞	5			
	操作者 <5 分>	着装整洁	5			
	用物 <5 分>	用物准备齐全（每少 1 个扣 0.5 分，最多扣 3 分）	5			
实施 <60 分>	成人立位腹部冲击法 <24 分>	1. 向患者及其家属解释并取得合作	2			
		2. 患者取站立位，两腿分开，弯腰，头部略前倾，嘱患者嘴要张开	4			
		3. 施救者站在患者背后，呈弓箭步，一只腿置于患者两腿之间，两手臂环绕其腰部。一手握成空心拳，拳眼向内，置于患者剑突下方、肚脐上方 2 横指处	6			
		4. 用另一手紧扣拳头，快速向内、向上挤压冲击患者腹部 6 ~ 10 次。重复以上动作，直至异物排出	6			
		5. 每次冲击应是独立、有力的动作，施力方向向内、向上，防止胸部和腹内脏器损伤	6			
	昏迷患者卧位冲击法 <10 分>	1. 患者取仰卧位，开放呼吸道	2			
		2. 施救者骑跨在患者大腿外侧，一手以掌根按压肚脐与剑突之间的部位，另一手掌覆盖其上，快速向前上方挤压冲击患者腹部 6 ~ 10 次，重复以上动作，直至异物排出	6			
		3. 如异物冲出后留在口腔，用纱布清除	2			
	婴幼儿肩背部冲击法 <10 分>	1. 适用于 1 岁以下婴幼儿	2			
		2. 施救者单膝下跪或取坐位，患儿取俯卧位	2			
		3. 一只手固定患儿双侧下颌角，手臂紧贴患儿的前胸，使患儿处于头低足高位，将手臂放在膝盖上，另一只手掌呈空杯状，在其肩背部叩击 4 ~ 6 次	3			
		4. 用手固定头颈部，两前臂夹住患儿躯干，小心翻转呈仰卧位，用示指和中指快速冲击性按压患儿两乳头连线中点 4 ~ 6 次，频率慢于心脏按压。重复以上动作，观察是否将异物排出	3			

续表

考核内容		考核点及评分要求	分值	扣分	得分	备注
实施<60 分 >	健康教育<6 分 >	1. 进食时要充分咀嚼，避免大笑、讲话	3			
		2. 婴幼儿避免进食果冻、豆子等食物，儿童不宜把玩具放嘴里玩耍	3			
	整理记录<10 分 >	1. 协助患者取舒适体位	2			
		2. 按要求记录患者病情	2			
		3. 整理用物，医用垃圾分类处理	2			
		4. 必要时进行进一步检查、治疗	2			
		5. 操作中密切观察患者病情变化，出现心脏骤停时，立即启动心肺复苏（口述）	2			
评价<20 分 >		1. 动作规范，操作熟练，急救意识强	4			
		2. 态度严谨，突发事件处理合适	4			
		3. 沟通有效，解释合理	4			
		4. 注意保护患者安全	4			
		5. 在规定时间内完成（每超过 1 分钟扣 1 分，扣满 4 分为止）	4			
总分			100			

表 C–5　呼吸功能锻炼评分标准

考核内容		考核点及评分要求	分值	扣分	得分	备注
评估及准备<20 分 >	患者<10 分 >	1. 核对医嘱单、治疗卡及患者床号、姓名	2			
		2. 评估患者全身状况、意识状态、呼吸情况、合作程度	5			
		3. 向患者解释，取得配合	3			
	环境<2 分 >	环境清洁、光线充足、温湿度适宜	2			
	操作者<3 分 >	1. 着装整洁、规范	1			
		2. 洗手、戴口罩	2			
	用物<5 分 >	用物准备齐全：（1）记录单；（2）蜡烛；（3）打火机；（4）挂表；（5）治疗单；（6）笔；（7）手消毒剂。摆放合理，符合操作要求（每少 1 个扣 0.5 分，最多扣 3 分）	5			

续表

考核内容		考核点及评分要求	分值	扣分	得分	备注
实施 <60 分>	操作前 <9 分>	1. 再次核对患者床号、姓名、住院号	3			
		2. 向患者解释，取得配合	3			
		3.（口述）评估患者生命体征是否平稳，检查患者呼吸状况及呼吸形态	3			
	缩唇呼吸 <22 分>	1. 协助患者取立位或坐位或仰卧位	4			
		2. 用鼻深吸气，呼气时口缩成吹口哨状，使气体通过缩窄的口型缓缓呼出	6			
		3. 吸 ：呼时间比为 1 ：2 或 1 ：3，可与吹蜡烛火苗结合练习（呼气流量以能使距离口唇 15 ~ 20 cm、与口唇同水平的蜡烛火焰随气流倾斜又不熄灭为宜）	6			
		4. 每天训练 3 ~ 4 次，每次重复 8 ~ 10 次	6			
	腹式呼吸 <24 分>	1. 协助患者取立位或坐位或仰卧位	4			
		2. 嘱患者全身放松，双手分别放于前胸部及上腹部，以感受胸腹起伏	5			
		3. 用鼻深吸气，胸部不动，尽力挺腹；用口缓慢呼气，同时收缩腹部	5			
		4. 缩唇呼吸与腹式呼吸应结合练习，每天训练 2 ~ 3 次，每次 10 ~ 20 分钟，每分钟 7 ~ 8 次	5			
		5. 观察患者训练中有无呼吸困难或胸闷等症状，如有不适，立即停止训练	5			
	操作后 <5 分>	1. 协助患者取舒适卧位，询问需要，整理床单位	1			
		2. 洗手，记录	2			
		3. 给予饮食、运动及呼吸功能锻炼等方面的健康教育	2			
评价 <20 分>		1. 患者安全、满意	4			
		2. 演示、指导方法正确，患者能掌握操作要领	4			
		3. 沟通有效，解释合理，配合良好，健康教育内容和方式合理	4			
		4. 关爱患者，语言亲切，态度和蔼	4			
		5. 在规定时间内完成（每超过 1 分钟扣 1 分，扣满 4 分为止）	4			
总分			100			

表 C–6　叩背排痰评分标准

考核内容		考核点及评分要求	分值	扣分	得分	备注
评估及准备 <20 分 >	患者 <10 分 >	1. 核对医嘱，查阅病历，确定病变部位及患者床号、姓名、住院号	2			
		2. 解释并取得合作	2			
		3. 评估病情、咳嗽能力、影响咳痰的因素、合作能力、是否进食	2			
		4. 听诊肺部，判断湿罗音集中的部位；阅读 X 线胸片，确定病灶所在的肺叶或肺段	4			
	环境 <2 分 >	清洁、安静、明亮，温湿度适宜，关门窗或屏风遮挡	2			
	操作者 <3 分 >	着装整洁、规范，指甲已剪（口述），洗手，戴口罩	3			
	用物 <5 分 >	用物准备齐全：（1）手消毒剂；（2）水杯 2 个（一个内盛温开水）；（3）吸管；（4）听诊器；（5）痰杯；（6）治疗巾；（7）纸巾；（8）软枕 2 个；（9）医嘱单；（10）护理记录单；（11）生活垃圾桶；（12）医用垃圾桶；（13）笔。摆放合理，符合操作要求（每少 1 个扣 0.5 分，最多扣 3 分）	5			
实施 <60 分 >	核对解释 <5 分 >	1. 携用物至床旁，核对床号、姓名、住院号，取得患者合作	2			
		2. 向患者解释操作目的、方法及注意事项。选择在餐后 2 小时至餐前 30 分钟进行，叩击 30 分钟后方可进食	3			
	叩背 <30 分 >	1. 确定患者呈空腹状态，患者穿单层上衣，根据痰液潴留部位协助患者取合适体位（如取侧卧位、胸前及双膝置软枕，取坐位、胸前抱软枕）	5			
		2. 治疗巾垫于颌下	2			
		3. 叩击方法：将 5 指并拢呈空杯状，利用腕力，快速、有力地叩击胸壁	7			
		4. 叩击原则：从下至上、从外至内（背部从第 10 肋间，胸部从第 6 肋间，向上叩击至肩部），注意避开乳房、心脏、骨突部位（如脊椎、肩胛骨、胸骨）及衣服拉链、纽扣等	7			

续表

考核内容		考核点及评分要求	分值	扣分	得分	备注
实施<60 分 >	叩背<30 分 >	5. 力度适宜，以不使患者感到疼痛为宜	3			
		6. 每一肺叶叩击 1 ~ 3 分钟，每次叩击 5 ~ 15 分钟，每分钟叩击 120 ~ 180 次（口述，考核叩击 2 ~ 3 分钟即可）	3			
		7. 操作中注意观察病情变化，询问有无不适，如出现发绀、呼吸困难应停止操作	3			
	有效咳嗽<16 分 >	1. 指导患者先进行深而慢的腹式呼吸 5 ~ 6 次	3			
		2. 深吸气后屏气 3 ~ 5 秒，身体前倾，进行 2 ~ 3 次短促有力的咳嗽，咳嗽的同时收缩腹肌，或用手按压上腹部，帮助咳嗽	4			
		3. 重复做 2 ~ 3 次，休息几分钟后再重新开始（口述），如有排痰，及时擦拭清理	2			
		4. 听诊肺部，判断排痰效果	3			
		5. 观察痰液量、性质，必要时送检	2			
		6. 协助患者漱口，清洁面部	2			
	整理<9 分 >	1. 协助患者取舒适体位，整理床单位	2			
		2. 整理用物，医用垃圾分类处理	2			
		3. 洗手并记录	2			
		4. 进行健康教育	3			
评价<20 分 >		1. 操作规范，流程熟练	5			
		2. 患者满意，叩击有效，有痰液咳出	5			
		3. 沟通有效，解释合理	5			
		4. 在规定时间内完成	5			
总分			100			

表 C–7　体位引流评分标准

考核内容		考核点及评分要求	分值	扣分	得分	备注
评估及准备 <20 分 >	患者 <10 分 >	1. 评估患者咳嗽、呼吸、意识状态、自理能力及合作程度	3			
		2. 进行肺部听诊，确认病变部位	3			
		3. 明确胸片提示的炎性灶所在的肺叶或肺段	4			
	环境 <3 分 >	现场环境清洁、宽敞、明亮，符合体位引流要求	3			
	操作者 <2 分 >	着装整洁、规范，洗手，戴口罩	2			
	用物 <5 分 >	用物准备齐全：（1）听诊器；（2）枕头；（3）弯盘；（4）消毒痰盂；（5）漱口水；（6）一次性手套；（7）医嘱单、治疗卡；（8）快速手消毒剂；（9）医用垃圾桶、生活垃圾桶；（10）必要时备吸引器及吸痰用物。摆放合理，符合操作要求（每少 1 个扣 0.5 分，最多扣 3 分）	5			
实施 <60 分 >	体位引流 <25 分 >	1. 核对床号、姓名，向患者解释	2			
		2. 测量患者生命体征，进行肺部听诊，确定病变部位	4			
		3. 根据患者病变部位确定引流体位（病变部位在上，引流支气管开口朝下）	9			
		4. 协助患者摆好体位，并指导患者在体位引流过程中进行深呼吸、有效的咳嗽，必要时辅助胸部叩击等促进排痰	5			
		5. 根据患者耐受情况和病情需要确定体位引流的时间及每日施行次数	5			
	引流时注意事项 <20 分 >	1. 检查口腔，取出活动性义齿	3			
		2. 观察患者反应，如有面色苍白、发绀、心悸、呼吸困难、出汗、体力不支及咯血等异常表现，应立即停止引流，并协助医师处理	4			
		3. 患者引流不畅时，指导有效咳嗽、咳痰，无力咳嗽时辅以背部叩击等措施，提高引流效果	8			
		4. 脓液较多且身体衰弱者进行体位引流时，应提高警惕，以防大量脓痰突然排出，造成窒息	5			

续表

考核内容		考核点及评分要求	分值	扣分	得分	备注
实施 <60 分 >	判断引流效果 <5 分 >	1. 咳嗽减轻、咳痰明显减少	2			
		2. 呼吸顺畅	2			
		3. 肺部湿啰音明显减轻	1			
	引流后处理 <10 分 >	1. 协助患者取舒适体位，清水或漱口液漱口	3			
		2. 观察痰液的性质、颜色、量，必要时遵医嘱送检	2			
		3. 整理用物，医用垃圾分类处理	3			
		4. 洗手并记录	2			
评价 <20 分 >		1. 引流有效	5			
		2. 引流操作规范、态度严谨，突发事件处理合适	5			
		3. 沟通有效，解释合理	5			
		4. 在规定时间内完成	5			
总分			100			

表 C-8　气管切开的护理评分标准

考核内容		考核点及评分要求	分值	扣分	得分	备注
评估及准备 <20 分 >	患者 <10 分 >	1. 核对医嘱、治疗卡、患者个人信息	2			
		2. 评估患者全身情况：病情、意识、生命体征、血氧饱和度	2			
		3. 评估患者局部情况：观察气管伤口敷料是否有渗血、渗液	3			
		4. 观察呼吸，了解肺部情况	3			
	环境 <2 分 >	清洁、宽敞、明亮、温湿度适宜，符合无菌技术操作要求	2			
	操作者 <3 分 >	1. 着装整洁、规范，端庄大方	1			
		2. 洗手、戴口罩	2			

续表

考核内容		考核点及评分要求	分值	扣分	得分	备注
评估及准备 <20 分 >	用物 <5 分 >	用物准备齐全：（1）气管切开护理盘：开口纱布、75%酒精棉球数个、0.9%生理盐水棉球数个、0.9%无菌生理盐水纱布 3 块、无菌治疗碗（内置碘伏棉球）、血管钳、剪口凡士林纱布 1 块、镊子 2 把、弯盘；（2）无菌手套；（3）薄膜手套；（4）手电筒；（5）护理记录单、笔；（6）手消毒剂。摆放合理，符合操作要求（每少 1 个扣 0.5 分，最多扣 3 分）	5			
实施 <60 分 >	更换敷料 <45 分 >	1. 携带用物至患者床旁，核对，解释操作目的、方法及注意事项	3			
		2. 协助患者取合适体位：半坐卧位、去枕或后仰位	3			
		3. 取下开口纱布，评估气管切口伤口情况	3			
		4. 打开换药无菌盘，戴无菌手套	3			
		5. 用 0.9%生理盐水棉球清洁后再用 75%酒精棉球消毒伤口周围皮肤和套管翼（清洁伤口自内向外，感染伤口自外向内消毒）	8			
		6. 依上述方法再次消毒，消毒范围不超过第一次	4			
		7. 取出无菌开口纱布及剪口凡士林纱布，倒 Y 形从下分两侧穿过套管两边少许，再用镊子双侧同时将纱布拉平（动作轻柔、迅速，以减少刺激气管，减少咳嗽）	8			
		8. 单层 0.9%生理盐水湿纱布覆盖于套管口	2			
		9. 检查气管套管固定带的松紧度	2			
		10. 患者体位舒适，保持呼吸道通畅，必要时吸痰	2			
		11. 观察痰液的颜色、性质、气味及患者出入量、生命体征	2			
		12. 撤去换药用物，脱手套	2			
	整理记录 <10 分 >	1. 协助患者取舒适卧位，整理床单位	3			
		2. 按要求分类处理用物	4			
		3. 洗手，取下口罩，记录	3			
	健康指导 <5 分 >	做好有效咳嗽排痰、防止气管套管脱落的健康指导	5			

续表

考核内容	考核点及评分要求	分值	扣分	得分	备注
评价 <20 分 >	1. 遵守无菌技术操作原则，无菌观念强	4			
	2. 操作规范，动作轻柔	4			
	3. 注意保护患者安全和做好职业防护	4			
	4. 关爱患者，护患沟通良好，健康指导有效	4			
	5. 在规定时间内完成（每超过 1 分钟扣 1 分，扣满 4 分为止）	4			
总分		100			

表 C–9 心瓣膜听诊评分标准

考核内容		考核点及评分要求	分值	扣分	得分	备注
评估与准备 <20 分 >	患者 <10 分 >	评估患者病情、合作程度，评估胸部皮肤情况，患者无紧张、恐惧心理，对检查者配合	10			
	环境 <2 分 >	环境整洁，光线充足，温湿度适宜，有床帘或屏风	2			
	操作者 <3 分 >	着装整洁、规范，洗手，戴口罩，不佩戴首饰，修剪指甲	3			
	用物 <5 分 >	用物准备齐全：（1）听诊器；（2）医嘱单；（3）洗手液；（4）秒表。摆放合理，符合操作要求（每少 1 个扣 0.5 分，最多扣 3 分）	5			
操作要点 <60 分 >	听诊前 <6 分 >	1. 与患者进行良好沟通，告知在检查过程中被检查需要配合的注意事项	3			
		2. 床帘或屏风遮挡患者，保护患者隐私	3			
	听诊中 <50 分 >	1. 协助患者取坐位或卧位，检查者站在患者右侧	2			
		2. 协助患者松解衣扣，充分暴露胸部，但注意防止过多暴露	3			
		3. 焐热听诊器胸件	2			
		4. 按逆时针方向听诊各瓣膜区 准确找到各瓣膜区位置：二尖瓣区（心尖区）、肺动脉瓣区（胸骨左缘第 2 肋间）、主动脉瓣第一听诊区（胸骨右缘第 2 肋间）、主动脉瓣第二听诊区（胸骨左缘第 3、第 4 肋间）、三尖瓣区（胸骨左缘第 4、第 5 肋间）	18			

续表

考核内容		考核点及评分要求	分值	扣分	得分	备注
操作要点 <60 分 >	听诊中 <50 分 >	5. 评估听诊内容：心率、心律、心音、额外心音、是否有杂音	18			
		6. 在二尖瓣区听诊计数心率，若心律规则听诊 30 秒，若心律不规则听诊 1 分钟。其他瓣膜区听诊 10 秒左右	7			
	听诊后 <4 分 >	1. 协助患者整理衣物	2			
		2. 口述听诊结果	2			
评价 <20 分 >		1. 能对听诊结果进行简单临床分析 （1）在瓣膜区听到第一心音与第二心音的区别 （2）心率多少说明不正常	4			
		2. 关爱患者，沟通有效，配合良好，健康指导内容和方式合适	4			
		3. 患者隐私得到保护，患者安全、满意	4			
		4. 操作规范，动作熟练、轻柔	4			
		5. 在规定时间内完成（每超过 1 分钟扣 1 分，扣满 4 分为止）	4			
总分			100			

表 C–10　心肺复苏评分标准

考核内容		考核点及评分要求	分值	扣分	得分	备注
评估及准备 <20 分 >	患者 <10 分 >	1. 评估患者意识（5 秒内完成）、呼吸及大动脉搏动（5 ~ 10 秒完成），报告结果	5			
		2. 确认患者心搏骤停，呼救，计时	5			
	环境 <2 分 >	现场环境符合复苏要求	2			
	操作者 <3 分 >	着装整洁、规范	3			
	用物 <5 分 >	用物准备齐全：（1）人工呼吸膜（纱布）；（2）纱布（清除口腔异物）；（3）手电筒；（4）挂表；（5）弯盘；（6）血压计、听诊器；（7）抢救记录卡（单）；（8）笔；（9）手消毒剂；（10）脚踏垫。摆放合理，符合操作要求（每少 1 个扣 0.5 分，最多扣 3 分）	5			

续表

考核内容		考核点及评分要求	分值	扣分	得分	备注
实施<60 分 >	胸外心脏按压<15 分 >	1. 将患者置于硬板床，取仰卧位，解开衣领、腰带，暴露患者胸腹部	2			
		2. 去枕，头、颈、躯干在同一轴线上，双手放于两侧，身体无扭曲（口述）	2			
		3. 胸外按压部位：胸骨中下 1/3 交界处	2			
		4. 按压方法：两手掌根部重叠，手指翘起，不接触胸壁，上半身前倾，两臂伸直，垂直向下用力	4			
		5. 按压深度：胸骨下陷 5 ~ 6 cm	2			
		6. 按压频率：100 ~ 120 次/分，节律均匀	2			
		7. 按压时间 ：放松时间：1 ：1	1			
	开放气道<7 分 >	1. 检查口腔，清除口腔分泌物及异物，取出活动性义齿（口述）	3			
		2. 判断颈部有无损伤，采用仰头提颏法（怀疑患者头部或颈部损伤时使用推举下颌法），充分开放气道	4			
	人工呼吸<8 分 >	1. 捏住患者鼻孔，双唇完全包绕患者口部，缓慢向患者口内吹气，直至患者胸廓抬起（潮气量为 500 ~ 650 mL）	3			
		2. 吹气毕，观察胸廓情况，完成 2 次人工呼吸	5			
	连续操作<20 分 >	1. 胸外心脏按压与人工通气比例为 30 ：2	5			
		2. 连续操作 5 个周期，在规定时间内完成（按压每错误 1 一次扣 0.1 分，吹气每错误 1 次扣 0.2 分，频率错误酌情扣分）	15			
	判断复苏效果<5 分 >	1. 颈动脉搏动恢复	1			
		2. 自主呼吸恢复	1			
		3. 散大的瞳孔缩小，对光反射存在	1			
		4. 平均动脉收缩压大于 60 mmHg（体现测血压动作）	1			
		5. 面色及口唇、甲床和皮肤色泽转红	1			

续表

考核内容		考核点及评分要求	分值	扣分	得分	备注
实施<60 分 >	复苏后处理<5 分 >	1. 协助患者取舒适体位，口述进一步生命支持	2			
		2. 嘱患者绝对卧床休息，不要紧张，向家属介绍病情	1			
		3. 整理用物，医用垃圾分类处理	1			
		4. 洗手并记录	1			
评价<20 分 >		1. 复苏有效	4			
		2. 急救意识强，动作迅速，操作规范	4			
		3. 注意保护患者安全和做好职业防护	4			
		4. 沟通有效，解释合理	4			
		5. 在规定时间内完成（每超过 1 分钟扣 1 分，扣满 4 分为止）	4			
总分			100			

表 C-11　心电监护评分标准

考核内容		考核点及评分要求	分值	扣分	得分	备注
评估及准备<20 分 >	患者<10 分 >	1. 核对医嘱、治疗卡	3			
		2. 核对患者，解释目的，取得合作	3			
		3. 评估患者病情、皮肤情况、上肢活动情况、指甲情况、有无过敏史、有无起搏器（评估的肢体与指甲不能为同一侧，每错或漏 1 项扣 0.5 分）	4			
	环境<2 分 >	评估患者周围环境、光照情况及有无电磁波干扰，确定符合心电监护仪使用要求，注意隐私保护	2			
	操作者<3 分 >	1. 着装整洁、规范	1			
		2. 洗手，方法正确；戴口罩	2			
	用物<5 分 >	用物准备齐全：（1）治疗盘：心电监护仪及模块、导联线、电极片、配套的测血压袖带、SpO_2 传感器；（2）75% 酒精纱布或棉球；（3）清洁纱布；（4）医嘱单；（5）护理记录单；（6）弯盘；（7）笔；（8）手消毒剂及挂架；（9）医用垃圾桶、生活垃圾桶；（10）胶布；（11）治疗车。摆放合理，符合操作要求（每少 1 个扣 0.5 分，最多扣 3 分）	5			

续表

考核内容		考核点及评分要求	分值	扣分	得分	备注
实施 <60 分 >	开机 <6 分 >	1. 携带用物至患者床旁，再次核对，安置患者于舒适仰卧位，告知配合要点，取得患者合作	2			
		2. 连接电源，开机，检查监护仪功能是否完好	2			
		3. 正确连接各导联线，并将电极片与 ECG 各导联线电极相连接，连接血氧饱和度插件，连接血压计袖带	2			
	心电图监测 <12 分 >	1. 暴露电极安放部位并清洁局部皮肤	2			
		2. 正确安放电极片：右上（RA）：胸骨右缘锁骨中线第 1 肋间；左上（LA）：胸骨左缘锁骨中线第 1 肋间；右下（RL）：右锁骨中线剑突水平处；左下（LL）：左锁骨中线剑突水平处；胸导（C）：胸骨左缘第 4 肋间。为患者扣好衣扣（位置每错误 1 处扣 1 分，未扣好衣扣 1 分）	6			
		3. 选择 P、QRS、T 波显示清晰的导联（Ⅱ导联）	2			
		4. 调整波形走速为 25 mm/s	2			
	呼吸监测 <4 分 >	1. 显示呼吸的波形和数据	2			
		2. 调整波形走速为 6.25 mm/s	2			
	血氧饱和度监测 <6 分 >	1. 评估脉搏血氧饱和度监测部位	1			
		2. 将探头固定于手指（脚趾）	1			
		3. 红外线指示灯正对手指（脚趾）甲床部位	1			
		4. 用胶布适当固定探头，防止脱落	1			
		5. 不在测量血压的手臂上测量脉搏、血氧饱和度	1			
		6. 显示血氧饱和度的波形和数据	1			
	无创血压监测 <8 分 >	1. 测血压肢体与心脏处于同一水平，伸肘稍外展	2			
		2. 排尽袖带中的气体，将袖带缠绕在手臂，袖带上缘距肘窝 1 ~ 2 cm	2			
		3. 袖带气囊感应点准确压在肱动脉处，袖带松紧以能容纳 1 ~ 2 指为宜	2			
		4. 按测量键，设定测量间隔时间	2			

续表

考核内容		考核点及评分要求	分值	扣分	得分	备注
实施 <60 分>	报警设置 <6 分>	根据患者情况设定各报警上下限参数（正常成人 15% ~ 20%）（每错误 1 个扣 0.5 分，最多扣 2 分，不会设定扣 6 分）	6			
	操作后处理 <8 分>	1. 将导联线放置整齐，协助患者取舒适体位，整理床单位	2			
		2. 对患者和家属进行健康指导	2			
		3. 整理用物，医用垃圾初步处理正确	2			
		4. 洗手、记录	2			
	停止监护 <10 分>	1. 取得患者及家属配合	2			
		2. 关闭监护仪，撤除导联线及电极片方法正确	2			
		3. 协助患者取舒适体位并根据病情进行健康指导	2			
		4. 整理用物，医用垃圾初步处理正确	2			
		5. 洗手，方法正确，记录	2			
评价 <20 分>		1. 操作规范，动作熟练	4			
		2. 各项参数调节正确	4			
		3. 态度和蔼，体现人文关怀，保护患者隐私	4			
		4. 沟通良好，患者合作	4			
		5. 在规定时间内完成（每超过 1 分钟扣 1 分，扣满 4 分为止）	4			
总分			100			

表 C–12　心电图技术评分标准

考核内容		考核点及评分要求	分值	扣分	得分	备注
评估与准备 <20 分>	患者 <10 分>	评估患者病情、合作程度，评估胸部皮肤情况	10			
	环境 <2 分>	环境清洁，光线充足，温湿度适宜，有床帘或屏风	2			
	操作者 <3 分>	1. 着装整洁、规范，仪表端庄	1			
		2. 洗手、戴口罩	2			

续表

考核内容		考核点及评分要求	分值	扣分	得分	备注
评估与准备 <20 分 >	用物 <5 分 >	用物准备齐全：（1）心电图机（含导联线）；（2）医嘱单；（3）洗手液；（4）弯盘 1 个；（5）装有酒精棉球器皿 1 个；（6）持物钳 1 把；（7）湿纱布 1 块。摆放合理，符合操作要求（每少 1 个扣 0.5 分，最多扣 3 分）	5			
实施 <60 分 >	核对解释 <6 分 >	1. 携带用物到患者床旁，核对患者信息	3			
		2. 解释操作目的、方法、注意事项及配合要点	3			
	准备 <6 分 >	1. 导联线连接紧密	2			
		2. 检查患者身上有无干扰物品，如有则去除	2			
		3. 协助患者取平卧位，屏风遮挡，充分暴露前胸壁、手腕及脚踝	2			
	上导联 <38 分 >	1. 选择导联位置正确，打开心电图机电源，校对标准电压及走纸速度 肢导联：右上肢红色，左上肢黄色，右下肢黑色，左下肢绿色 胸导联：V_1 胸骨右缘第 2 肋间隙；V_2 胸骨左缘第 2 肋间隙；V_3 在 V_2、V_4 之间；V_4 左侧锁骨中线第 5 肋间隙；V_5 左侧腋前线平 V_4 水平；V_6 左侧腋中线平 V_4 水平	22			
		2. 用湿纱布为患者擦拭皮肤，并强调注意事项	6			
		3. 连接各导联，各导联标记正确（12 个导联），按走纸键完成 12 导联心电图记录	10			
	整理 <10 分 >	1. 撤除导联	2			
		2. 协助患者整理衣物、盖被	2			
		3. 告知患者检查结果，做好宣教	2			
		4. 整理用物及心电图机	2			
		5. 洗手、做好正确记录（患者姓名、年龄、做心电图时间）	2			

续表

考核内容	考核点及评分要求	分值	扣分	得分	备注
评价 <20 分 >	1. 关爱患者，沟通有效，配合良好，健康指导内容和方式合适	4			
	2. 患者安全、满意	4			
	3. 操作规范，动作熟练、轻柔	4			
	4. 态度和蔼，体现人文关怀，保护患者隐私	4			
	5. 在规定时间内完成（每超过 1 分钟扣 1 分，扣满 4 分为止）	4			
总分		100			

表 C–13　腹部评估评分标准

考核内容			考核点及评分要求	分值	扣分	得分	备注
评估及准备 <20 分 >		患者 <6 分 >	核对患者信息，解释并告知患者评估名称，缓解其紧张情绪，评估患者病情、合作情况	6			
		环境 <3 分 >	环境宽敞、明亮、温湿度适宜，能保护隐私	3			
		操作者 <6 分 >	穿戴整齐、指甲已剪、洗手、戴口罩	6			
		用物 <5 分 >	用物准备齐全，质量符合操作要求	5			
实施 <60 分 >	3 项任选 1 项	肝脏触诊 <60 分 >	1. 与患者进行良好沟通，告知在检查过程中被检查需要配合的注意事项	2			
			2. 床帘或屏风遮挡患者，保护患者隐私	3			
			3. 协助其取仰卧位，头垫低枕，双手自然置于身体两侧，双腿屈起并稍分开，嘱其做深而均匀的腹式呼吸	8			
			4. 协助患者松解衣扣，注意防止过多暴露	3			
			5. 评估者立于患者右侧，面对患者	2			
			6. 手保持温暖，前臂与患者腹平面在同一水平，采取单手或双手触诊法	6			

续表

考核内容			考核点及评分要求	分值	扣分	得分	备注
实施<60 分 >	3 项任选 1 项	肝脏触诊<60 分 >	7. 评估者将右手平放于右锁骨中线上、肝下缘的下方，四指并拢，掌指关节伸直，示指前端的桡侧与肋缘平行或示指与中指的指端指向肋缘。双手触诊时，评估者右手位置同单手法，左手手掌置于患者右腰部，将肝脏向上托起，拇指张开置于右季肋部	6			
			8. 右手紧密配合患者的腹式呼吸运动进行触诊。患者深呼气时，指端随之压向深部；深吸气时，手指缓慢抬起，指端朝肋缘向上迎触肝缘	6			
			9. 如此反复，自下而上逐渐触向肋缘，直到触及肝缘或肋缘为止	3			
			10. 以同样的方法于前正中线上触诊肝左叶	6			
			11. 评估肝脏的大小、质地、边缘与表面状态、有无压痛等	10			
			12. 评估结束后协助患者扣好衣服	3			
			13. 口述检查结果	2			
		胆囊压痛<60 分 >	1. 与患者进行良好沟通，告知在检查过程中被检查需要配合的注意事项	2			
			2. 床帘或屏风遮挡患者，保护患者隐私	3			
			3. 协助其取仰卧位，头垫低枕，双手自然置于身体两侧，双腿屈起并稍分开	8			
			4. 协助患者松解衣扣，注意防止过多暴露	3			
			5. 评估者立于患者右侧，面对患者	2			
			6. 手保持温暖	2			
			7. 准确定位胆囊点：右肋缘与右腹直肌外缘交界处	10			
			8. 在胆囊点触诊，判断有无触及肿大的胆囊	5			

续表

考核内容			考核点及评分要求	分值	扣分	得分	备注
实施 <60 分>	3 项任选 1 项	胆囊压痛 <60 分>	9. 评估者将左手掌平置于患者的右肋缘部位，以拇指指腹勾压胆囊点	6			
			10. 嘱患者缓慢深吸气，注意观察患者表情变化	4			
			11. 协助患者扣好衣服	3			
			12. 口述检查结果	2			
			13. 口述阳性表现：吸气过程中有炎症的胆囊下移碰到用力按压的拇指时，即可引起疼痛，此为胆囊触痛，若因剧烈疼痛而吸气中止，称为 Murphy 征阳性	10			
		阑尾压痛 <60 分>	1. 与患者进行良好沟通，告知在检查过程中被检查需要配合的注意事项	2			
			2. 床帘或屏风遮挡患者，保护患者隐私	3			
			3. 协助其取仰卧位，头垫低枕，双手自然置于身体两侧，双腿屈起并稍分开	8			
			4. 协助患者松解衣扣，注意防止过多暴露	3			
			5. 评估者立于患者右侧，面对患者	2			
			6. 手保持温暖	2			
			7. 准确定位麦氏点（McBumey 点）：位于脐与右髂前上棘连线中外 1/3 交界处	10			
			8. 以右手并拢的 2 ~ 3 个手指逐渐深压麦氏点，深度达 4 ~ 5 cm	10			
			9. 观察患者的面部表情，并询问患者是否有压痛	5			
			10. 协助患者扣好衣服	3			
			11. 口述检查结果	2			
			12. 口述反跳痛的检查方法及临床意义	10			

续表

考核内容	考核点及评分要求	分值	扣分	得分	备注
评价 <20 分 >	1. 能对异常结果进行简单临床分析 （1）肝大常见于哪些疾病 （2）Murphy 征阳性见于什么疾病 （3）麦氏点压痛考虑什么可能	4			
	2. 动作熟练、轻柔，操作规范	4			
	3. 沟通有效，注意人文关怀	4			
	4. 患者隐私得到保护，患者安全、满意	3			
	5. 在规定时间内完成，每超过 1 分钟扣 1 分，扣满 3 分为止	3			
	6. 整理用物、洗手	2			
总分		100			

表 C–14　胃肠减压评分标准

考核内容		考核点及评分要求	分值	扣分	得分	备注
评估及准备 <20 分 >	患者 <6 分 >	1. 评估患者病情、检查鼻孔是否通畅	3			
		2. 向患者及家属解释目的、过程、操作中的配合方法，取得患者配合	3			
	环境 <4 分 >	环境安全、清洁、舒适、温湿度适宜，符合操作要求	4			
	操作者 <4 分 >	着装整洁，符合操作要求	4			
	用物 <6 分 >	用物准备齐全（每少 1 个扣 0.5 分，最多扣 3 分）	6			
操作过程 <60 分 >	插胃管 <30 分 >	1. 核对医嘱、用物、患者	3			
		2. 患者取合适体位、准备	3			
		3. 戴手套	3			
		4. 检查胃管，测量插管长度，做标记	6			
		5. 润滑胃管前端	3			

续表

<table>
<tr><th colspan="2">考核内容</th><th colspan="2">考核点及评分要求</th><th>分值</th><th>扣分</th><th>得分</th><th>备注</th></tr>
<tr><td rowspan="15">操作过程
<60 分></td><td rowspan="4">插胃管
<30 分></td><td rowspan="4">6. 插管
<12 分></td><td>（1）再次核对床号、姓名</td><td>2</td><td></td><td></td><td></td></tr>
<tr><td>（2）左手以纱布托住胃管，右手持镊子夹住胃管前端，沿一侧鼻孔缓缓插入，到咽喉部时（10 ~ 15 cm），嘱患者做吞咽动作，随后迅速将胃管插入所需长度</td><td>4</td><td></td><td></td><td></td></tr>
<tr><td>（3）插管时出现恶心不适时应休息片刻，嘱患者做深呼吸，随后再插入。插入不畅时应检查胃管是否盘在口中</td><td>3</td><td></td><td></td><td></td></tr>
<tr><td>（4）插管过程中如果出现呛咳、呼吸困难、发绀等情况，表示胃管误入气管，应立即拔出，休息后重插</td><td>3</td><td></td><td></td><td></td></tr>
<tr><td rowspan="4">确认固定
<10 分></td><td rowspan="3">1. 验证胃管是否在胃内（任选其一）
<6 分></td><td>（1）注射器连接胃管末端，能抽出胃液</td><td rowspan="3">6</td><td rowspan="3"></td><td rowspan="3"></td><td rowspan="3"></td></tr>
<tr><td>（2）置听诊器于患者胃部，经胃管快速注入 10 mL 空气，能听到气过水声</td></tr>
<tr><td>（3）将胃管末端置于盛水的治疗碗内，无气泡逸出</td></tr>
<tr><td colspan="2">2. 证实胃管在胃内后，脱手套，用胶布固定胃管</td><td>4</td><td></td><td></td><td></td></tr>
<tr><td rowspan="3">连接
减压器
<8 分></td><td colspan="2">1. 检查、调节胃肠减压器的负压</td><td>2</td><td></td><td></td><td></td></tr>
<tr><td colspan="2">2. 将胃管与负压装置连接，妥善固定，贴好胃管标识</td><td>4</td><td></td><td></td><td></td></tr>
<tr><td colspan="2">3. 再次核对床号、姓名、医嘱执行单</td><td>2</td><td></td><td></td><td></td></tr>
<tr><td rowspan="4">整理记录
<12 分></td><td colspan="2">1. 擦净患者口鼻，询问患者感受，整理床单位</td><td>3</td><td></td><td></td><td></td></tr>
<tr><td colspan="2">2. 注意观察和记录引流液的颜色、量、性质</td><td>3</td><td></td><td></td><td></td></tr>
<tr><td colspan="2">3. 按要求分类整理用物</td><td>2</td><td></td><td></td><td></td></tr>
<tr><td colspan="2">4. 洗手，记录</td><td>4</td><td></td><td></td><td></td></tr>
</table>

续表

考核内容	考核点及评分要求	分值	扣分	得分	备注
评价 <20 分 >	1. 操作步骤流畅、准确	5			
	2. 态度严谨、动作轻稳、测量准确	5			
	3. 沟通有效，解释合理，人文关怀得当	5			
	4. 在规定时间内完成（每超过 30 秒扣 1 分）	5			
总分		100			

表 C–15　肠造口护理评分标准

考核内容		考核点及评分要求	分值	扣分	得分	备注
评估及准备 <20 分 >	患者 <5 分 >	1. 核对医嘱、治疗卡，确认医嘱	2			
		2. 核对患者，评估病情、意识、心理状态、手术方式、造口的类型、造口周围皮肤情况、造口有无异常情况、患者及家属对造口的认知情况、患者自我照顾能力	3			
	环境 <3 分 >	清洁、宽敞、明亮、温湿度适宜，注意隐私保护	3			
	操作者 <6 分 >	1. 着装整洁，佩戴挂表	2			
		2. 消毒双手方法正确，戴口罩	4			
	用物 <6 分 >	用物准备齐全（每少 1 个扣 0.5 分）；逐一对用物进行评估，质量符合要求；摆放有序	6			
实施 <60 分 >	取下原来的底板 <10 分 >	1. 再次核对，告知配合要点及注意事项，取得配合	2			
		2. 协助患者取平卧位	2			
		3. 腰下铺治疗巾，置弯盘，戴手套	1			
		4. 剥除造口袋，一手轻按腹壁，一手将造口底板缓慢撕下	5			
	清洁造口 <6 分 >	1. 用外用生理盐水棉球清洗造口及周围皮肤	4			
		2. 用小方纱或纸巾擦干皮肤，脱手套，洗手，戴手套	2			

续表

考核内容		考核点及评分要求	分值	扣分	得分	备注
实施<60 分 >	粘贴造口袋<25 分 >	1. 用测量板测量造口大小	4			
		2. 先用笔在底板背面做标记，用剪刀修剪出造口的大小	4			
		3. 检查：将底板对准造口，检查开口大小是否合适	4			
		4. 粘贴：撕去底板的剥离纸，拉平造口周围皮肤，粘贴底板，并均匀按压各处	5			
		5. 关好造口袋的排放口	4			
		6. 指导患者饮食、活动、衣着、沐浴等知识	4			
	观察、记录<13 分 >	1. 观察造口黏膜及周围皮肤情况	3			
		2. 观察患者及家属对造口的接受程度和反应	3			
		3. 记录造口评估情况及处理措施	3			
		4. 记录排泄物的性质、颜色、量、气味	4			
	操作后处理<6 分 >	1. 整理床单位，协助患者取舒适体位，放好呼叫器	2			
		2. 整理用物，医用垃圾初步处理正确	2			
		3. 脱手套，消毒双手，根据病情进行健康指导	2			
评价<20 分 >		1. 操作规范，手法正确，动作熟练、轻柔	5			
		2. 态度和蔼，体现人文关怀	5			
		3. 沟通良好，患者合作	5			
		4. 在规定时间内完成（每超过 1 分钟扣 1 分，扣满 5 分为止）	5			
总分			100			

表 C–16　T 管引流护理评分标准

考核内容		考核点及评分要求	分值	扣分	得分	备注
评估及准备<20 分 >	患者<9 分 >	1. 核对医嘱、执行卡	3			
		2. 核对患者，评估病情、T 管引流情况	3			
		3. 解释操作目的，取得患者合作	3			

续表

考核内容		考核点及评分要求	分值	扣分	得分	备注
评估及准备<20 分 >	环境<2 分 >	清洁、宽敞、明亮、温湿度适宜，注意保护隐私	2			
	操作者<4 分 >	1. 着装整洁，符合操作要求	2			
		2. 消毒双手，方法正确	2			
	用物<5 分 >	用物准备齐全（每少 1 个扣 0.5 分，最多扣 3 分）；逐一对用物进行检查，质量符合要求	5			
实施<60 分 >	操作前<5 分 >	1. 再次核对，拉上屏风或布帘。协助患者取平卧或半卧位，暴露 T 管及右侧腹壁	3			
		2. 治疗巾铺于引流管的下方	1			
		3. 置弯盘于 T 管与引流袋接口下方	1			
	操作中<40 分 >	1. 夹管：用血管钳夹闭引流管管口近端	3			
		2. 戴无菌手套	3			
		3. 初消毒：用碘伏棉签消毒连接处 T 管（从接口处开始向上至少 5 cm）	6			
		4. 分离引流袋，并置于医用垃圾袋，脱手套，快速手消毒剂洗手，戴手套	5			
		5. 再消毒：用碘伏棉签消毒 T 管引流口（由内向外消毒管口及外周）	5			
		6. 连接与固定：检查新引流袋，出口处拧紧，一手握住引流管，将新的引流袋与引流管连接牢固	5			
		7. 固定：将引流袋挂于床边，引流袋应低于 T 管平面	5			
		8. 保持有效引流：松开血管钳，观察引流通畅情况	5			
		9. 在标签上注明引流袋更换的日期和时间，并贴于引流袋醒目处	3			
	操作后<15 分 >	1. 撤去治疗巾、弯盘	2			
		2. 协助患者取舒适体位，整理床单位	3			
		3. 整理用物，垃圾分类处理	2			
		4. 脱手套，消毒双手，记录	3			
		5. 根据病情进行健康指导	5			

续表

考核内容	考核点及评分要求	分值	扣分	得分	备注
评价 <20 分 >	1. 严格执行无菌操作，无菌观念强	4			
	2. 操作规范，动作熟练	4			
	3. 态度和蔼，关爱患者，体现人文关怀	4			
	4. 注意保护患者隐私；沟通良好，患者合作	4			
	5. 在规定时间内完成（每超过 1 分钟扣 1 分，扣满 4 分为止）	4			
总分		100			

表 C-17　膀胱冲洗评分标准

考核内容		考核点及评分要求	分值	扣分	得分	备注
评估及准备 <20 分 >	患者 <10 分 >	1. 评估患者病情、意识状态、心理状态、合作程度等	5			
		2. 评估尿液的性状，有无尿频、尿急、尿痛、膀胱憋尿感，是否排尽尿液及导尿管通畅情况	5			
	环境 <2 分 >	清洁、宽敞、明亮、温湿度适宜、有屏风遮挡	2			
	操作者 <3 分 >	衣帽整洁、洗手、戴口罩	3			
	用物 <5 分 >	用物准备齐全（每少 1 个扣 0.5 分，最多扣 3 分）	5			
实施 <60 分 >	取得配合 <7 分 >	1. 携用物至床旁，再次核对患者信息，解释膀胱冲洗目的及方法，以便取得患者的配合	4			
		2. 协助患者取舒适体位	3			
	排气并连接 <15 分 >	1. 操作者戴手套	3			
		2 给患者臀下垫治疗巾	4			
		3. 将膀胱冲洗液悬挂在输液架上并排气，液面距床面约 60 cm	3			
		4. 消毒三腔导尿管其中之一尾端管口，连接冲洗管与冲洗液，另一尾端管口连接引流袋	5			

续表

考核内容		考核点及评分要求	分值	扣分	得分	备注
实施<60 分>	冲洗并观察<14 分>	1. 打开冲洗管，夹闭引流袋，根据医嘱调节冲洗速度	4			
		2. 夹闭冲洗管、打开引流袋、排出冲洗液，如此反复。经尿道前列腺电切术后的患者，需持续膀胱冲洗	4			
		3. 在持续冲洗过程中，观察患者的反应及冲洗液的量和颜色。色深则快，色浅则慢	3			
		4. 评估冲洗液的入量和出量，膀胱有无憋胀感	3			
	冲洗后处置<14 分>	1. 冲洗完毕，取下冲洗管，消毒导尿管尾端管口，连接引流袋，妥善固定，位置低于耻骨联合水平，以利于引流尿液	8			
		2. 取出臀下治疗巾，妥善安置，协助患者取舒适卧位，整理床单位，贴膀胱冲洗标签	6			
	健康教育<5 分>	1. 询问患者感受，观察引流液颜色、性质、量	2			
		2. 告知注意事项（1）多饮水	1			
		（2）防脱管	1			
		（3）防尿液逆流	1			
	操作后处理<5 分>	1. 协助患者取舒适体位，口述进一步生命体征观测	2			
		2. 嘱患者绝对卧床休息，不要紧张，向家属介绍病情	1			
		3. 整理用物，医用垃圾分类处理	1			
		4. 洗手并记录冲洗液的量及引流情况	1			
评价<20 分>		1. 无菌意识强，动作熟练，操作规范	4			
		2. 沟通有效，解释合理	4			
		3. 注重人文关怀	4			
		4. 能及时观察患者的病情变化及冲洗效果	4			
		5. 在规定时间内完成（每超过 1 分钟扣 1 分，扣满 4 分为止）	4			
总分			100			

表 C-18　头颈部评估评分标准

考核内容		考核点及评分要求	分值	扣分	得分	备注
评估及准备 <20 分 >	患者 <6 分 >	1. 核对患者基本资料，评估患者配合程度	3			
		2. 解释操作目的，取得患者合作	3			
	环境 <4 分 >	环境宽敞、光线充足、安静、适合操作，保护隐私	4			
	操作者 <4 分 >	穿戴整齐、指甲已剪、洗手、戴口罩	4			
	用物 <6 分 >	用物准备齐全：（1）手电筒；（2）压舌板或棉签（评估口腔）；（3）手消毒剂	6			
以下 2 项任选 1 项						
实施 <60 分 >	瞳孔评估 <60 分 >					
	操作前 <10 分 >	1. 告知患者取平卧位或坐位	3			
		2. 请患者在评估过程中自然睁眼，平视前方，并告知其他需要配合的注意事项	4			
		3. 评估手电筒工作是否正常	3			
	操作中 <40 分 >	1. 观察瞳孔形态：双侧瞳孔是否等大等圆	5			
		2. 测量双侧瞳孔大小：观察瞳孔，在自然光线下，直径 3 ~ 4 mm，在较昏暗光线下可略微增大	5			
		3. 瞳孔对光反射：打开手电筒开关，直接照射左侧瞳孔（亦可先评估右侧），左侧瞳孔迅速缩小称左侧瞳孔直接对光反射；同样方式评估右侧瞳孔直接对光反射。左手置于两眼之间挡住光线，用手电筒照射患者左侧瞳孔，右侧瞳孔迅速缩小称为右侧瞳孔间接对光反射；同样方式评估左侧瞳孔间接对光反射	20			
		4. 集合反射：嘱患者保持头部不动，双眼注视 1 m 以外的目标（通常是评估者的示指尖，与双眼同一高度），然后将目标（或示指）移动至距离眼球 5 ~ 10 cm 处，观察两侧瞳孔是否缩小、两眼是否内聚	10			
	操作后 <10 分 >	1. 口述评估结果	4			
		2. 嘱患者卧床休息，向患者与家属介绍评估结果及注意事项	2			
		3. 整理用物	2			
		4. 洗手并记录	2			

续表

考核内容		考核点及评分要求	分值	扣分	得分	备注
实施 <60 分 >		扁桃体评估 <60 分 >				
	操作前 <10 分 >	1. 告知患者取平卧位或坐位	3			
		2. 嘱患者漱口，清理口腔	4			
		3. 评估手电筒工作是否正常	3			
	操作中 <30 分 >	1. 充分暴露咽喉部：请患者在评估过程中张嘴，同时发长音“啊”，将压舌板或棉签放置在舌前 2/3 与后 1/3 交界处，轻柔下压压舌板，暴露咽喉部；如患者能自行暴露咽喉部亦可不使用压舌板	20			
		2. 观察咽后壁及扁桃体：将手电筒光源照射至咽喉部，观察咽后壁颜色及双侧扁桃体窝内是否有肿大扁桃体	10			
	操作后 <20 分 >	1. 关闭手电筒光源，将压舌板或棉签丢入医用垃圾桶	3			
		2. 口述评估结果，包括咽后壁颜色、有无红肿和充血、有无淋巴滤泡增生，以及扁桃体有无肿大、有无脓点（分泌物、苔片状假膜）等	5			
		3. 阐述扁桃体增大的病因与分度（扁桃体增大可分为三度：不超过腭咽弓者为Ⅰ度；超过咽腭弓者为Ⅱ度；达到或超过咽后壁中线者为Ⅲ度）	5			
		4. 嘱患者卧床休息，向患者与家属介绍评估结果及注意事项	3			
		5. 整理用物	2			
		6. 洗手并记录	2			
评价 <20 分 >		1. 动作轻柔，操作规范，结果判断正确	4			
		2. 沟通有效，注意人文关怀	4			
		3. 态度严谨，言语得体，能针对患者病情进行健康教育	5			
		4. 在规定时间内、按步骤正确完成	4			
		5. 正确处理用物	3			
总分			100			

表 C-19　甲状腺评估评分标准

考核内容		考核点及评分要求	分值	扣分	得分	备注
评估及准备 <15 分 >	患者 <5 分 >	1. 核对患者，评估病情	2			
		2. 解释操作目的，取得患者合作	3			
	环境 <3 分 >	环境清洁，光线充足，温湿度适宜	3			
	操作者 <2 分 >	着装整洁，仪表端庄，衣冠整齐，不佩戴首饰，剪净指甲	2			
	用物 <5 分 >	用物准备齐全	5			
实施 <65 分 >	操作前 <10 分 >	1. 告知患者在检查过程中需要配合的注意事项	3			
		2. 洗手	4			
		3. 患者取坐位，充分暴露颈部	3			
	操作中 <45 分 >	1. 视诊：观察甲状腺的大小和对称性	3			
		2. 评估时嘱患者做吞咽动作，可见甲状腺随吞咽而上下移动，由此可以与颈前其他肿块鉴别	5			
		3. 触诊峡部：位于患者的前面用拇指或位于其后面用示指从胸骨上切迹向上触诊，若触到气管前软组织并随吞咽在手指下滑动，进一步判断有无增厚和肿块	5			
		4. 触诊侧叶：选择前面触诊或后面触诊	2			
		5. 前面触诊：检查者位于患者前面，一手拇指施压于一侧甲状软骨，将气管推向对侧，另一手示指、中指在对侧胸锁乳突肌后缘向前推挤甲状腺侧叶，拇指在胸锁乳突肌前缘触诊，配合吞咽动作，可触及被挤压的甲状腺，用同样的方法评估另一侧甲状腺	12			
		6. 后面触诊：检查者位于被检查者背后，一手示指、中指施压于一侧甲状软骨，将气管推向对侧，另一手拇指在对侧胸锁乳突肌后缘向前推挤甲状腺，示指、中指在其前缘触诊甲状腺	12			
		7. 听诊：当触到甲状腺增大时，用钟形听诊器直接放在肿大的甲状腺上，如在甲状腺闻及低调的连续性静脉“嗡嗡”音，是血管增多、增粗及血流加速的结果，对诊断甲状腺功能亢进很有帮助	6			

续表

考核内容		考核点及评分要求	分值	扣分	得分	备注
实施 <65 分 >	操作后 <10 分 >	1. 口述检查结果	3			
		2. 嘱患者卧床休息，向患者与家属介绍病情	3			
		3. 整理用物	2			
		4. 洗手并记录	2			
评价 <20 分 >		1. 能阐述甲状腺增大的病因与分度（甲状腺肿大可分为三度：不能看出肿大但能触及者为 I 度；能看到肿大又能触及，但在胸锁乳突肌以内者为 II 度；超过胸锁乳突肌外缘者为 III 度）	10			
		2. 动作轻柔，操作规范	3			
		3. 态度严谨，突发事件处理合适	3			
		4. 沟通有效，患者满意	2			
		5. 在规定时间内完成	2			
总分			100			

表 C–20　脑膜刺激征检查评分标准

考核内容		考核点及评分要求	分值	扣分	得分	备注
评估及准备 <20 分 >	患者 <10 分 >	1. 评估患者全身情况：目前的健康状态、生命体征、意识状态	5			
		2. 评估患者心理情况：有无紧张恐惧心理，对评估的要求及合作程度	5			
	环境 <3 分 >	现场环境安静、干燥、整洁、光线适中、室温适宜	3			
	操作者 <2 分 >	衣帽整洁，佩戴挂表，洗手/消毒手方法正确，剪指甲	2			
	用物 <5 分 >	用物准备齐全：笔、纸、棉签、评估记录单	5			
实施 <60 分 >	舒适环境 <2 分 >	安排合适的评估环境，关门窗或屏风遮挡	2			
	有效沟通 <2 分 >	对患者先做自我介绍，说明评估的目的，获得患者的认可	2			

续表

考核内容		考核点及评分要求	分值	扣分	得分	备注
实施 <60 分 >	体位 <4 分 >	患者取仰卧位，评估者站在患者右侧	4			
	脑膜刺激征检查 <30 分 >	1. 颈强直：患者去枕仰卧，评估者以一手托患者枕部，另一只手置于患者前胸，使下颌向胸骨柄方向做被动屈颈（口述：如行这一被动屈颈检查时感觉到抵抗力增强，即为颈部阻力增高或颈强直）	10			
		2. Kernig 征：患者仰卧，将患者一侧下肢的髋关节和膝关节屈曲呈直角，再用左手置于膝部固定，用右手抬起小腿（口述：观察患者膝关节能否伸达 135° 以上，如伸膝受阻且伴疼痛与屈肌痉挛，则为阳性）	10			
		3.Brudzinski 征：患者去枕仰卧，双下肢伸直，以右手置于患者前胸，左手置于其枕后，托起头部，使头部前屈，观察其膝关节是否同时弯曲（口述：当头部前屈时，双髋与膝关节同时屈曲则为阳性）	10			
	报告检查结果 <16 分 >	1. 报告检查结果：脑膜刺激征阳性或阴性（正常人脑膜刺激征阴性）	8			
		2. 脑膜刺激征阳性见于脑膜炎、蛛网膜下腔出血和颅内压增高等（口述）	8			
	检查后处理 <6 分 >	1. 协助患者取舒适体位	2			
		2. 向患者及家属介绍病情及进行健康指导	2			
		3. 整理用物，洗手并记录	2			
评价 <20 分 >		1. 患者安全、满意	4			
		2. 操作规范，动作熟练、轻柔	4			
		3. 沟通有效，配合良好，健康教育内容和方式合适	4			
		4. 语言亲切，态度和蔼，关爱患者	4			
		5. 在规定时间内完成，每超过 1 分钟扣 1 分	4			
总分			100			

表 C–21　病理反射检查评分标准

考核内容		考核点及评分要求	分值	扣分	得分	备注
评估及准备<20 分 >	患者<10 分 >	1. 评估患者全身情况：目前的健康状态、生命体征、意识状态	5			
		2. 评估患者心理情况：有无紧张、恐惧心理，对评估的要求及合作程度	5			
	环境<3 分 >	现场环境安静、干燥、整洁、光线适中、室温适宜	3			
	操作者<2 分 >	衣帽整洁，佩戴挂表，洗手/消毒手方法正确，剪指甲	2			
	用物<5 分 >	用物准备齐全：笔、纸、棉签、手消毒剂、评估记录单	5			
实施<60 分 >	舒适环境<2 分 >	安排合适的评估环境，关门窗或屏风遮挡	2			
	有效沟通<2 分 >	对患者先做自我介绍，说明评估的目的，获得患者的认可	2			
	体位<2 分 >	患者取仰卧位，评估者站在患者右侧	2			
	病理反射检查<30 分 >	1. 嘱患者仰卧，评估者手持患者踝部，用棉签杆由足跟开始沿足底外侧划到小趾跟部足掌，再转向拇指内侧，评估 Babinski 征	6			
		2. 嘱患者仰卧，评估者弯曲示指及中指，沿患者胫骨前缘用力由上向下滑压，评估 Oppenheim 征	6			
		3. 嘱患者仰卧，评估者握挤患者腓肠肌，评估 Gordon 征	6			
		4. 嘱患者仰卧，评估者用棉签杆在患者外踝下方足背外缘，由后向前划至趾跖关节处，评估 Chaddock 征	6			
		5. 评估者以左手持患者患侧手腕关节上方，右手中指和示指夹住患者患侧手中指，并向前上方提拉，患者手腕轻度过伸而其余四指自然弯曲，然后评估者用拇指迅速弹刮患者中指指甲，评估 Hoffmann 征	6			

续表

考核内容		考核点及评分要求	分值	扣分	得分	备注
实施<60 分>	报告检查结果<18 分>	1. 报告检查结果：病理反射检查阳性或阴性（正常人病理反射检查阴性）	6			
		2. Babinski 征、Oppenheim 征、Gordon 征、Chaddock 征阳性表现：检查时拇指背伸，其余四趾扇形展开（口述）	6			
		3. Hoffmann 征阳性表现：拇指迅速弹刮患者的中指指甲时，引起其余四指屈曲内收反应（口述）	6			
	检查后处理<6 分>	1. 协助患者取舒适体位	2			
		2. 向患者及家属介绍病情及进行健康指导	2			
		3. 整理用物，洗手并记录	2			
评价<20 分>		1. 患者安全、满意	4			
		2. 操作规范，动作熟练、轻柔	4			
		3. 沟通有效，配合良好，健康教育内容和方式合适	4			
		4. 语言亲切，态度和蔼，关爱患者	4			
		5. 在规定时间内完成，每超过 1 分钟扣 1 分	4			
总分			100			

表 C-22　快速血糖测定评分标准

考核内容		考核点及评分要求	分值	扣分	得分	备注
评估及准备<20 分>	患者<9 分>	1. 核对医嘱单、治疗卡、患者床号和姓名、测量时间	2			
		2. 向患者解释并取得合作	3			
		3. 评估患者全身情况、进食情况、心理状态、对疾病知识了解程度、有无酒精过敏	2			
		4. 采血部位选择恰当，符合患者意愿，评估采血部位皮肤情况	2			
	环境<2 分>	环境清洁，光线充足，温湿度适宜	2			
	操作者<4 分>	1. 操作者仪表准备（衣帽整齐，戴口罩）	2			
		2. 洗手或消毒手	2			

续表

考核内容		考核点及评分要求	分值	扣分	得分	备注
评估及准备 <20 分>	用物 <5 分>	用物准备齐全：（1）血糖仪、采血笔及针头、配套试纸；（2）75% 酒精；（3）手消毒剂；（4）无菌棉签；（5）护理记录单；（6）治疗单；（7）笔；（8）弯盘；（9）锐器盒；（10）医用垃圾桶；（11）生活垃圾桶	5			
实施 <60 分>	采血前 <10 分>	1. 再次核对患者姓名、床号、进餐时间	5			
		2. 做好解释，安慰患者	5			
	采血 <45 分>	1. 正确选择采血部位，75% 酒精消毒皮肤，待干	5			
		2. 正确安装采血针头，调节合适档位深度	5			
		3. 开机，检查血糖仪性能是否良好，确认血糖仪条码与试纸条码一致，将试纸插入机内	5			
		4. 快速采血，减轻患者痛苦	5			
		5. 用干棉签拭去第 1 滴血，将第 2 滴血轻触试纸测试区	5			
		6. 读取并告知患者血糖值	5			
		7. 取出试纸，关闭仪器	5			
		8. 整理用物，针头丢入锐器盒，试纸丢入医用垃圾桶内集中处理	5			
		9. 洗手，记录测试结果	5			
	健康指导 <5 分>	给予饮食、运动及血糖监测方法的相关指导	5			
评价 <20 分>		1. 患者安全、满意	4			
		2. 操作规范，动作熟练、轻柔	4			
		3. 沟通有效，配合良好，健康指导内容和方式合适	4			
		4. 语言亲切，态度和蔼，关爱患者	4			
		5. 在规定时间内完成，每超过 1 分钟扣 1 分，扣满 4 分为止	4			
总分			100			

表 C-23　胰岛素笔的使用评分标准

考核内容		考核点及评分要求	分值	扣分	得分	备注
评估及准备 <20 分>	患者 <10 分>	1. 核对医嘱	2			
		2. 评估患者住院信息、全身情况、意识状态、有无酒精过敏等	3			
		3. 评估患者局部情况，选择合适的注射部位，要求无红肿、硬结、瘢痕等情况	3			
		4. 评估患者心理状况，解释并取得合作	2			
	环境 <2 分>	环境符合注射要求，保护隐私	2			
	操作者 <3 分>	着装整洁，仪表端庄，不佩戴首饰，剪净指甲	3			
	用物 <5 分>	治疗盘、75% 酒精、无菌干棉签、胰岛素注射笔、配套胰岛素笔芯、注射针头、注射执行单、笔、弯盘、手消毒剂、锐器盒、医用垃圾桶、生活垃圾桶	5			
实施 <65 分>	操作前 <5 分>	1. 核对患者的信息并解释，取得其配合	2			
		2. 告知患者在注射过程中需要配合的注意事项	2			
		3. 患者取舒适的体位	1			
	操作中 <50 分>	1. 核对医嘱	2			
		2. 按注射执行单取胰岛素笔，检查笔芯剂型、有效期、质量，检查胰岛素注射针头包装及有效期	5			
		3. 安装胰岛素笔芯，确保胰岛素剂型与医嘱相符	3			
		4. 如为中效和预混胰岛素，将胰岛素笔在手掌间水平滚搓 10 次，再上下摇动 10 次，直至胰岛素药液呈均匀白色雾状	3			
		5. 消毒胰岛素笔芯前端，撕去胰岛素针头保护片，安装针头（顺时针旋紧），摘下针头保护帽	3			
		6. 确定显示窗数值为 0，调 1 ~ 2 个单位的胰岛素，将注射笔针头向上，轻弹笔芯架，完全按下注射推键，直到针尖出现胰岛素滴液（若无液滴出现，需重复上述步骤，直到液滴出现），表示排气成功	5			
		7. 观察剂量显示窗，调节剂量旋钮至所需剂量刻度	3			

续表

考核内容		考核点及评分要求	分值	扣分	得分	备注
实施 <65 分 >	操作中 <50 分 >	8. 选择合适的注射部位：首选腹部（以脐部为中心，直径 5 cm 以外），其次选大腿外侧、臀部、上臂外侧	5			
		9. 消毒：75% 酒精消毒注射部位，待干	3			
		10. 再次查对床号、姓名及胰岛素剂量、剂型、注射途径；与皮肤呈 45° 或 90° 进针（对于消瘦患者需要捏起注射部位）	5			
		11. 按下注射推键，缓慢注射胰岛素；注射完毕后，针头在皮下停留 6 ~ 10 秒，继续按住推键直至针头完全拔出	5			
		12. 用无菌干棉签按压注射点，不宜揉或挤压注射点，如无出血及溢液可不按压	2			
		13. 再次核对，在治疗卡上签名	3			
		14. 处理针头，分类处理用物	3			
	操作后 <10 分 >	1. 交代进餐时间及注意事项，观察反应，安置患者	3			
		2. 嘱患者卧床休息，整理用物，评估胰岛素的剩余量，若量不足，下次使用时及时准备，正确存放胰岛素笔	3			
		3. 处理用物	2			
		4. 洗手并记录	2			
评价 <15 分 >		1. 操作流程准确	4			
		2. 态度严谨，动作轻柔，操作规范	4			
		3. 沟通有效，患者满意	4			
		4. 在规定时间内完成	3			
总分			100			

表 C-24　糖尿病患者食谱制定评分标准

考核内容		考核点及评分要求	分值	扣分	得分	备注
评估及准备 <18 分 >	患者 <6 分 >	1. 核对患者	1			
		2. 评估患者病情、意识、自理能力、饮食嗜好、经济状况	3			
		3. 评估患者心理状况，解释并取得合作	2			
	环境 <2 分 >	清洁、宽敞、明亮，室内无其他患者活动	2			
	操作者 <2 分 >	1. 着装整洁，端庄大方	1			
		2. 手上无饰品，指甲已修剪	1			
	用物 <8 分 >	用物准备齐全；逐一对用物进行检查，质量符合要求；按操作先后顺序放置	8			
实施 <70 分 >		1. 计算理想体重正确	6			
		2. 判断体型	8			
		3. 判断体力劳动程度	8			
		4. 计算每天所需总热量	10			
		5. 换算食品交换份数	5			
		6. 进餐分配	15			
		7. 中餐食材的选择与准备	16			
		8. 整理用物	2			
评价 <12 分 >		1. 患者满意，感觉清洁、舒适、安全	3			
		2. 护士操作规范，流程熟练	3			
		3. 护患沟通有效，患者合作，理解饮食治疗的重要性	3			
		4. 在规定的时间内完成，每超过 1 分钟扣 1 分，扣满 3 分为止	3			
总分			100			

表 C–25　外科洗手、穿无菌手术衣、戴无菌手套评分标准

<table>
<tr><th colspan="2">考核内容</th><th colspan="2">考核点及评分要求</th><th>分值</th><th>扣分</th><th>得分</th><th>备注</th></tr>
<tr><td rowspan="3">评估及准备 <20 分 ></td><td>环境 <5 分 ></td><td colspan="2">环境清洁，地面干燥，符合无菌操作要求</td><td>5</td><td></td><td></td><td></td></tr>
<tr><td>操作者 <7 分 ></td><td colspan="2">洗手衣裤整洁，着装符合无菌操作要求，指甲平齐、无垢</td><td>7</td><td></td><td></td><td></td></tr>
<tr><td>用物 <8 分 ></td><td colspan="2">用物准备齐全，放置合理（每少 1 个扣 0.5 分，最多扣 4 分）</td><td>8</td><td></td><td></td><td></td></tr>
<tr><td rowspan="10">操作过程 <60 分 ></td><td rowspan="10">外科洗手 <30 分 ></td><td rowspan="4">1. 初步洗手 <10 分 ></td><td>（1）流动水下淋湿双手、前臂及上臂下 1/3（肘上 10 cm）</td><td>2</td><td></td><td></td><td></td></tr>
<tr><td>（2）取适量洗手液均匀涂抹双手、前臂及上臂下 1/3（肘上 10 cm）</td><td>2</td><td></td><td></td><td></td></tr>
<tr><td>（3）揉搓双手：按七步洗手法</td><td>3</td><td></td><td></td><td></td></tr>
<tr><td>（4）揉搓手臂：交替、旋转揉搓前臂及上臂下 1/3（肘上 10 cm）</td><td>3</td><td></td><td></td><td></td></tr>
<tr><td rowspan="2">2. 冲洗、干手 <8 分 ></td><td>（1）正确冲净双手、前臂及上臂下 1/3（肘上 10 cm），冲洗应始终保持手朝上、肘朝下的姿势</td><td>4</td><td></td><td></td><td></td></tr>
<tr><td>（2）干手：使用干手毛巾或纸巾擦干双手、前臂及上臂下 1/3（肘上 10 cm），无污染</td><td>4</td><td></td><td></td><td></td></tr>
<tr><td rowspan="4">3. 外科手消毒 <12 分 ></td><td>（1）取适量外科手消毒剂于一手掌心，另一手指尖于该手掌心内擦洗，将剩余的手消毒剂分段涂抹至另一手前臂及上臂下 1/3 处（不超过初步洗手范围）</td><td>3</td><td></td><td></td><td></td></tr>
<tr><td>（2）取适量外科手消毒剂于另一手掌心，同法用于对侧</td><td>3</td><td></td><td></td><td></td></tr>
<tr><td>（3）消毒双手：取适量外科手消毒剂，按七步洗手法揉搓双手至手腕部</td><td>4</td><td></td><td></td><td></td></tr>
<tr><td>（4）涂抹部位无遗漏</td><td>2</td><td></td><td></td><td></td></tr>
</table>

续表

考核内容		考核点及评分要求		分值	扣分	得分	备注
操作过程<60 分>	穿无菌手术衣、戴无菌手套<30 分>	1. 拿取无菌手术衣：检查包内灭菌指示卡合格，拿取无菌手术衣，选择较宽敞处站立，面向无菌区		2			
		2. 提领，内面朝向自己，抖开，使衣服的另一端下垂		2			
		3. 两手捏住手术衣领两端，于胸前展开，与肩水平，向前向上轻掷手术衣，顺势将双手、前臂伸入衣袖，并向前平伸		6			
		4. 协助穿衣：巡回护士在其背后抓住衣领内面，协助穿衣并系住领口及右侧腋下的系带		2			
		5. 戴无菌手套（无接触式）	（1）穿无菌手术衣，双手不露出袖口	2			
			（2）隔衣袖取一侧手套，置于对侧手掌面，手套指端朝向前臂，拇指相对，放于衣袖上，反折边与袖口平齐，隔衣袖抓住手套边缘翻转包裹手和袖口	4			
			（3）隔衣袖抓住被手套包裹的衣袖向上轻拉，手指对应插入	2			
			（4）同法戴另一侧手	4			
			（5）双手相互调整手套手指	2			
		6. 系腰带：解开腰间活结，将手术衣右叶腰带递给巡回护士，护士用无菌持物钳夹取，旋转后与左手腰带系于腰间，遮盖背部		2			
		7. 未操作时，双手置于胸前或插入胸前口袋中		2			
评价<20 分>		1. 严格执行无菌操作，无菌观念强		4			
		2. 操作规范，动作熟练		4			
		3. 穿无菌手术衣、戴无菌手套未污染		4			
		4. 具有团队合作意识		4			
		5. 在规定时间内完成（每超过 1 分钟扣 1 分，扣满 4 分为止）		4			
总分				100			

表 C–26 常用手术器械识别、使用与传递评分标准

考核内容		考核点及评分要求		分值	扣分	得分	备注
评估及准备<20 分 >	环境<5 分 >	环境清洁，地面干燥，符合手术室操作要求		5			
	操作者<7 分 >	衣帽整洁，仪表符合无菌操作要求		7			
	用物<8 分 >	用物准备齐全：（1）需要识别的无菌器械；（2）缝针；（3）丝线、可吸收缝线；（4）手术刀片；（5）敷料；（6）无菌手术衣（无破损）；（7）无菌手套（型号正确）。各种手术器械分类放置，摆放有序，符合操作原则（每少 1 个扣 0.5 分，最多扣 4 分）		8			
实施<60 分 >	识别手术器械<20 分 >	1. 识别手术刀：刀片（种类）、刀柄（型号）		2			
		2. 识别手术剪：组织剪、线剪、拆线剪		3			
		3. 识别手术镊：有齿镊、无齿镊		3			
		4. 识别止血钳、持针钳、组织钳		4			
		5. 识别拉钩		2			
		6. 识别吸引器头：单管型、双套管型		2			
		7. 识别缝针、缝线		2			
		8. 识别敷料：纱布块、纱布剥离子、大纱布垫		2			
	手术器械使用方法<20 分 >	1. 手术刀	（1）正确装卸手术刀片	2			
			（2）使用方法：持弓式、指压式、执笔式、反挑式	3			
		2. 手术剪		3			
		3. 止血钳	（1）正确的持钳法	3			
			（2）止血钳开放法	2			
		4. 手术镊		3			
		5. 持针钳	（1）用拇指与环指分别插入持针钳的两环，中指在环指前外方托住钳柄，示指轻压在钳柄的轴节处，以便掌握方向	2			
			（2）以拇、中、环、小指握钳环及附近的钳柄，示指前伸抵住轴节	2			

续表

考核内容		考核点及评分要求	分值	扣分	得分	备注
实施<60 分 >	手术器械传递<20 分 >	1. 手术刀传递法	3			
		2. 剪刀传递法	3			
		3. 止血钳传递法	3			
		4. 持针钳传递法	3			
		5. 缝线、深部结扎线传递法	2			
		6. 镊子传递法	2			
		7. 拉钩传递法	2			
		8. 纱布块、纱布垫传递法	2			
评价<20 分 >		1. 操作规范，流程熟练	4			
		2. 无菌观念强	4			
		3. 注意安全，防止职业暴露	4			
		4. 具有团队合作意识	4			
		5. 在规定时间内完成（每超过 1 分钟扣 1 分，扣满 4 分为止）	4			
总分			100			

表 C–27　换药评分标准

考核内容		考核点及评分要求	分值	扣分	得分	备注
评估及准备<20 分 >	患者<5 分 >	核对患者一般情况，包括姓名、年龄、病情、伤口情况	5			
	环境<2 分 >	清洁、宽敞、明亮、温度适宜，符合无菌操作要求	2			
	操作者<5 分 >	着装整洁，符合操作要求	5			
	用物<8 分 >	用物准备齐全：（1）换药盘：2 只换药碗，2 把镊子，适量的碘伏棉球和生理盐水棉球，纱布若干；（2）胶布；（3）护理记录单、笔；（4）手消毒剂。摆放有序，符合操作原则（每少 1 个扣 0.5 分，最多扣 2 分）	8			

续表

考核内容		考核点及评分要求	分值	扣分	得分	备注
实施 <60 分 >	与患者沟通 <6 分 >	向患者说明换药的目的、配合方法及注意事项	6			
	取下敷料 <14 分 >	1. 协助患者取适当卧位	3			
		2. 充分暴露伤口	3			
		3. 用手揭开胶布并移去外层敷料	4			
		4. 内层敷料先用生理盐水棉球沾湿，用镊子揭去	4			
	2 把镊子操作 <10 分 >	1. 一把镊子接触伤口，另一把镊子传递换药碗中的清洁物品，操作过程中镊子头部均应低于手持部以避免污染	6			
		2. 观察伤口情况：有无红肿、渗出、坏死、化脓等感染征象（口述）	4			
	处理伤口 <10 分 >	1. 用碘伏棉球涂擦伤口，由伤口中心向外周涂擦，不可留白，消毒范围应达伤口外周皮肤 10 cm 以上，消毒 2 ~ 3 遍	4			
		2. 清除伤口内的分泌物和异物	3			
		3. 用生理盐水棉球清洁伤口，由内向外涂擦	3			
	覆盖敷料 <10 分 >	1. 用无菌纱布覆盖伤口并固定，纱布边缘距离切口 3 cm 左右，下层纱布光滑面向下，上层纱布光滑面向上	6			
		2. 粘贴胶布的方向应与躯干长轴垂直，胶布长短和数量适宜	4			
	指导患者 <4 分 >	告知患者注意保护伤口敷料，注意休息	4			
	整理记录 <6 分 >	1. 协助患者取舒适卧位，整理床单位	2			
		2. 按要求分类处理用物	2			
		3. 洗手、记录	2			

续表

考核内容	考核点及评分要求	分值	扣分	得分	备注
评价 <20 分 >	1. 严格执行无菌操作，无菌观念强	4			
	2. 操作规范，动作熟练	4			
	3. 态度和蔼，关爱患者，注意保护患者安全	4			
	4. 沟通良好，取得患者合作	4			
	5. 在规定时间内完成（每超过 1 分钟扣 1 分，扣满 4 分为止）	4			
总分		100			

表 C–28　四肢绷带包扎评分标准

考核内容		考核点及评分要求	分值	扣分	得分	备注
评估及准备 <20 分 >	患者 <6 分 >	1. 核对医嘱、治疗卡，确认医嘱	2			
		2. 核对患者，评估病情，检查患者损伤部位和程度，向患者解释并取得合作	4			
	环境 <4 分 >	清洁、宽敞、明亮，符合包扎操作要求	4			
	操作者 <4 分 >	1. 着装整洁，佩戴挂表	2			
		2. 消毒双手，戴口罩	2			
	用物 <6 分 >	用物准备齐全：（1）弹力绷带卷；（2）剪刀；（3）纱布；（4）胶布；（5）医嘱单；（6）治疗单；（7）笔；（8）手消毒剂；（9）三角巾、夹板（按需准备）（每少 1 个扣 0.5 分，最多扣 3 分）。逐一对用物进行检查，质量符合要求。摆放有序，符合操作原则	6			
实施 <60 分 >	包扎前 <8 分 >	1. 携用物到患者床旁，再次核对患者、治疗卡	2			
		2. 向患者解释包扎的目的，取得患者配合，沟通有效	2			
		3. 协助患者取舒适体位	2			
		4. 选用宽度适宜的绷带	2			

续表

考核内容		考核点及评分要求	分值	扣分	得分	备注
实施 <60 分 >	包扎中 <40 分 >	1. 包扎时，绷带卷轴朝上，需平贴包扎部位，从远心端向近心端方向包扎	5			
		2. 根据受伤部位选择包扎方法，包扎方法正确	20			
		3. 包扎松紧适宜，外观整洁	5			
		4. 包扎中密切观察肢体末梢的感觉、运动、温度	5			
		5. 包扎完毕，用胶布或撕开尾带打结固定，方法正确	5			
	包扎后 <8 分 >	1. 协助患者取舒适体位	2			
		2. 整理用物，消毒双手，取下口罩	2			
		3. 记录包扎日期、时间、部位	2			
		4. 告知注意事项	2			
	解除绷带 <4 分 >	解除绷带方法正确	4			
评价 <20 分 >		1. 操作中始终坚持包扎原则，包扎整齐、美观、牢固	4			
		2. 操作规范，动作熟练	4			
		3. 态度和蔼，关爱患者，注意保护患者安全	4			
		4. 沟通良好，取得患者合作	4			
		5. 在规定时间内完成（每超过 1 分钟扣 1 分，扣满 4 分为止）	4			
总分			100			

表 C–29　生命体征测量评分标准

考核内容		考核点及评分要求	分值	扣分	得分	备注
评估及准备 <20 分 >	患者 <9 分 >	1. 核对医嘱	2			
		2. 评估患者全身情况：年龄、病情、意识状态、影响因素	3			
		3. 评估患者局部情况，选择合适测量部位及方法	2			
		4. 评估患者心理状况，解释并取得合作	2			

续表

考核内容		考核点及评分要求	分值	扣分	得分	备注
评估及准备<20 分 >	环境<2 分 >	清洁、宽敞、明亮、安静，符合生命体征测量要求	2			
	操作者<4 分 >	1. 衣帽整洁，佩戴挂表	2			
		2. 洗手 / 消毒手方法正确，戴口罩	2			
	用物<5 分 >	用物准备齐全（每少 1 个扣 0.5 分，最多扣 2 分）；逐一对用物进行检查，质量符合要求；按操作先后顺序放置	5			
实施<60 分 >	测量体温<10 分 >	1. 再次核对患者个人信息并进行有效沟通，体位准备符合要求	2			
		2. 选择体温测量方法合适，指导正确，患者安全	4			
		3. 测温时间符合要求	2			
		4. 读数准确、记录及时	2			
	测量脉搏<10 分 >	1. 沟通有效，患者放松，手臂置于舒适位置	2			
		2. 测量方法、时间正确	3			
		3. 脉率值记录正确	2			
		4. 异常脉搏判断正确，处理及时	3			
	测量呼吸<8 分 >	1. 沟通有效，患者放松	2			
		2. 测量方法、时间正确	2			
		3. 呼吸记录正确	2			
		4. 异常呼吸判断正确，处理及时	2			
	测量血压<20 分 >	1. 沟通有效，体位准备符合要求	2			
		2. 缠袖带部位正确，松紧度适宜，听诊器胸件放置位置恰当	2			
		3. 血压计 0 点、肱动脉、心脏在同一水平	2			
		4. 充气量合适	2			
		5. 放气速度适宜	3			
		6. 血压读数准确	3			
		7. 血压计初步处理方法正确，一次性垫巾处理正确	3			
		8. 协助患者取舒适卧位，整理床单位，血压值记录正确	3			

续表

考核内容		考核点及评分要求	分值	扣分	得分	备注
实施 <60 分 >	测量后处理 <12 分 >	1. 及时消毒双手，方法正确；取下口罩	3			
		2. 告知测量结果，并合理解释	4			
		3. 健康指导到位	3			
		4. 医用垃圾初步处理正确	2			
评价 <20 分 >		1. 患者安全、满意	4			
		2. 操作规范，动作熟练、轻柔，测量结果准确	4			
		3. 沟通有效，配合良好，健康指导内容和方式合适	4			
		4. 语言亲切，态度和蔼，关爱患者	4			
		5. 在规定时间内完成，每超过 1 分钟扣 1 分，扣满 4 分为止	4			
总 分			100			

表 C–30　口服给药评分标准

考核内容		考核点及评分要求	分值	扣分	得分	备注
评估及准备 <20 分 >	患者 <10 分 >	1. 核对医嘱、服药本、小药卡	2			
		2. 评估患者全身情况：年龄、体重、病情、意识状态、用药史、过敏史等	3			
		3. 评估患者局部情况：是否留置鼻饲管，有无口腔、食道疾病，有无吞咽困难、呕吐及禁食等	3			
		4. 评估患者心理状况，解释并取得合作	2			
	环境 <2 分 >	病室环境清洁、安静、光线适宜	2			
	操作者 <3 分 >	1. 衣帽整洁，洗手/消毒手方法正确，佩戴口罩	2			
		2. 了解药物的性质、服药方法、注意事项及药物的副作用	1			
	用物 <5 分 >	用物准备齐全（每少 1 个扣 0.5 分，最多扣 2 分）；逐一对用物进行检查，质量符合要求；摆放有序，符合操作原则	5			

续表

考核内容		考核点及评分要求	分值	扣分	得分	备注
实施 <60 分 >	取药与配药 <18 分 >	1. 查对服药本、小药卡	2			
		2. 小药卡按床号顺序插在药盘上，并核对无误	4			
		3. 根据服药本床号顺序配药：先配固体药，后配水剂和油剂	9			
		4. 全部药物配完后，重新核对服药本、小药卡及所配药物，确认无误	3			
	发药 <30 分 >	1. 再次核对：在发药前请另一护士再核对一次，确认无误后方可发药	4			
		2. 发药：按时发药，核对床号、姓名，同一患者的药一次取离药盘，发给患者	6			
		3. 向患者交代服药注意事项，看服到口	8			
		4. 耐心听取患者的疑问，再次核对无误后解释清楚	6			
		5. 患者不在或因故暂不能服药时，应将药物取回保管，并交班	6			
	发药后的处理 <12 分 >	1. 再次核对无误后收回药杯	2			
		2. 药杯处理：先浸泡消毒，然后冲洗清洁，消毒待干后备用	4			
		3. 整理：整理用物，清洁药盘	2			
		4. 消毒双手，取下口罩，记录	2			
		5. 观察患者服药效果，听取患者主诉，及时发现并处理用药后反应	2			
评价 <20 分 >		1. 患者安全，能准时、按剂量口服药物	4			
		2. 操作规范，坚持“三查八对”	4			
		3. 护患沟通有效，患者合作	4			
		4. 仪表举止大方得体，关爱患者，用药指导有效	4			
		5. 在规定时间内完成，每超过 1 分钟扣 1 分，扣满 4 分为止	4			
总分			100			

表 C-31　无菌技术评分标准

考核内容		考核点及评分要求	分值	扣分	得分	备注
评估及准备 <20 分 >	环境 <6 分 >	清洁、干燥、宽敞、明亮，符合无菌技术操作要求	6			
	操作者 <9 分 >	1. 着装整洁，戴圆筒帽，端庄大方	5			
		2. 修剪指甲，消毒双手，戴口罩	4			
	用物 <5 分 >	用物准备齐全（每少 1 个或准备错误 1 个扣 0.5 分，最多扣 2 分）；逐一对用物进行检查，质量符合要求；摆放有序，符合操作原则	5			
实施 <60 分 >	铺无菌巾 <9 分 >	1. 治疗盘位置合适，再次评估无菌巾包	1			
		2. 打开无菌巾包方法正确，手不跨越无菌区	2			
		3. 用无菌持物钳取巾，退后一步接巾，持巾正确、无污染	2			
		4. 及时还原无菌巾包，无跨越	2			
		5. 打开无菌巾，铺于治疗盘上，无污染，方法正确	2			
	递无菌治疗碗 <8 分 >	1. 再次检查无菌治疗碗包，并将其打开，无污染	4			
		2. 递无菌治疗碗于无菌盘内，无污染	3			
		3. 包布放置妥当	1			
	倒无菌溶液 <12 分 >	1. 再次检查无菌溶液	2			
		2. 开瓶盖，冲洗瓶口	2			
		3. 倒无菌溶液于无菌治疗碗内，高度合适，溶液无溅出，无污染，不跨越无菌区	5			
		4. 及时盖好瓶盖，记录开瓶时间，签名	3			
	取无菌物品 <5 分 >	取血管钳及无菌纱布放于无菌盘内，方法正确，无跨越	5			
	盖无菌巾 <5 分 >	再次取无菌巾并打开，盖于无菌盘上，边缘对合整齐，区域无交叉，四侧边缘部分各向上反折 1 次，不暴露无菌物品，记录铺无菌盘日期和时间，签名	5			

续表

考核内容		考核点及评分要求	分值	扣分	得分	备注
实施 <60 分 >	戴、脱无菌手套 <18 分 >	1. 托盘，将无菌手套和铺好的无菌盘放在治疗台上	2			
		2. 打开无菌盘上层无菌治疗巾一侧，无菌面向上，露出纱布边缘	2			
		3. 再次检查无菌手套，取出手套后戴好，方法正确，无污染	6			
		4. 取无菌纱布涂擦手套，在操作前，双手应微举于胸前	2			
		5. 将无菌血管钳放在治疗碗中，托碗操作	2			
		6. 将使用过的治疗碗放于治疗车下层，脱手套，方法正确	4			
	操作后处理 <3 分 >	1. 垃圾初步处理正确	2			
		2. 消毒双手，取下口罩	1			
评价 <20 分 >		1. 坚持无菌技术操作原则，无菌观念强	3			
		2. 操作规范，流程熟练	2			
		3. 每跨越无菌区 1 次扣 2 分，每污染 1 次扣 5 分，无菌物品掉地上或发生其他严重污染后来及时更换扣 10 分，无菌物品严重污染后不更换、继续使用则考核结果为“不合格”	10			
		4. 在规定时间内完成，每超过 1 分钟扣 1 分，扣满 5 分为止	5			
总分			100			

表 C-32　肌内注射评分标准

考核内容		考核点及评分要求	分值	扣分	得分	备注
评估及准备 <20 分 >	患者 <9 分 >	1. 核对医嘱、注射卡	2			
		2. 评估患者全身情况：年龄、病情、意识状态、用药史、过敏史、家族史等	3			
		3. 评估患者局部情况，选择合适注射部位：无红肿、硬结、瘢痕等情况，肢体活动度良好	2			
		4. 评估患者心理状况，解释并取得合作	2			

续表

考核内容		考核点及评分要求	分值	扣分	得分	备注
评估及准备 <20 分>	环境 <2 分>	环境符合注射要求，安全、安静、整洁、明亮，保护隐私	2			
	操作者 <4 分>	1. 衣帽整洁，佩戴挂表	2			
		2. 洗手/消毒手方法正确，戴口罩	2			
	用物 <5 分>	用物准备齐全（每少 1 个扣 0.5 分，最多扣 2 分）；逐一对用物进行检查，质量符合要求；摆放有序，符合操作原则	5			
实施 <60 分>	备药 <13 分>	1. 核对注射卡、药物	2			
		2. 规范抽吸药液，剂量准确，无污染，无浪费	4			
		3. 再次核对并签名	2			
		4. 请他人核对并签名	3			
		5. 医用垃圾初步处理正确	2			
	注射 <40 分>	1. 带用物至患者床旁，核对床号、姓名，并解释	2			
		2. 协助患者取合适体位	3			
		3. 注射部位选择合适，定位方法正确并能口述	6			
		4. 注射部位皮肤消毒符合要求（消毒 2 遍，消毒直径不小于 5 cm，不留缝隙，待干）	4			
		5. 注射前查对，排尽注射器内的空气，备干棉签	3			
		6. 持针方法正确，绷紧皮肤，进针角度、深度合适，进针后回抽无回血，注射一次成功	8			
		7. 缓慢推药并口述，询问患者感受	4			
		8. 注射完毕后快速拔针并按压	2			
		9. 及时处理注射器和针头	3			
		10. 再次核对、记录	3			
		11. 及时消毒双手，取下口罩	2			
	注射后处理 <7 分>	1. 整理床单位，帮助患者取舒适体位	1			
		2. 健康指导内容、方式合适	2			
		3. 医用垃圾初步处理正确	2			
		4. 巡视病房，听取患者主诉，及时发现并处理用药后反应	2			

续表

考核内容	考核点及评分要求	分值	扣分	得分	备注
评价 <20 分 >	1. 遵守原则和规范，无菌观念强，做到“五个准确”	4			
	2. 动作轻柔，运用无痛注射技术	4			
	3. 护患沟通良好，健康指导有效	4			
	4. 仪表举止端庄，关爱患者	4			
	5. 在规定时间内完成，每超过 1 分钟扣 1 分，扣满 4 分为止	4			
总分		100			

表 C–33　皮内注射和皮试液配制评分标准

考核内容		考核点及评分要求	分值	扣分	得分	备注
评估及准备 <20 分）	患者 <9 分 >	1. 核对医嘱、注射卡	2			
		2. 评估患者全身情况：年龄、病情、意识状态、用药史、过敏史、家族史等	2			
		3. 评估患者局部情况，选择合适注射部位：无红肿、硬结、瘢痕等情况，肢体活动度良好	3			
		4. 评估患者心理状况，解释并取得合作	2			
	环境 <2 分 >	符合配药和注射要求，抢救设施到位	2			
	操作者 <4 分 >	1. 衣帽整洁，佩戴挂表	2			
		2. 洗手/消毒手方法正确，戴口罩	2			
	用物 <5 分 >	用物准备齐全（每少 1 个扣 0.5 分，最多扣 2 分）；逐一对用物进行检查，质量符合要求；按操作先后顺序放置	5			
实施 <60 分 >	配制药物过敏试验溶液 <19 分 >	1. 认真执行“三查八对”	3			
		2. 配制溶媒选择正确	2			
		3. 过敏试验溶液浓度正确，遵守无菌技术操作原则	8			
		4. 标明过敏药物皮试液，请他人核对	3			
		5. 医用垃圾初步处理正确	3			

续表

考核内容		考核点及评分要求	分值	扣分	得分	备注
实施<60 分 >	注射<32 分 >	1. 患者信息核对到位，解释规范	2			
		2. 患者体位准备与病情相符，尊重个人意愿	2			
		3. 注射部位选择正确	2			
		4. 皮肤消毒剂的选择及消毒方法正确，消毒直径大于 5 cm	3			
		5. 注射前再次核对药物	3			
		6. 持针方法正确，进针角度、深度符合要求，推注药量准确	8			
		7. 注射后核对并记录	2			
		8. 急救盘放置妥当	2			
		9. 及时消毒双手，方法正确；取下口罩	2			
		10. 注意事项交代到位，患者理解	3			
		11. 医用垃圾初步处理正确	3			
	观察<4 分 >	巡视病房，听取患者主诉，了解皮丘情况，及时发现并处理不适反应	4			
	结果判断<5 分 >	皮试结果判断准确，告知患者并及时记录	5			
评价<20 分 >		1. 患者安全、满意	4			
		2. 操作规范，动作熟练	4			
		3. 沟通有效，配合良好，健康指导内容和方式合适	4			
		4. 语言亲切，态度和蔼，关爱患者	4			
		5. 在规定时间内完成，每超过 1 分钟扣 1 分，扣满 4 分为止	4			
总分			100			

表 C–34　密闭式静脉输液评分标准

考核内容		考核点及评分要求	分值	扣分	得分	备注
评估及准备 <20 分 >	患者 <9 分 >	1. 核对医嘱、输液卡	2			
		2. 评估患者全身情况：年龄、病情、意识状态、用药史、过敏史、家族史等	3			
		3. 评估患者局部情况，选择合适注射部位：无红肿、硬结、瘢痕等情况，肢体活动度良好	2			
		4. 评估患者心理状况，解释并取得合作	2			
	环境 <2 分 >	治疗室及病室环境均符合输液要求	2			
	操作者 <4 分 >	1. 衣帽整洁，佩戴挂表	2			
		2. 消毒手/洗手方法正确，戴口罩	2			
	用物 <5 分 >	用物准备齐全（每少 1 个或准备错误 1 个扣 0.5 分，最多扣 2 分）；逐一对用物进行检查，质量符合要求；摆放有序，符合操作原则	5			
实施 <60 分 >	备药 <15 分 >	1. 核对输液卡，评估药物	2			
		2. 输液瓶瓶签上书写内容准确	2			
		3. 添加药液执行“三查八对”，剂量准确，无菌观念强	4			
		4. 请他人核对并签名	3			
		5. 关调节器开关，一次性输液器插入正确	2			
		6. 医用垃圾初步处理正确	2			
	输液 <35 分 >	1. 再次核对输液卡、患者、药液；沟通有效；体位准备合适	6			
		2. 备好输液贴，再次查对后挂输液瓶	3			
		3. 初次排气一次成功，药液无浪费	3			
		4. 垫一次性垫枕，扎一次性止血带位置正确、松紧适宜，穿刺部位消毒方法正确	4			
		5. 再次排气，穿刺一针见血	5			
		6. 输液贴固定牢固、美观	2			
		7. 输液速度调节正确	2			

续表

考核内容		考核点及评分要求	分值	扣分	得分	备注
实施 <60 分 >	输液 <35 分 >	8. 记录输液的时间、滴速并签名	2			
		9. 消毒双手，取下口罩	2			
		10. 整理床单位，帮患者取舒适体位	2			
		11. 健康指导有效，患者能理解和复述	2			
		12. 医用垃圾初步处理正确	2			
	观察 <2 分 >	巡视病房，听取患者主诉，及时发现并处理输液故障、不适反应；为需要继续输液者更换药物方法正确（可口述）	2			
	拔针 <8 分 >	1. 再次核对，解释，消毒双手，戴口罩	2			
		2. 拔针方法、按压时间及方式正确，穿刺部位无出血、肿胀	2			
		3. 医用垃圾初步处理正确	1			
		4. 消毒双手，取下口罩	1			
		5. 健康指导内容有针对性	2			
评价 <20 分 >		1. 患者安全、满意	4			
		2. 操作规范，坚持“三查八对”，无菌观念强	4			
		3. 护患沟通有效，患者合作	4			
		4. 仪表举止大方得体，关爱患者，体现整体护理理念	4			
		5. 在规定时间内完成，每超过 1 分钟扣 1 分，扣满 4 分为止	4			
总分			100			

表 C-35　咽拭子核酸检测标本采集评分标准

考核内容		考核点及评分要求	分值	扣分	得分	备注
评估及准备 <20 分）	核对 <2 分 >	核对医嘱、检验单	2			

续表

考核内容		考核点及评分要求	分值	扣分	得分	备注
评估及准备<20 分）	受检者<8 分 >	1. 评估受检者全身情况：意识状态、理解能力、配合程度	3			
		2. 评估受检者局部情况：近 3 日内有无行口腔手术，有无活动性义齿，是否在 2 小时内进餐	3			
		3. 评估受检者对核酸检测知识了解程度，告知操作中配合方法	2			
	环境<2 分 >	光线明亮，通风良好，有明确的分区，符合咽拭子核酸检测标本采集要求	2			
	操作者<3 分 >	戴 N95 及以上防护口罩、一次性帽子、乳胶手套，穿防护服或防渗透的隔离衣，戴外层手套、护目镜或防护面屏，套防水鞋套	3			
	用物<5 分 >	用物准备齐全（每少 1 个扣 0.5 分，最多扣 2 分）；逐一对用物进行检查，质量符合要求；摆放有序，符合操作原则	5			
实施<60 分 >	采集前准备<11 分 >	1. 检查标本条码信息与受检者身份信息是否一致	4			
		2. 向受检者解释，指导受检者如何配合	4			
		3. 消毒手	3			
	采集过程<40 分 >	1. 检查病毒采样管，贴上受检者的检验条码，打开采样管	8			
		2. 一手准备压舌板，一手准备咽拭子	4			
		3. 在光线充足的条件下，让受检者头部微仰，嘴张大，并发“啊”音，露出两侧咽扁桃体	10			
		4. 用压舌板轻压舌面，然后用拭子在受检者两侧咽扁桃体稍微用力来回擦拭至少 3 次，然后再在咽后壁上下擦拭至少 3 次，避免接触口腔其他部位	6			
		5. 迅速把采样咽拭子垂直插入采样管中，沿咽拭子折痕处将其折断，旋紧瓶盖	8			
		6. 再次核对样本信息后，将采样管放入标本收集袋中，装入转运箱/桶	4			

续表

考核内容		考核点及评分要求	分值	扣分	得分	备注
实施 <60 分>	操作后处理 <9 分>	1. 给手套外层消毒	2			
		2. 用 75% 酒精喷洒标本转运箱/桶，采样管竖直放置	2			
		3. 注明标本采集时间，及时送检，24 小时内可检测的标本置于 4 ℃保存，24 小时内无法检测的标本应置于 −70 ℃保存（口述）	2			
		4. 观察受检者有无不适表现	1			
		5. 脱防护服方法正确，无污染	2			
评价 <20 分>		1. 受检者满意，未出现恶心、呕吐	4			
		2. 操作规范，流程熟练，严格遵守查对制度和消毒隔离原则	4			
		3. 仪表举止大方得体，关爱患者，体现整体护理理念	4			
		4. 护患沟通有效，患者合作，并知道咽拭子核酸检测标本采集的目的和意义	4			
		5. 在规定时间内完成，每超过 1 分钟扣 1 分，扣满 4 分为止	4			
总分			100			

表 C–36　鼻饲评分标准

考核内容		考核点及评分要求	分值	扣分	得分	备注
评估及准备 <20 分>	患者 <9 分>	1. 核对医嘱、治疗卡	2			
		2. 评估患者的年龄、病情、意识、鼻腔情况、心理状态及合作程度，既往有无鼻饲经历，对于鼻饲目的及方法的了解程度	5			
		3. 向患者及家属解释操作目的、过程及操作过程中的配合方法	2			
	环境 <2 分>	整洁，光线充足，室温合适，必要时关闭门窗、拉床帘	2			
	操作者 <4 分>	1. 衣帽整洁，佩戴挂表	2			
		2. 洗手/消毒手方法正确，戴口罩	2			

续表

考核内容		考核点及评分要求	分值	扣分	得分	备注
评估及准备 <20 分 >	用物 <5 分 >	用物准备齐全（每少 1 个扣 0.5 分，扣满 5 分为止）；逐一对用物进行评估，质量符合要求；摆放有序，符合操作原则	5			
实施 <60 分 >	准备 <7 分 >	1. 携用物至床旁，核对床号、姓名、手腕带，做好解释	2			
		2. 据病情协助患者取坐位或半坐卧位，无法坐起者取右侧卧位，头偏向一侧	2			
		3. 酌情取假牙，颌下铺治疗巾	1			
		4. 观察鼻腔，选择通畅一侧，用棉签清洁鼻腔	1			
		5. 测量胃管插入体内的长度，并做标记，或记住刻度上的数字并润滑胃管	1			
	鼻饲 <46 分 >	1. 一手持纱布托住胃管，一手持镊子夹住胃管，沿选定侧鼻孔，缓慢、轻轻插入，插入至 10 ~ 15 cm 处时嘱患者做吞咽动作，当患者吞咽时顺势将胃管向前推进，直至预定长度	10			
		2. 为昏迷患者插管时，插管前应先撤去患者枕头，使患者头后仰，当胃管插入 15 cm 时，将患者头部托起，使下颌靠近胸骨柄，缓缓插入胃管至预定长度（口述）	8			
		3. 插管过程中若出现剧烈恶心、呕吐，可暂停插入，嘱患者做深呼吸动作；如患者出现咳嗽、呼吸困难、发绀等现象，表明胃管插入气管，应立即拔出，休息后更换胃管重新插入（口述）	6			
		4. 确认胃管已经在胃内后，用胶布分别将胃管固定于鼻翼、同侧面部。确认胃管在胃内的方法：①抽吸胃液：在胃管末端连接注射器抽吸，能抽出胃液；②听气过水声：置听诊器于患者胃部，快速经胃管向胃内注入 10 mL 空气，听到气过水声；③将胃管末端放入盛水的治疗碗中，无气泡溢出（后两种方法口述）	8			
		5. 先注入少量温开水，再缓慢灌注鼻饲液或药液等（口述适宜温度为 38 ~ 40 ℃）；饲食完毕后，再次注入少量温开水	6			

续表

考核内容		考核点及评分要求	分值	扣分	得分	备注
实施<60 分 >	鼻饲<46 分 >	6. 胃管末端抬高后反折或扣好胃管末端盖帽，固定妥当	4			
		7. 再次核对、记录	2			
		8. 及时消毒双手，取下口罩	2			
	鼻饲后处理<7 分 >	1. 整理床单位，帮助患者取舒适体位	1			
		2. 健康教育内容正确、方式合适	2			
		3. 医用垃圾初步处理正确	2			
		4. 巡视病房，听取患者主诉，及时发现问题并处理	2			
评价<20 分 >		1. 遵守查对原则，未发生差错	4			
		2. 动作轻柔，胃管插入顺利	4			
		3. 护患沟通良好，健康教育有效	4			
		4. 仪表举止端庄，关爱患者	4			
		5. 在规定时间内完成，每超过 1 分钟扣 1 分，扣满 4 分为止	4			
总分			100			

表 C–37　穿、脱隔离衣评分标准

考核内容		考核点及评分要求	分值	扣分	得分	备注
评估及准备<20 分 >	患者<6 分 >	1. 核对医嘱	2			
		2. 评估患者全身情况：年龄、病情、意识状态、隔离种类	2			
		3. 评估患者隔离知识掌握程度	2			
	环境<4 分 >	环境清洁、宽敞，符合隔离技术要求	4			
	操作者<5 分 >	1. 着装整洁，戴圆筒帽，端庄大方	2			
		2. 取下手表及饰物，卷袖过肘，修剪指甲，消毒双手，戴口罩	3			
	用物<5 分 >	用物准备齐全（每少 1 个扣 0.5 分，最多扣 2 分）；逐一对用物进行检查，质量符合要求；摆放有序，符合操作原则	5			

续表

考核内容		考核点及评分要求	分值	扣分	得分	备注
实施<60 分>	穿隔离衣<25 分>	1. 取下隔离衣，清洁面朝自己，不污染手	2			
		2. 穿衣袖，方法正确，隔离衣的污染面勿触及头面部、口罩、工作服等	6			
		3. 将衣袖尽量抖至腕关节以上，扣好领扣	5			
		4. 扣好肩扣，扣好袖扣	4			
		5. 捏住隔离衣两侧边缘，在背后将边缘对齐，向一侧折叠，一手按住折叠处，另一手将腰带拉至背后，压住折叠处，将腰带在背后交叉，回到前面打一活结，散端向下系好，手勿触及隔离衣内面	6			
		6. 进入隔离病房护理患者	2			
	脱隔离衣及手的消毒<25 分>	1. 出隔离病房，解开腰带，在前面打一活结	2			
		2. 解开肩扣、袖扣，将衣袖塞至工作服衣袖内（勿污染自身），暴露双手及腕部	4			
		3. 消毒手：双手浸泡于消毒液中搓擦 2 分钟，彻底揉搓手腕、手掌、手背、手指各面，再按七步洗手法揉搓双手不少于 15 秒，在流动水下冲净双手，擦干或烘干，顺序正确	6			
		4. 解开领扣	3			
		5. 脱衣袖	4			
		6. 两手于肩缝处对齐肩缝和衣袖	2			
		7. 对齐衣领、衣服两边，污染面向内挂在隔离衣架上（半污染区）	4			
	送洗<10 分>	1. 隔离衣每天更换 1 次，潮湿、污染后立即更换	4			
		2. 将脱下的隔离衣污染面向内折叠卷好，放入污衣桶中	6			
评价<20 分>		1. 遵守隔离原则，无污染	5			
		2. 操作规范，流程熟练，消毒双手时未溅湿隔离衣	5			
		3. 仪表举止端庄，不歧视传染病患者	5			
		4. 在规定时间内完成，每超过 1 分钟扣 1 分，扣满 5 分为止	5			
总分			100			

C–38 大量不保留灌肠（成人）操作考核评分标准

考核内容		考核点及评分要求	分值	扣分	得分	备注
评估及准备 <20 分 >	病人 <10 分 >	1. 患者的病情、意识、合作程度	5			
		2. 肛周皮肤、黏膜情况，有无肛肠疾患、灌肠经历	5			
	环境 <2 分 >	环境安静整洁、光线适中、温度适宜、屏风遮挡	2			
	操作者 <3 分 >	着装整洁，七步洗手法洗手	3			
	用物 <5 分 >	用物准备齐全（少一个扣 1 分，最多扣 2 分）	5			
实施 <60 分 >	核对解释安置体位 <10 分 >	1. 携用物至床旁，核对床号、姓名、手腕带，解释	2			
		2. 关闭门窗，遮挡患者，备输液架	2			
		3. 协助患者取左侧卧位，褪裤至膝部，臀下垫便器	2			
		4. 臀部移至床沿，双膝屈曲	2			
		5. 垫一次性治疗巾，放置弯盘，注意保暖	2			
	挂液与排气 <10 分 >	1. 将配置好的溶液倒入灌肠袋中，灌肠袋挂架上，袋底与床的高度为 40 cm ～ 60 cm	4			
		2. 戴手套，润滑肛管前端	2			
		3. 打开调节器，排尽灌肠袋管内空气放出少量液体，腕部试温，夹闭肛管	4			
	插入肛管 <10 分 >	左手分开肛门，暴露肛门，嘱患者深呼吸，右手将肛管轻轻插入直肠 7 cm ～ 10 cm	10			
	灌注液体 <10 分 >	1. 固定肛管	3			
		2. 开放管夹，根据患者耐受情况调节流速	4			
		3. 密切观察筒内液面下降速度和患者的情况	3			
	拔管 <5 分 >	1. 灌肠液即将流尽时夹管，左手持卫生纸轻轻压肛门，右手用卫生纸包裹肛管轻轻拔出，放入弯盘内	2			
		2. 擦净肛门，撤一次性垫巾，将灌肠袋、肛管、垫巾等一次性用品放入医疗垃圾袋内	2			
		3. 脱手套，协助患者穿裤	1			

续表

考核内容		考核点及评分要求	分值	扣分	得分	备注
实施 <60 分 >	保留 <5 分 >	1. 嘱患者取平卧位，保留 5 ~ 10 min 后排便	3			
		2. 移去屏风，开窗通风	2			
	整理记录 <10 分 >	1. 整理床单位	2			
		2. 告知注意事项，做好健康指导	3			
		3. 洗手，取下口罩	3			
		4. 记录	2			
评价 <20 分 >		1. 插管一次成功，固定无脱出，灌肠顺利，未污染衣裤、床单。	6			
		2. 操作规范、熟练、程序正确，动作轻柔	6			
		3. 沟通有效，关心患者，保护患者隐私	4			
		4. 在规定时间内完成，每超过一分钟扣 1 分，扣满 4 分为止	4			
总分			100			

C–39 电动吸引器吸痰（经鼻腔）考核评分标准

考核内容		考核点及评分要求	分值	扣分	得分	备注
评估及准备 <20 分 >	患者 <10 分 >	1. 核对医嘱	3			
		2. 评估全身情况：年龄、病情、意识状态、生命体征	3			
		3. 评估局部情况：呼吸困难、发绀的程度，肺部呼吸音，口腔咽部黏膜情况，有无活动性义齿	2			
		4. 评估患者心理状况，解释并取得合作	2			
	环境 <2 分 >	清洁、安静、明亮、温湿度适宜	2			
	操作者 <3 分 >	1. 消毒双手、戴口罩	2			
		2. 着装整齐，端庄大方	1			
	用物 <5 分 >	用物准备齐全（少一个扣 0.5 分，最多扣 2 分）；逐一对用物进行检查，质量符合要求；摆放有序，符合操作原则	5			

续表

考核内容		考核点及评分要求	分值	扣分	得分	备注
实施 <60 分 >	吸痰 <50 分 >	1. 带用物至患者床旁，核对床号、姓名、手腕带，并解释	2			
		2. 消毒液挂瓶挂于床头，连接负压瓶与橡胶管，接通电源，打开开关，检查是否通畅和有无漏气	4			
		3. 正确调节负压（成人 40 ~ 53.3 kPa，小儿 13.3 ~ 40 kPa、新生儿 < 13.3 kPa）	4			
		4. 协助患者头偏向护士，头略后仰	2			
		5. 消毒双手，戴口罩。颌下铺巾、放置弯盘	2			
		6. 打开无菌盘，打开吸痰管包装，戴手套，取吸痰管，衔接，打开电动吸引器开关，试吸无菌生理盐水，湿润及检查导管是否通畅	5			
		7. 一手反折吸痰管末端，另一手用无菌血管钳（镊）或者用戴手套的手持吸痰管前端经鼻腔插入 20 ~ 25 cm 至气管	3			
		8. 放松吸痰管末端，将吸痰管左右旋转，向上提拉（依次吸净气道内、咽喉、鼻腔的痰液，同一部位一次吸痰时间不超过 15 秒）	4			
		9. 注意观察患者面色、呼吸，观察吸出物的颜色、性状和量	3			
		10. 吸痰完毕，抽吸生理盐水冲净管道内痰液，关闭电动吸引器，将将连接导管末端插入消毒液挂瓶内。	5			
		11. 取纱布擦净患者口鼻，撤去治疗巾、弯盘，脱下手套，检查鼻腔黏膜情况	5			
		12. 听诊呼吸音，判断吸痰效果	4			
		13. 消毒双手，取下口罩，记录	2			
		14. 协助患者取舒适卧位，整理床单位	2			
		15. 关闭电源开关、清理用物，储液瓶及时倾倒（液体不得超过容积的 2/3），清洁消毒备用，吸痰用物每日更换	3			
	健康指导 <10 分 >	做好有效咳嗽、叩击拍背等畅通呼吸道的健康指导	10			

续表

考核内容	考核点及评分要求	分值	扣分	得分	备注
评价 <20 分 >	1. 遵守无菌原则，无菌观念强	4			
	2. 操作规范，动作轻柔	4			
	3. 护患沟通良好，健康指导有效	4			
	4. 仪表举止大方得体，关爱患者	4			
	5. 在规定时间内完成，每超过 1 分钟扣 1 分，扣满 4 分为止	4			
总分		100			

模块四　老年护理技能项目评分标准

表 L–1　案例评估与分析评分标准

考核内容		考核点及评分要求		分值	扣分	得分	备注
护理评估 <25 分）	护士 <5 分 >	着装	衣服整洁，戴好帽子	3			
		手	修剪指甲，按七步洗手法洗手	2			
	患者 <20 分 >	评估	1. 核对床头卡和手腕带	3			
			2. 阅读案例，评估全身和局部情况	12			
			3. 沟通交流	5			
护理方案	护理诊断 <15 分 >	准确性	列出 2 ~ 5 个护理诊断	10			
		排序	根据重要程度进行排序	5			
	预期目标 <10 分 >	规范性	描述规范	5			
		针对性	目标有针对性	5			
	护理措施 <40 分 >	科学性	护理措施科学合理	15			
		针对性	能在分析案例的基础上提出有针对性的措施，措施有效，能达到预期目标	25			
	护理效果 <10 分 >	有效性	解决了护理问题，护理目标有效达成	10			
总分				100			

表 L-2　老年人跌倒的预防评分标准

考核内容		考核点及评分要求	分值	扣分	得分	备注
评估及准备<20 分 >	患者<9 分 >	1. 核对医嘱	3			
		2. 核对患者	3			
		3. 评估患者心理状况，解释操作目的并取得合作	3			
	环境<2 分 >	清洁、宽敞、明亮、安静，符合评估要求	2			
	操作者<4 分 >	1. 衣帽整洁，佩戴挂表	2			
		2. 洗手/消毒手方法正确	2			
	用物<5 分 >	用物准备齐全	5			
实施<60 分 >	跌倒评估<40 分 >	1. 再次核对个人信息并进行有效沟通，患者放松	3			
		2. 评估方法合适，指导正确，患者安全	3			
		3. 评估内容全面（跌倒史，疾病诊断、行走辅助、药物治疗、步态、认知状况）	27			
		4. 记录评估结果	3			
		5. 评估结果准确	4			
	评估后处理<20 分 >	1. 告知评估结果，并合理解释	5			
		2. 健康指导到位（环境、安全、生活、饮食、用药、疾病、检查、锻炼等）	15			
评价<20 分 >		1. 患者安全、满意	5			
		2. 操作规范，动作熟练、轻柔，评估结果准确	5			
		3. 沟通有效，配合良好，健康指导内容和方式合适并有效	5			
		4. 语言亲切，态度和蔼，关爱患者	5			
总分			100			

表 L–3　老年人饮食照护评分标准

考核内容		考核点及评分要求	分值	扣分	得分	备注
评估及准备 <20 分 >	患者 <10 分 >	1. 评估患者信息	5			
		2. 评估患者是否需要排便，体位是否符合进餐要求	5			
	环境 <2 分 >	宽敞明亮；房间内无人打扫房间，无异味；温湿度适宜	2			
	操作者 <3 分 >	着装整洁、洗手	3			
	用物 <5 分 >	餐桌板、餐盘、治疗巾、毛巾、盆（内盛温水）、汤勺、米饭及碗、菜及碗、筷子、水杯（内盛温水）（每少 1 个扣 1 分）	5			
实施 <60 分 >	喂食 <52 分 >	1. 沟通，介绍食物，取得配合	5			
		2. 患者洗手	2			
		3. 协助患者取半卧位，胸前放置小饭桌	5			
		4. 患者胸前放置毛巾（治疗巾）	5			
		5. 前臂内侧试水温，盛水 1/3 勺，先喂温开水	5			
		6. 前臂内侧试盛饭菜的碗外侧温度	5			
		7. 勺内盛 1/3 勺饭菜	5			
		8. 将食物送至患者口中，等待患者咽下，询问口味是否合适	5			
		9. 重复哺食动作，直到食物吃完	5			
		10. 同法喂食汤汁食物	5			
		11. 喂食毕，毛巾清洁患者唇周及双手	5			
	整理 <8 分 >	1. 撤出治疗巾，收拾餐具，取下餐桌板	3			
		2. 等待 30 分钟后协助患者取舒适体位	3			
		3. 洗手并记录	2			
评价 <20 分 >		1. 沟通有效	5			
		2. 安全意识强，动作轻松，操作规范	5			
		3. 态度亲切，及时发现并处理异常情况	5			
		4. 在规定时间内完成	5			
总分			100			

表 L–4　老年人睡眠照护评分标准

考核内容		考核点及评分要求	分值	扣分	得分	备注
评估及准备<25 分 >	患者<15 分 >	1. 核对患者信息	3			
		2. 解释操作的目的/方法	2			
		3. 解释操作过程中的注意事项	2			
		4. 评估患者有无睡前用药	1			
		5. 评估患者身体有无不适	1			
		6. 评估患者肢体活动度，身体有无置留管道	2			
		7. 询问患者的睡眠习惯，评估患者对床铺、被褥及环境温湿度有无特殊要求	2			
		8. 评估环境是否存在影响睡眠的因素	2			
	环境<2 分 >	室内整洁、温湿度适宜；关闭门窗；空气清新	2			
	操作者<3 分 >	1. 衣帽整洁，手部无戒指、长指甲，未涂指甲油	1			
		2. 洗手/消毒手方法正确	2			
	用物<5 分 >	用物准备齐全：记录单，手消毒剂，根据季节备床褥、棉被、毛毯等，必要时备软枕或体位垫 3 ~ 5 个（每少 1 个扣 1 分，最多扣 5 分）	5			
实施<55 分 >	协助患者铺好被褥，调整舒适度<12 分 >	1. 关闭门窗，闭合窗帘	4			
		2. 检查床铺有无渣屑，按压床铺检查硬度	2			
		3. 检查被褥软硬度，展开被褥平铺	2			
		4. 拍松枕头，枕头高度根据患者习惯适当调整	2			
		5. 展开盖被，呈 S 形折叠对侧	2			
	协助布置睡眠环境<8 分 >	1. 调节室内空调或暖气开关	2			
		2. 调整适合睡眠的温湿度	2			
		3. 物品布局合理	2			
		4. 便器、水杯、拐杖置于触手可及之处	2			
	床椅转移<10 分 >	1. 轮椅与床呈 30° ~ 45° 角	2			
		2. 将患者健肢侧靠近床沿	1			
		3. 固定刹车，脚踏板向上抬起	2			

续表

考核内容		考核点及评分要求	分值	扣分	得分	备注
实施 <55 分 >	床椅转移 <10 分 >	4. 护士的双膝抵住患者的双膝，两手臂环抱患者腰部并夹紧	2			
		5. 两人身体靠近，患者身体前倾于护士肩部	1			
		6. 护士以自己的身体为轴转动，将患者移到床上	2			
	促进睡眠健康教育 <5 分 >	1. 指导患者睡前用热水泡脚，睡前不饮浓茶	1			
		2. 指导患者睡前勿进食，睡前排便、少饮水	1			
		3. 指导患者睡前不看刺激性的书或电视剧，白天适度运动	1			
		4. 指导患者睡前穿纯棉宽松内衣等	1			
		5. 指导患者加强安全防护，如夜间如厕时，要注意防跌倒、坠床等	1			
	关门退出 <5 分 >	1. 开启地灯、关闭大灯	2			
		2. 轻步退出房间，轻手关门	3			
	操作后处置 <15 分 >	1. 护士夜间 2 小时查房 1 次，做到走路轻、关门轻	3			
		2. 晨起巡视并询问患者睡眠情况	2			
		3. 发现患者嗜睡或有睡眠呼吸暂停的情况时应及早汇报或建议患者尽快就医	2			
		4. 洗手	2			
		5. 记录患者睡眠时间、睡眠质量、有无异常睡眠（记录每少 1 项扣 2 分）	6			
评价 <20 分 >		1. 尊重患者，沟通语言恰当，如患者出现不良情绪及时给予心理疏导	4			
		2. 最大限度做到患者的安全防护及隐私保护	4			
		3. 操作过程中勤观察、多询问，最大限度体现人文关怀	4			
		4. 针对患者的健康问题及可能发生的情况开展健康教育	4			
		5. 护士能最大限度进行实操，在操作中运用节力原则，注重自身防护	4			
总分			100			

表 L–5　轮椅的使用评分标准

考核内容		考核点及评分要求	分值	扣分	得分	备注
评估及准备 <20 分 >	患者 <10 分 >	1. 评估患者四肢肌力、肢体活动度	5			
		2. 向患者解释（使用轮椅的目的、方法）并取得合作	5			
	环境 <3 分 >	周围环境安全、地面干燥、无障碍物	3			
	操作者 <2 分 >	着装整洁	2			
	用物 <5 分 >	用物准备齐全（每少 1 个扣 1 分，最多扣 2 分）	5			
实施 <60 分 >	固定轮椅 <15 分 >	1. 检查轮椅的性能：刹车是否灵敏，坐垫、靠背、手把是否完好，车轮充气是否充足，脚踏板是否完好，安全带是否完好	10			
		2. 将轮椅推至患者健侧合适位置	2			
		3. 拉起车闸，固定轮椅	2			
		4. 收起脚踏板	1			
	协助坐椅 <20 分 >	1. 用膝关节内侧抵住患者膝关节的外侧	3			
		2. 嘱患者将手放置于护士肩上	2			
		3. 两手臂穿过患者腋下，环抱其腰部并夹紧，两人身体靠近	3			
		4. 屈膝并嘱患者抬臀、伸膝的同时站起	3			
		5. 以自己的身体为轴转动，将患者移至轮椅上	3			
		6. 放下脚踏板，将患者的双脚放于脚踏板上，确保患者患肢放置合理	4			
		7. 用束腰带保护患者安全；根据季节采取保暖措施（口述）	2			
	保证安全 <10 分 >	1. 嘱患者扶稳轮椅的扶手，尽量靠后坐	5			
		2. 嘱患者勿向前倾身或自行下车，以免跌倒	5			
	松闸推车 <5 分 >	确定患者无不适后，松开车闸（口述）	5			
	推至目的地 <10 分 >	推患者至目的地，运送途中随时观察、询问患者，确保安全（口述）	10			

续表

考核内容	考核点及评分要求	分值	扣分	得分	备注
评价 <20 分 >	1. 操作熟练、动作轻柔	4			
	2. 患者肢体放置合理，注意保护患者安全	4			
	3. 注意遵循节力原则，注意职业防护	4			
	4. 沟通有效，解释合理，充分体现人文关怀	4			
	5. 在规定时间内完成	4			
总分		100			

表 L–6　助行器的使用评分标准

考核内容		考核点及评分要求	分值	扣分	得分	备注
评估及准备 <15 分 >	患者 <5 分 >	核对患者一般情况，包括姓名、年龄、病情	5			
	环境 <2 分 >	清洁、安静、明亮、温度适宜，符合助行器的使用操作要求	2			
	操作者 <4 分 >	着装整洁，仪表大方，态度有亲和力	4			
	用物 <4 分 >	用物准备齐全（每少 1 个或准备错误 1 个扣 0.5 分，最多扣 2 分）；摆放有序，符合操作原则	4			
实施 <70 分 >	与患者沟通 <5 分 >	到患者身旁解释双腋杖的应用目的、配合方法及注意事项	5			
	双腋杖的佩戴 <10 分 >	1. 患者取站立位	2			
		2. 双腋杖夹在腋窝和手臂之间	2			
		3. 双腋杖顶部距离腋下 5 cm	2			
		4. 双手支撑在双腋杖手柄处	2			
		5. 手柄平齐患者股骨大转子	2			
	摆至步 <11 分 >	1. 在开始进行步行训练时常使用这种方法	1			
		2. 患者双侧手同时将双腋杖伸出	3			
		3. 通过手支撑双腋杖手柄处，将双脚拖至双腋杖前	3			
		4. 双脚不超过双腋杖底部的连线	3			
		5. 连走 3 步	1			

续表

考核内容		考核点及评分要求	分值	扣分	得分	备注
实施 <70 分 >	摆过步 <11 分 >	1. 多在摆至步成功后开始应用	1			
		2. 患者双侧手同时将双腋杖伸出	3			
		3. 通过手支撑双腋杖手柄处，将双脚拖至双腋杖后	3			
		4. 双脚每次都超过双腋杖底部的连线	3			
		5. 连走 3 步	1			
	四点步 <11 分 >	1. 步行稳定性好，但速度较慢，步态接近正常步行	1			
		2. 患者先伸一侧腋杖，再迈对侧腿	3			
		3. 患者伸另一侧腋杖，再迈对侧腿	3			
		4. 行走轨迹举例：左腋杖—右腿—右腋杖—左腿	3			
		5. 连走 3 步	1			
	三点步 <11 分 >	1. 步行速度快，稳定性良好	1			
		2. 患者双侧手同时将双腋杖伸出	3			
		3. 患者迈一侧腿，再迈另一侧腿	3			
		4. 行走轨迹举例：双腋杖—左腿—右腿	3			
		5. 连走 3 步	1			
	两点步 <11 分 >	1. 口述：两点步需患者掌握四点步后训练，稳定性不如四点步，但步行速度比四点步快	1			
		2. 患者伸出一侧腋杖，同时迈对侧腿	3			
		3. 患者再伸出另一侧腋杖，同时迈对侧腿	3			
		4. 行走轨迹举例：左腋杖 + 右腿—右腋杖 + 左腿	3			
		5. 连走 3 步	1			
评价 <15 分 >		1. 操作规范，动作熟练	3			
		2. 态度和蔼，关爱患者	3			
		3. 注意保护患者安全	3			
		4. 沟通良好，取得患者合作	3			
		5. 在规定时间内完成，每超过 1 分钟扣 1 分，扣满 3 分为止	3			
总分			100			

表 L–7　拔罐评分标准

考核内容		考核点及评分要求	分值	扣分	得分	备注
评估及准备 <20 分 >	患者 <10 分 >	1. 核对患者姓名、医嘱	5			
		2. 评估患者病情、心理状况、拔罐部位皮肤情况，解释并取得合作	5			
	环境 <2 分 >	模拟病房清洁、宽敞、明亮、安静，操作台干净卫生，符合操作要求	2			
	操作者 <3 分 >	衣帽整洁，佩戴挂表；洗手/消毒手方法正确	3			
	用物 <5 分 >	用物准备齐全（每少 1 个扣 1 分，最多扣 2 分）	5			
实施 <60 分 >	拔罐术前操作 <15 分 >	1. 再次核对个人信息并进行有效沟通，嘱患者放松	2			
		2. 嘱患者俯卧于治疗床上	5			
		3. 遵医嘱选择拔火罐部位	2			
		4. 暴露施术部位，注意保暖	2			
		5. 施术部位消毒	2			
		6. 检查罐口有无缺损、裂缝，选择合适的火罐	2			
	拔罐术中操作 <30 分 >	1. 一手持火罐，罐口朝下	5			
		2. 另一手持止血钳夹 95% 酒精棉球，点火（注意酒精棉球不可滴酒精，以免烫伤皮肤）	5			
		3. 持止血钳夹点燃的 95% 酒精棉球，在火罐中后部绕 1 ~ 2 周后迅速抽出	5			
		4. 迅速将罐口扣在选定部位上不动，待吸牢后撒手（操作要稳、准、快）	2			
		5. 根据医嘱实施闪罐或留罐及选择留罐的数量（留罐时间 5 ~ 15 分钟）	2			
		6. 将未燃完的棉球稳妥投入盛水玻璃小瓶中熄灭	1			
		7. 观察患者反应，若局部疼痛加重、过紧或晕罐应停止拔罐并及时起罐；随时检查罐口吸附情况，局部皮肤色紫红时疗效最佳	5			
		8. 起罐：手法轻，以一手按压罐边的皮肤，使空气进入罐内，即可将罐取下	5			

续表

考核内容		考核点及评分要求	分值	扣分	得分	备注
实施<60 分 >	拔罐术后处理 <15 分 >	1. 交代患者局部皮肤潮红、瘙痒时不可乱抓，数小时或数日后即可消除，若出现水疱，小水疱无须处理，大水疱则用一次性注射器抽出液体，涂甲紫溶液等消毒处理	5			
		2. 协助患者穿衣，整理床单位，清理用物	5			
		3. 详细记录治疗后的情况，并签名	5			
评价<20 分 >		1. 患者安全、满意	5			
		2. 操作规范，动作熟练	5			
		3. 体位合理，操作熟练及局部皮肤吸附力好，操作后局部皮肤情况；患者生理、心理感受以及目标达到程度	5			
		4. 在规定的时间内完成，每超过 1 分钟扣 1 分，扣满 5 分为止	5			
总分			100			

表 L–8　口腔护理考核评分标准

考核内容		考核点及评分要求	分值	扣分	得分	备注
评估及准备<20 分 >	患者<10 分 >	1. 核对医嘱	2			
		2. 评估患者全身情况：年龄、病情、意识状态	3			
		3. 评估患者口腔情况，选择合适漱口溶液：有无松动性牙齿和活动性义齿	3			
		4. 评估患者心理状况，解释并取得合作	2			
	环境<2 分 >	清洁、安静、明亮，符合口腔护理要求	2			
	操作者<4 分 >	1. 着装整洁，端庄大方	2			
		2. 洗手，戴口罩	2			
	用物<4 分 >	用物准备齐全（少或者准备错误一个扣 0.5 分，最多扣 2 分）；逐一对用物进行检查，漱口液选择正确，质量符合要求；摆放有序，符合操作原则	4			

续表

考核内容		考核点及评分要求	分值	扣分	得分	备注
实施 <60 分>	口腔护理 <54 分>	1. 带用物至患者床旁，核对患者床号、姓名	2			
		2. 向患者或家属解释口腔护理的目的、配合方法及注意事项	3			
		3. 协助患者取合适体位，头偏向一侧（右侧），面向护士	2			
		4. 戴手套，取治疗巾铺于颌下，弯盘放于口角旁	3			
		5. 先湿润口唇与口角，再协助患者用吸水管吸水漱口(昏迷患者禁忌漱口)	3			
		6. 嘱患者张口(昏迷患者使用开口器协助张口)，观察口腔情况，有活动性义齿的取下义齿，用冷开水冲洗干净浸于冷水中	5			
		7. 嘱患者咬合上下齿，用压舌板撑开左侧颊部，夹棉球由内向外纵向擦洗牙齿左外侧面，同法擦洗对侧	4			
		8. 嘱患者张口(用开口器协助昏迷患者张口)，依次擦洗牙齿左上内侧面、左上咬合面、左下内侧面、左下咬合面、弧形擦洗左侧颊部，同法擦洗右侧	8			
		9. 擦洗舌面、舌下及硬腭部	3			
		10. 再次漱口	2			
		11. 遵医嘱给口腔黏膜异常者用药	3			
		12. 再次评估口腔情况	2			
		13. 清点棉球数量，根据需要协助患者佩戴义齿	3			
		14. 取下治疗巾，协助患者取舒适卧位，整理床单位	3			
		15 按规定处理用物，脱手套	5			
		16. 洗手，取下口罩，记录	3			
	健康指导 <6 分>	17. 询问患者的感受，健康指导	6			

续表

考核内容	考核点及评分要求	分值	扣分	得分	备注
评价 <20 分 >	1. 患者满意，口腔清洁、舒适、无口腔黏膜、牙龈出血	4			
	2. 护患沟通有效，患者合作，并知道口腔卫生保健知识	4			
	3. 仪表举止大方得体，关爱患者，体现整体护理理念	4			
	4. 操作规范，流程熟练，正确选择口腔护理液	4			
	5. 在规定时间内完成，每超过 1 分钟扣 1 分，扣满 4 分为止	4			
总分		100			

表 L–9　压疮的预防考核评分标准

考核内容		考核点及评分要求	分值	扣分	得分	备注
评估及准备 <20 分 >	患者 <10 分 >	1. 全身情况：评估患者的年龄、体重、病情、卫生状况、营养、意识状态、自理能力等	3			
		2. 局部情况：评估患者有无活动障碍、大小便失禁、局部皮肤红肿和溃烂等	2			
		3. 心理状态	1			
		4. 向患者及（或）家属解释擦洗、翻身及按摩的目的、过程、方法及配合要点	4			
	环境 <3 分 >	环境整洁、安静，温度适宜，光线充足，符合操作要求；必要时进行遮挡	3			
	操作者 <2 分 >	着装整洁，洗手，戴口罩	2			
	用物 <5 分 >	用物准备齐全（少一个扣 1 分，最多扣 2 分）	5			

续表

<table>
<tr><th colspan="2">考核内容</th><th>考核点及评分要求</th><th>分值</th><th>扣分</th><th>得分</th><th>备注</th></tr>
<tr><td rowspan="15">实施
<60 分></td><td rowspan="4">核对准备
<6 分></td><td>1. 核对患者床号、姓名等信息（用 2 种以上的方法核对）</td><td>2</td><td></td><td rowspan="4"></td><td></td></tr>
<tr><td>2. 固定病床脚轮，拉起床挡</td><td>1</td><td></td><td></td></tr>
<tr><td>3. 将各种导管及输液管安置妥当，必要时将盖被折叠至床尾可一侧（口述）</td><td>1</td><td></td><td></td></tr>
<tr><td>4. 放平支架，协助患者取平卧位，将两手放于腹部，两腿屈曲</td><td>2</td><td></td><td></td></tr>
<tr><td rowspan="2">翻身
<6 分></td><td>1. 先将患者双下肢移向靠近护士侧的床沿，再将患者肩、腰、臀部向护士侧移动</td><td>3</td><td></td><td rowspan="2"></td><td></td></tr>
<tr><td>2. 一手托肩，一手托腰部，轻轻将患者转向对侧，使其背向护士</td><td>3</td><td></td><td></td></tr>
<tr><td rowspan="3">擦洗
<9 分></td><td>1. 松开衣裤，露出颈部、肩部、背部和臀部</td><td>3</td><td></td><td rowspan="3"></td><td></td></tr>
<tr><td>2. 将浴巾一半铺在患者身下，一半盖在患者身上</td><td>1</td><td></td><td></td></tr>
<tr><td>3. 用温热毛巾依次擦洗患者的颈部、肩部、背部及臀部</td><td>5</td><td></td><td></td></tr>
<tr><td rowspan="4">按摩
<25 分></td><td>1. 全背按摩：两手掌蘸少许按摩油、膏、乳，用手掌大、小鱼际肌以环形方式按摩。从骶尾部开始，沿脊柱两侧向上按摩至肩部，按摩肩胛部位时用力稍轻；再从上臂沿背部两侧向下按摩至髂嵴部位。如此有节律地持续按摩至少 3 分钟（口述）</td><td>15</td><td></td><td rowspan="4"></td><td></td></tr>
<tr><td>2. 脊柱按摩：用拇指指腹蘸按摩油、膏、乳，由骶尾部开始沿脊柱旁按摩至肩部、颈部，再继续向下按摩至骶尾部</td><td>5</td><td></td><td></td></tr>
<tr><td>3. 骨突处按摩：用手掌大、小鱼际肌蘸按摩油、膏、乳紧贴皮肤按摩其他骨突受压处，按向心方向按摩，力度由轻至重，再由重至轻。按摩 3 分钟（口述）</td><td>3</td><td></td><td></td></tr>
<tr><td>4. 协助患者转向另一侧卧位，按摩另一侧髋部（口述）</td><td>2</td><td></td><td></td></tr>
<tr><td>叩背
<3 分></td><td>按全背按摩的方向轻叩背部。时间 3 分钟（口述）</td><td>3</td><td></td><td></td><td></td></tr>
</table>

续表

考核内容		考核点及评分要求	分值	扣分	得分	备注
实施<60 分 >	观察<3 分 >	观察肩峰、肘部、足跟等受压和骨突部位的皮肤情况	3			
	整理穿衣<3 分 >	撤去浴巾，协助患者穿衣，整理床铺。必要时更换衣服和（或）床单（口述）	3			
	操作后处理<5 分 >	1. 协助患者取舒适体位，整理床单位	1			
		2. 向患者或家属讲清“六勤”的内容及意义	2			
		3. 整理用物，医用垃圾分类处理	1			
		4. 洗手、摘口罩并记录	1			
评价<20 分 >		1. 操作方法正确、熟练、动作轻稳	6			
		2. 患者感觉舒适，并学会了压疮的预防知识	4			
		3. 患者皮肤完好	2			
		4. 沟通有效，解释合理	4			
		5. 在规定时间内完成，每超过一分钟扣 1 分，扣满 4 分为止	4			
总分			100			

表 L–10　卧有患者更换床单考核评分标准

考核内容		考核点及评分要求	分值	扣分	得分	备注
评估及准备<20 分 >	患者<8 分 >	1. 全身情况：病情、治疗情况、意识、自理能力	2			
		2. 局部情况：有无伤口、肢体功能障碍、活动受限、排便异常、局部皮肤红肿、溃烂等情况	4			
		3. 心理状况、合作程度、健康知识	2			
	环境<2 分 >	关门窗，调节室温，根据情况遮挡患者，同病室内无患者治疗或进餐	2			
	操作者<2 分 >	1. 洗手，戴口罩	1			
		2. 着装整洁，端庄大方	1			

续表

考核内容		考核点及评分要求	分值	扣分	得分	备注
评估及准备 <20 分 >	用物 <8 分 >	用物准备齐全(少一个扣0.5分,扣完4分为止);逐一对用物进行评估,质量符合要求,物品无破洞、无污染、无潮湿;摆放有序,符合操作原则	8			
实施 <60 分 >	松单 <15 分 >	1. 将用物带至患者床旁,核对床号、姓名,解释目的	3			
		2. 移开床旁桌椅,根据情况放平床尾、床头支架,按需给便盆	3			
		3. 松开床尾盖被,将患者枕头移向对侧,并将患者移向对侧,翻身前后妥善安置各引流管,保证患者安全	3			
		4. 松开近侧大单、中单,用中单擦净橡胶单,将中单卷起塞入患者身下,橡胶单搭于患者身上,将大单卷起塞入患者身下,扫净床褥上渣屑	6			
	铺单 <12 分 >	5. 将清洁大单中线对齐打开,对侧半幅内折卷好塞入患者身下,近侧半幅依大单铺法铺好	6			
		6. 放平橡胶单,铺中单于胶单上打开,对侧中单的半幅内折卷起塞入患者身下,近侧半幅橡胶单和中单一并塞入床垫下	6			
	同法换对侧床单 <18 分 >	7. 助患者侧卧或平卧于铺好的一侧,转至对侧松开底层各单	6			
		8. 擦尽橡胶单,将污中单放床尾,橡胶单搭于患者身上,将污大单卷至床尾与污中单一并放入护理车下层,扫尽褥上渣屑	6			
		9. 依序将大单、橡胶单、中单各层展开铺好,助患者仰卧于床中间	6			
	换被套、枕套 <13 分 >	10. 协助患者平卧,解开污染被套,将已套好的干净被套(含棉胎)铺于污被套上,撤去污被套(含棉胎),将干净被套折成被筒,尾端内折与床尾平齐拉平盖被,折成被筒,尾端内折与床尾平齐	8			
		11. 一手托起患者头颈部,一手取出枕头,更换枕套,置于患者头下,协助患者取舒适体位	5			
	处理 <2 分 >	12. 桌椅归位,洗手、取下口罩	2			

续表

考核内容	考核点及评分要求	分值	扣分	得分	备注
评价 <20 分>	1. 患者满意，感觉清洁、舒适、安全，无不适和病情变化	4			
	2. 护士操作规范，流程熟练，符合节力原则	4			
	3. 护士仪表举止大方得体，关爱患者，体现整体护理理念	4			
	4. 护患沟通有效，患者合作，并知道皮肤护理的保健知识	4			
	5. 在规定的时间内完成	4			
总分		100			

表 L–11　氧气吸入考核评分细则

考核内容		考核点及评分要求	分值	扣分	得分	备注
评估及准备 <20 分>	患者 <9 分>	1. 核对医嘱、输氧卡	2			
		2. 评估患者全身情况：年龄、病情、意识、生命体征、缺氧的原因、表现和程度	2			
		3. 评估患者局部情况：鼻腔有无分泌物、黏膜有无红肿，鼻中隔是否偏曲，鼻腔是否通畅等	3			
		4. 评估患者心理状况，解释并取得合作	2			
	环境 <3 分>	清洁、宽敞、明亮、安全、舒适，病房无明火，远离热源	3			
	操作者 <3 分>	1. 消毒双手、戴口罩	2			
		2. 着装整洁，端庄大方	1			
	用物 <5 分>	用物准备齐全（少一个扣 0.5 分，最多扣 2 分）；检查氧气筒内是否有氧，氧气表有无漏气，四防标志是否明显，逐一对用物进行评估，质量符合要求；摆放有序，符合操作要求	5			

续表

考核内容		考核点及评分要求	分值	扣分	得分	备注
	装表 <8 分 >	（1）冲尘（2）上氧气表（3）连接通气管、湿化瓶（4）按关流量开关→开总开关→开流量开关的程序检查氧气表是否装好，装置是否漏气，再关流量开关，备用	8			
	给氧 <32 分 >	1. 带用物至床旁，核对床号、姓名、手腕带，并解释	4			
		2. 协助患者取舒适体位	2			
		3. 检查、清洁双侧鼻腔	2			
		4. 连接鼻导管，调节流量	5			
		5. 湿化并检查鼻导管是否通畅	4			
		6. 插管、固定 (将导管环绕患者耳部向下放置，长期输氧者将导管绕至枕后固定，调整松紧度)	4			
实施 <60 分 >		7. 消毒双手、取下口罩，记录给氧时间及流量，挂输氧卡	4			
		8. 交待用氧注意事项	4			
		9. 观察及评估患者缺氧改善情况	3			
	停氧 <18 分 >	1. 遵医嘱停氧，带用物至床旁，核对床号、姓名，与患者沟通。消毒双手，戴口罩。	4			
		2. 拔出鼻导管，关总开关→放余氧→关氧流量表开关	4			
		3. 消毒双手，取下口罩，记录停氧时间	3			
		4. 协助患者取舒适卧位，整理床单位，健康指导 (安全用氧知识)	3			
		5. 分离鼻导管、通气管、湿化瓶，卸表	4			
	处理 <2 分 >	按规定分类处理用物	2			

续表

考核内容	考核点及评分要求	分值	扣分	得分	备注
评价 <20 分 >	1. 患者满意，缺氧症状改善，感觉舒适、安全	4			
	2. 操作规范，流程熟练，氧疗装置无漏气	4			
	3. 仪表举止大方得体，关爱患者，体现整体护理理念	4			
	4. 护患沟通有效，患者合作，并知道安全用氧的知识	4			
	5. 在规定的时间内完成，每超过 1 分钟扣 1 分，扣满 4 分为止	4			
总分		100			

参考文献

［1］张连辉，邓翠珍 . 基础护理学［M］. 4 版 . 北京：人民卫生出版社，2020.

［2］夏海鸥 . 妇产科护理学［M］. 4 版 . 北京：人民卫生出版社，2019.

［3］李乐之，路潜 . 外科护理学［M］. 6 版 . 北京：人民卫生出版社，2017.

［4］魏秀红，任华蓉 . 内科护理学［M］. 4 版 . 北京：人民卫生出版社，2019.

［5］张玉兰，王玉香 . 儿科护理学［M］. 4 版 . 北京：人民卫生出版社，2018.

［6］刘成玉 . 健康评估［M］. 4 版 . 北京：人民卫生出版社，2018.

［7］胡爱招，王明弘 . 急危重症护理学［M］. 4 版 . 北京：人民卫生出版社，2018.

［8］孙建萍，张先庚 . 老年护理学［M］. 4 版 . 北京：人民卫生出版社，2018.